Kohlhammer

Die Herausgebenden

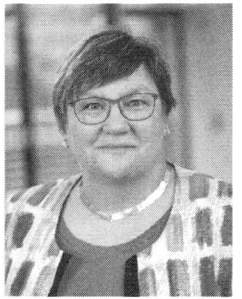

PD Dr. med. Christine Thomas ist Ärztliche Direktorin der Klinik f. Psychiatrie und Psychotherapie f. Ältere im Zentrum für seelische Gesundheit am Klinikum Stuttgart. Sie setzt sich seit langem für die transsektorale Versorgung ein.

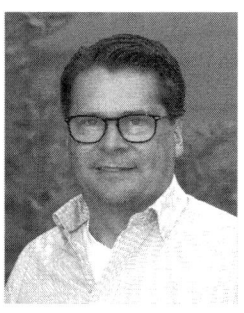

Dr. med. Stefan Spannhorst ist Leitender Oberarzt der Klinik f. Psychiatrie und Psychotherapie f. Ältere im Zentrum für seelische Gesundheit am Klinikum Stuttgart. Er leitet eine Demenzstation sowie die Sektion EKT. Als Ärztlicher Leiter des am längsten in Deutschland bestehenden gerontopsychiatrischen StäB-Teams ist er von den Vorteilen der akutpsychiatrischen Behandlung im Wohnumfeld von Patienten überzeugt.

Christine Thomas
Stefan Spannhorst
(Hrsg.)

Die Gerontopsychiatrie bei Patienten zu Besuch

Erfolgreiche Praxismodelle
zugehender Arbeit

Unter Mitarbeit von Sarah Weller

Verlag W. Kohlhammer

Dieses Werk einschließlich aller seiner Teile ist urheberrechtlich geschützt. Jede Verwendung außerhalb der engen Grenzen des Urheberrechts ist ohne Zustimmung des Verlags unzulässig und strafbar. Das gilt insbesondere für Vervielfältigungen, Übersetzungen, Mikroverfilmungen und für die Einspeicherung und Verarbeitung in elektronischen Systemen.

Pharmakologische Daten, d. h. u. a. Angaben von Medikamenten, ihren Dosierungen und Applikationen, verändern sich fortlaufend durch klinische Erfahrung, pharmakologische Forschung und Änderung von Produktionsverfahren. Verlag und Autoren haben große Sorgfalt darauf gelegt, dass alle in diesem Buch gemachten Angaben dem derzeitigen Wissensstand entsprechen. Da jedoch die Medizin als Wissenschaft ständig im Fluss ist, da menschliche Irrtümer und Druckfehler nie völlig auszuschließen sind, können Verlag und Autoren hierfür jedoch keine Gewähr und Haftung übernehmen. Jeder Benutzer ist daher dringend angehalten, die gemachten Angaben, insbesondere in Hinsicht auf Arzneimittelnamen, enthaltene Wirkstoffe, spezifische Anwendungsbereiche und Dosierungen anhand des Medikamentenbeipackzettels und der entsprechenden Fachinformationen zu überprüfen und in eigener Verantwortung im Bereich der Patientenversorgung zu handeln. Aufgrund der Auswahl häufig angewendeter Arzneimittel besteht kein Anspruch auf Vollständigkeit.

Die Wiedergabe von Warenbezeichnungen, Handelsnamen und sonstigen Kennzeichen in diesem Buch berechtigt nicht zu der Annahme, dass diese von jedermann frei benutzt werden dürfen. Vielmehr kann es sich auch dann um eingetragene Warenzeichen oder sonstige geschützte Kennzeichen handeln, wenn sie nicht eigens als solche gekennzeichnet sind.

Es konnten nicht alle Rechtsinhaber von Abbildungen ermittelt werden. Sollte dem Verlag gegenüber der Nachweis der Rechtsinhaberschaft geführt werden, wird das branchenübliche Honorar nachträglich gezahlt.

Dieses Werk enthält Hinweise/Links zu externen Websites Dritter, auf deren Inhalt der Verlag keinen Einfluss hat und die der Haftung der jeweiligen Seitenanbieter oder -betreiber unterliegen. Zum Zeitpunkt der Verlinkung wurden die externen Websites auf mögliche Rechtsverstöße überprüft und dabei keine Rechtsverletzung festgestellt. Ohne konkrete Hinweise auf eine solche Rechtsverletzung ist eine permanente inhaltliche Kontrolle der verlinkten Seiten nicht zumutbar. Sollten jedoch Rechtsverletzungen bekannt werden, werden die betroffenen externen Links soweit möglich unverzüglich entfernt.

1. Auflage 2025

Alle Rechte vorbehalten
© W. Kohlhammer GmbH, Stuttgart
Gesamtherstellung: W. Kohlhammer GmbH, Heßbrühlstr. 69, 70565 Stuttgart
produktsicherheit@kohlhammer.de

Print:
ISBN 978-3-17-037551-2

E-Book-Formate:
pdf: ISBN 978-3-17-037552-9
epub: ISBN 978-3-17-037553-6

Inhalt

Vorwort 9
Christine Thomas, Stefan Spannhorst und Sarah Weller

I Theoretischer Hintergrund

1 **Spezifische Bedarfslagen gerontopsychiatrischer Patienten** .. 15
  Stefan Spannhorst

2 **Zugehende Arbeit im Lichte ihrer Begriffs- und Bedeutungsvielfalt** 31
  Sarah Weller

3 **Historische Entwicklung zugehender Arbeit – Schwerpunkt Deutschland ab Mitte des 20. Jahrhunderts** 37
  Nina Bail

4 **Politische Rahmenbedingungen aufsuchender Arbeit** 42
  Michael Rapp

5 **Möglichkeiten der Finanzierung aufsuchender Arbeit** 45
  Annette Richert und Eva Mennig

6 **Bedeutung und Möglichkeiten zugehender Arbeit aus medizinischer, pflegerischer und sozialarbeiterischer Perspektive** 53
  Sarah Weller, Margit Mahler und Stefan Spannhorst

7 **Barrieren zugehender Arbeit bei psychiatrisch erkrankten Älteren** 69
  Stefan Spannhorst und Sarah Weller

II Erfolgreiche Praxisbeispiele

8 Die stationsäquivalente Behandlung am Klinikum Stuttgart 77
Stefan Spannhorst, Tanja Szabo und Carola Bruns

9 FACT-basierte Zuhause-Behandlung in der Gerontopsychiatrie im Rahmen eines Modellvorhabens nach § 64b SGB V 101
Fabian Fußer und Stefan Frisch

10 Das Modellvorhaben DynaLIVE der LVR-Klinik Bonn – Neue Behandlungswege in Gerontopsychiatrie und Psychotherapie 107
Rolf Tüschen, Dirk K. Wolter und Gerthild Stiens

11 Memory Teams zur Versorgung von Menschen mit Demenz in Norwegen 123
Sarah Weller und Stefan Blumenrode

12 Mobile geriatrische Rehabilitation für Patienten mit kognitiver Einschränkung 132
Brigitte R. Metz und Ingeborg Cuvelier

13 Präventive Hausbesuche bei älteren Menschen in Ulm 144
Claudius Faul

14 Gerontopsychiatrische Beratungsdienste (GerBera) als Beispiel aufsuchender und niedrigschwelliger Unterstützung für gerontopsychiatrisch erkrankte Menschen in Stuttgart 156
Rosel Tietze

15 Kultursensible aufsuchende Arbeit 169
Tanja Beier

16 Die Arbeit der Pflege im multiprofessionellen Team in der zugehenden gerontopsychiatrischen Behandlung 178
Margit Mahler und Ewa Funaro

III Ausblick

17 Aktuelle Entwicklung und zukünftige Perspektiven 191
Christine Thomas

IV   Verzeichnisse

Verzeichnis der Autorinnen und Autoren **201**

Stichwortverzeichnis **205**

Vorwort

Christine Thomas, Stefan Spannhorst und Sarah Weller

Der Paradigmenwechsel »ambulant vor stationär« hat in den letzten Jahrzehnten zu einem wesentlichen Ausbau ambulanter Versorgungsstrukturen beigetragen. Die Gemeindepsychiatrie stellt eine zentrale Errungenschaft für psychisch kranke Menschen dar, da eine wohnort- und lebensnahe Versorgung möglich wird und Behandlung so viel leichter zugänglich wird. Da seelische Gesundheit unserem modernen Verständnis nach durch ein Konglomerat an verschiedensten bio-psycho-sozialen Einflussfaktoren genährt wird, präsentiert sich analog dazu vor allem ein großes Angebot an ambulanten psychosozialen und pflegerischen Dienstleistungen. Diese unterscheiden sich nicht nur in ihrer inhaltlichen Zielsetzung, sondern auch in der Art ihres Zugangs zu Menschen mit psychischen Erkrankungen. So zeichnen sich etwa Anbieter wie psychiatrische Pflegedienste seit jeher primär durch zugehende Unterstützungsleistungen aus, die direkt in der Häuslichkeit eines Menschen erbracht werden. Psychosozial intendierte Angebote hingegen bedienen sich nach wie vor eher der klassischen »Komm-Struktur«, verfügen jedoch bereits aus einer langen Tradition heraus auch über ein zugehendes Interventionsrepertoire. Im medizinischen Sektor hingegen ist das ambulante Angebot weitaus weniger differenziert und wird überwiegend von Fachärzten[1] sowie Psychiatrischen Institutsambulanzen erbracht. Barrieren wie ein hohes Patientenaufkommen und eine unzureichende Vergütung der Fahrzeiten niedergelassener Fachärzte führen allerdings dazu, dass eine Behandlung zumeist nur in den Praxisräumen angeboten werden kann. Gerade Menschen, die an schweren oder akuten psychiatrischen Krankheitsbildern, einer im Alter oft ausgeprägten Multimorbidität oder auch an erheblichen Mobilitätseinschränkungen leiden, sind allerdings oftmals über diesen Zugang nicht erreichbar und dringliche Diagnostik und medikamentöse Behandlungen können so häufig nicht oder nur sehr verspätet initiiert werden. Im Zuge des sich dadurch oft massiv verschlechternden Zustandsbildes bestand lange Zeit die einzige Möglichkeit in einem akutstationären Aufenthalt in einer psychiatrischen Klinik. Vor allem bei Älteren und speziell etwa bei Menschen mit demenziellen Erkrankungen kann eine Klinikeinweisung, der damit einhergehende Ortswechsel und die erheblichen organisatorischen Veränderungen von alltagsrelevanten Abläufen zu deliranten Symptomen und schwerwiegenden Exazerbationen vorbestehender psychischer Erkrankungen führen.

---

1 Zugunsten einer lesefreundlichen Darstellung wird in diesem Band bei personenbezogenen Bezeichnungen in der Regel die männliche Form verwendet. Diese schließt, wo nicht anders angegeben, alle Geschlechtsformen ein (weiblich, männlich, divers).

Diese oftmals schwerwiegenden Folgen verdeutlichen die Notwendigkeit, neue Wege zu beschreiten, um der Heterogenität in Bedarfs-, Lebens- und Gesundheitslagen psychisch erkrankter Älterer besser gerecht werden zu können. Durch verschiedene gesetzliche Neuerungen in den letzten Jahren weichen erfreulicherweise nicht nur die Grenzen zwischen den drei Versorgungssektoren stationär, teilstationär und ambulant immer mehr auf, sondern es wird explizit auch die bislang im medizinischen Kontext vernachlässigte häusliche Behandlung in den Fokus gestellt. Ein besonderer Meilenstein ist hierbei das 2018 erlassene »Gesetz zur Weiterentwicklung der Versorgung und der Vergütung für psychiatrische und psychosomatische Leistungen« nach § 115d SGB V und damit die Einführung der Stationsäquivalenten Behandlung (StäB). Für Menschen mit schweren psychischen Erkrankungen wird dadurch eine psychiatrische Akutbehandlung durch ein multiprofessionelles Team im individuellen Lebensumfeld ermöglicht. Mit diesem wegweisenden Ansatz der aufsuchenden Behandlung steht in einer akuten Krankheitsphase erstmals eine Alternative zum stationären Aufenthalt zur Verfügung und wird ein wichtiger weiterer Baustein in der gemeindepsychiatrischen Versorgungslandschaft geschaffen. Obwohl sich diese innovative Behandlungsform nach ersten klinischen Erfahrungen einer hohen Akzeptanz bei Nutzenden bzw. Angehörigen sowie einer gut belegten Effizienz erfreut, haben hierzulande bislang nur wenige psychiatrische Kliniken entsprechende Behandlungskonzepte dauerhaft und in größerem Umfang implementiert. Mit der Idee, in der Fachöffentlichkeit ein größeres Bewusstsein für die Möglichkeiten und Potentiale zugehender Behandlungs- und Unterstützungsleistungen zu schaffen, lag es nahe, ein praxisorientiertes Fachbuch vorzulegen. Uns ist es ein besonderes Anliegen, mit psychisch erkrankten Menschen speziell im höheren Lebensalter eine Personengruppe zu fokussieren, die nicht nur aufgrund der demografischen Entwicklung zahlenmäßig stark zunehmend wird, sondern auch aufgrund einer Vielzahl an Einschränkungen kognitiver, emotionaler und sozialer Funktionen und häufig auch begleitender körperlicher Erkrankungen eine besonders hohe Vulnerabilität aufweist. Dabei eine interdisziplinäre und interprofessionelle Haltung einzunehmen ist aus unserer Sicht hier unverzichtbar, da der damit einhergehende oft komplexe Behandlungs- und Unterstützungsbedarf nicht nur unter Einbezug des Umfeldes, sondern in der Regel nur durch das Zusammenwirken mehrerer Professionen aufgefangen werden kann.

Den ersten Teil unseres Fachbuches möchten wir zunächst aus der Metaperspektive ausgewählten Einzelaspekten aufsuchender Versorgungsformen von besonderer Relevanz widmen. Aufsuchende Arbeit demaskiert sich in unserem Fachbuch in vielfältigen unterschiedlichen Termini, soll jedoch professionsunabhängig als Überbegriff für all diejenigen Interventionsansätze verstanden werden, die im direkten räumlichen und sozialen Umfeld eines Individuums erfolgen. Zu einem besseren Verständnis der Bedarfslagen gerontopsychiatrischer Patienten erscheint es uns obligat, zunächst auf wesentliche Krankheitsbilder dieser Personengruppe einzugehen. Durch die vielfältigen Inhaltsschwerpunkte, die aufsuchende Arbeit auch im Lichte der beteiligten Professionen setzt, wird auch eine begriffliche Annäherung lohnenswert. Auf einen historischen Abriss folgt eine Auseinandersetzung mit politischen Rahmenbedingungen, nach der – insbesondere im Hinblick auf die praktische Umsetzung – sowohl Finanzierungsmöglichkeiten als auch Möglichkeiten und Grenzen dieses Versorgungsansatzes angeschlossen werden sollen. Ausgewählte Best-Practice-Beispiele geben im zweiten Teil des Buches einen reflektierten Einblick in unterschiedliche Möglichkeiten, wie aufsuchende gerontopsychiatrische Arbeit gelingen kann. Wir stellen mit StäB, FACT, DynaLIVE sowie den in Norwegen implementierten Memory Teams zunächst vier der aktuell bedeutungsvollsten zugehenden Behandlungsansätze vor. Nachfolgend möchten wir dann über den medizinischen Sektor hinausgehende Angebote mit ergänzenden, teilweise aber auch völlig anderen Zielsetzungen darstellen. Als gelungene Umsetzungsbeispiele für primär beratende Interventionen möchten wir in die Arbeit eines gerontopsychiatrischen Dienstes sowie das Angebot präventiver Hausbesuche bei Älteren einführen. Daran anschließend geben wir einen Einblick in ein mobiles geriatrisches Rehabilitationsangebot für Menschen mit kognitiven Einschränkungen, in die Umsetzung kultursensibler zugehender Arbeit sowie in Ansätze häuslicher psychiatrischer Krankenpflege. In einem abschließenden Resümee möchten wir den aktuellen Entwicklungsstand nochmals zusammenfassen und zukünftige Entwicklungen diskutieren. Es ist uns ein zentrales Anliegen, dass unser Buch bei Fachakteuren aller Professionen Interesse und Anklang findet und diese bestenfalls dazu ermutigen kann, die Implementierung von »At-Home«-Interventionen im eigenen Arbeitsfeld voranzutreiben.

I Theoretischer Hintergrund

1 Spezifische Bedarfslagen gerontopsychiatrischer Patienten

Stefan Spannhorst

1.1 Psychiatrische und somatische Krankheitslast im Alter

Als gerontopsychiatrische Patienten werden im Allgemeinen psychiatrisch erkrankte Personen ab einem Alter von 65 Jahren angesehen. In dieser Altersgruppe leidet ca. ein Viertel aller Menschen in Deutschland an einer psychiatrischen Erkrankung (Weyerer und Bickel 2006). Ein gerontopsychiatrischer Behandlungsauftrag ergibt sich häufig aufgrund des Vorliegens einer Depression (ca. 15 % der stationär behandelten Fälle (Cai et al. 2022)). Depressionen prädisponieren zu Suizidalität. Aktuelle Suizidraten von Menschen in Deutschland, erfasst in 5-Jahres-Altersintervallen, sind seit Jahren in der Altersgruppe 80 bis 85 Jahre für Männer wie Frauen am höchsten (Statistisches Bundesamt 2023). Daher kommt auch der Suizidprävention in der Gerontopsychiatrie eine herausragende Rolle zu. Neben Depressionen und Angsterkrankungen stellen Verhaltensstörungen bei Demenz und Delir die häufigste Behandlungsindikation in der stationären Gerontopsychiatrie dar. Dabei haben akut behandlungsbedürftige Verhaltensstörungen bei Demenz laut einer aktuellen Studie mit fast 17 % unter den ambulant behandelten gerontopsychiatrischen Patienten eine besonders hohe Prävalenz (Quispel-Aggenbach et al. 2020). Bis zu 25 % der Patienten über 65 Jahren weisen zum Zeitpunkt einer Klinikaufnahme in ein Akutkrankenhaus ein Delir auf (Gibb et al. 2020). Weitere in der Gerontopsychiatrie behandelte Erkrankungen sind, oft als Komorbidität, auch Abhängigkeitserkrankungen. Auch bei älteren Personen (65 Jahre und mehr) sind alkoholbezogene Störungen häufig (Piontek et al. 2017) und können mit schweren somatischen und psychischen Störungen assoziiert sein. Sie werden aber seltener als bei Jüngeren erkannt und einer Behandlung zugeführt. Weitere in der Gerontopsychiatrie behandelte Erkrankungen sind Angststörungen, Schizophrenien, Zwangsstörungen, aber auch Posttraumatische Belastungsstörungen u. a. nach Krieg und Verfolgung sowie die in besonderer Weise körperliche wie psychische Symptome einbeziehenden somatoformen Störungen.

Zu beachten ist, dass gerontopsychiatrische Patienten neben ihrer psychischen Erkrankung gehäuft somatische, vornehmlich chronische Erkrankungen aufweisen, wie eine eigene deskriptive Analyse anhand bestehender somatischer Erkrankungen in einer Zufallsstichprobe unter akut in die stationäre Gerontopsychiatrie aufgenommenen Patienten mit Demenz zeigte (Pöschel und Spannhorst 2018). Hier fanden sich unter 100 Patienten mit Demenz zum Zeitpunkt der stationären

Aufnahme in über 80 % der Fälle mindestens eine chronische und in ca. 30 % der Fälle mindestens eine akute somatische Erkrankung; unter letztgenannten waren Harnwegsinfekte mit einer Häufigkeit von 17 % die häufigste Krankheit. Diese aber sind dafür bekannt, Delirien und Verhaltensstörungen zu provozieren oder zu fördern (Krinitski et al. 2021). Dieses Beispiel zeigt die enge Interdependenz somatischer und psychiatrischer Erkrankungen. Insofern gelten für gerontopsychiatrische Patienten (zusätzlich) auch jene medizinischen Behandlungsempfehlungen, die für geriatrische Patienten gelten. Dies ist von erheblicher Relevanz, da sich die Heilungsperspektiven bei zusätzlich zu somatischen Erkrankungen bestehenden psychischen Erkrankungen deutlich verschlechtern können. So konnte gezeigt werden, dass bei Vorliegen einer Depression oder einer Demenz die Langzeitprognose von Operationen erheblich verschlechtert ist, wie Segev-Jacubovski et al. (2022) beispielhaft für hüftgelenksnahe Frakturen nachweisen konnten.

Im Alter lässt auf natürliche Weise die Funktionsfähigkeit der Organe nach. Einige typische Altersveränderungen unterschiedlicher Organsysteme lassen sich aus folgender Tabelle entnehmen. Diese ist angelehnt an die sogenannten »Geriatrischen Merkmalskomplexe« (Willkomm 2016). Damit sind Symptomkonstellationen gemeint, die maßgeblich als Merkmale für hohes Alter und dessen Veränderungen angesehen werden. Viele ältere Menschen sind multimorbid, was bedeutet, dass sie mindestens zwei der in der Tabelle genannten Merkmalskomplexe zugleich aufweisen.

Tab. 1.1: Altersassoziierte Veränderungen verschiedener Organsysteme

Organ(system)	Physiologische Veränderungen im Alter (Beispiele)
Bewegungsapparat	Muskelschwund durch weniger Bewegung, Gangstörungen (z. B. nach Stürzen), Gelenkveränderungen und Arthrose, Sturzneigung
Gehirn	Abnahme von Plastizität des Denkens und Handelns (Pantel et al. 2021), Gefäßveränderungen durch Bluthochdruck bis hin zu kleinen Schlaganfällen (Mikroangiopathie)
Herz und Gefäßsystem	Reduzierte Herzleistung, Neigung zu Bluthochdruck, Verengung hirnversorgender Gefäße mit erhöhter Schlaganfall-Gefahr
Niere	Reduzierte Filtrationsleistung und damit Störung der Entgiftung
Harnsystem	Schwäche der Blasenmuskulatur, Prostata-Vergrößerung, Inkontinenz
Flüssigkeitshaushalt	Unterversorgung mit Flüssigkeit (u. a. durch nachlassendes Durstgefühl im Alter)

Tab. 1.1: Altersassoziierte Veränderungen verschiedener Organsysteme – Fortsetzung

Organ(system)	Physiologische Veränderungen im Alter (Beispiele)
Nervensystem	Abnahme der Nervenleitgeschwindigkeit, Irritabilität des Gleichgewichtsorgans, Polyneuropathie, Schmerzen (u. a. durch Gelenkveränderungen)
Augen/Sehsystem	Zunehmende Weitsichtigkeit im Alter, Neigung zu Katarakt (grauer Star, Linsentrübung) und Macula-Degeneration mit zunehmender Sehstörung
Ohren/Hörsystem	Alters-Schwerhörigkeit

Somatische und psychische Beschwerden haben häufig in der Berentung und der dadurch notwendigen oft erschwerten Umorientierung der Lebensziele und der Tagesstruktur sowie den Aktivitäten eine Ursache. Umgekehrt nimmt in Deutschland die Zahl der Erwerbsminderungsrenten wegen psychischer Erkrankungen deutlich zu, von 2000 bis 2020 um 42 % (DRV 2024). Es können dadurch Depressionen entstehen, welche nicht selten zur Vernachlässigung der Selbstfürsorge und zu Unterernährung führen. Auch dieser Zusammenhang zeigt beispielhaft die häufig anzutreffende Interdependenz zwischen psychischen und somatischen Bedarfslagen.

Zu beachten ist ferner die im Alter oft länger dauernde Erholungsphase nach Erkrankungen. Nach einer Hüftfraktur oder einer Influenzaerkrankung benötigen ältere Menschen deutlich mehr Zeit zur Genesung, welche zudem manchmal nicht vollständig erfolgt. So können etwa Gangstörungen trotz erfolgreicher Hüftoperation verbleiben.

Fried et al. (2001) haben eine allgemein anerkannte Definition von »Frailty« dargelegt, welche folgende fünf Bereiche umfasst:

- Empfinden von Energielosigkeit
- Ungewollter Gewichtsverlust (mehr als 5 kg pro Jahr)
- Muskuläre Schwäche (bemerkbar etwa beim Auffordern zu einem sehr festen Händedruck)
- Langsame Gehgeschwindigkeit
- Niedriges körperliches Aktivitätslevel (deutlich eingeschränktes Ausmaß an Bewegungsradius und Bewegungsintensität, wenn z. B. Spaziergänge nicht mehr möglich sind)

Ab dem Vorliegen von mindestens drei der genannten Kriterien sprechen Fried et al. vom Vorliegen einer »Frailty«. Diese Patienten sollten mit besonderer Umsicht behandelt werden, da sie u. a. zu vermehrten und schweren Infektionen sowie Stürzen neigen.

1.2 Häufige Symptome und Folgen einer Depression im Alter

Laut aktuell gültiger Definition nach ICD-10 (Dilling et al. 2011) werden für die Diagnosestellung einer Depression mindestens zwei der folgenden drei Hauptkriterien, mindestens zwei Wochen lang bestehend, gefordert: Depressive Stimmung, Antriebsmangel und Interessenverlust. Zusätzlich müssen mindestens zwei der folgenden Nebensymptome vorliegen: Suizidgedanken, verminderte Konzentration und Aufmerksamkeit, Schlafstörungen, Schuldgefühle und Gefühle von Wertlosigkeit, vermindertes Selbstwertgefühl und Selbstvertrauen, Appetitminderung, negative und pessimistische Zukunftsperspektiven. Die Anzahl der Symptome gibt Hinweise auf die Schwere der Depression. Hinzu kommen gerade bei älteren Patienten als Zeichen der Depression psychosomatische Beschwerden, wie z. B. Verdauungsbeschwerden, rein körperlich nicht erklärbare Schmerzen sowie kognitive Störungen, die mit der Sorge vor einer Demenz einhergehen. Neuropsychologische Untersuchungen zeigen aber in diesen Fällen im Schwerpunkt Störungen der Konzentration und Aufmerksamkeit, der psychomotorischen Verarbeitungsgeschwindigkeit sowie passagere Defizite im Lernen und Gedächtnis, die sich aber auf eine depressionsbedingte Konzentrationsstörung zurückführen lassen, sodass die Sorge, akut demenzkrank zu sein, oft genommen werden kann. Andererseits erhöhen wiederholte Depressionen das Risiko, an einer Demenz zu erkranken (Lee et al. 2021).

Es ist mitunter schwer, eine Depression im Alter im zeitlichen Querschnitt sicher zu diagnostizieren, wenn körperliche Schwäche und unklarer Appetitmangel im Vordergrund stehen und eine innere Anpassung an den Alterungsprozess des Körpers schwerfällt. Es gilt daher, körperliche Ursachen für die Beschwerden auszuschließen oder parallel zu behandeln.

Die Kriegs- und Nachkriegsgeneration wuchs nicht selten mit Lebensprinzipien und Moralvorstellungen auf, die ein Anerkennen persönlicher individueller Belastung auch heute noch erschwert und damit die Einsicht in die Behandlungsnotwendigkeit und die Therapiemöglichkeiten der eigenen Depression erschwert (Holthoff-Detto 2017). Ressentiments gegenüber psychiatrischen Einrichtungen und Therapien sowie Angst vor Stigmatisierung, wie sie sozial durchaus gängig waren und noch sind, kommen hinzu. Daher werden in der gerontopsychiatrischen Behandlungsklientel Depressionen oft verzögert erkannt und es bedarf nicht selten erheblicher Überzeugungsarbeit, um die Betroffenen zu einer Therapie zu motivieren. Cabanel et al. (2017) haben in den letzten Jahren zeigen können, wie effektiv eine Psychotherapie der Depression gerade im Alter und im multiprofessionellen Behandlungsansatz sein kann. Für ambulante und aufsuchende Hilfen inklusive Home Treatment bedeutet dies die enge Einbeziehung der Angehörigen sowie Aktivierung und Tagesstrukturierung mit oft neuer Sinnfindung in reaktivierten oder neuen Tätigkeiten für den Betroffenen. Insbesondere ein schwerer Antriebsmangel oder eine psychotische (z. B. wahnhafte) Symptomatik führen dazu, dass ein Verlassen der eigenen Wohnung oder sogar des Bettes weitgehend abgelehnt wird. Gerade in diesen Fällen kann die aufsuchende Behandlung segensreich sein, solange die pflegerische Versorgung des Betroffenen gesichert ist. Bei akuter Eigengefährdung (Suizidalität) ist oft eine zunächst geschlossene stationäre Behandlung erforderlich.

Die Einbeziehung eines erfahrenen Schmerztherapeuten bei depressionsförderndem chronischem Schmerz und die enge Kooperation mit dem Hausarzt (u. a. zur optimierten Einstellung der Pharmakotherapie) sind wichtig. Es sollte neben der Psycho- und Pharmakotherapie rechtzeitig an den Einsatz der Elektrokrampftherapie (EKT) als sinnvolle und effektive Behandlungsform gedacht werden (Chatham et al. 2022), die gerade im Alter in etwa 70 % auch bis dato therapieresistenter Fälle Depressionssymptome deutlich zu reduzieren vermag. Wie die Autoren in ihrem Review zeigen konnten, ist EKT auch für Menschen, die zugleich unter einer Demenz und einer Depression leiden, sowie für manche Menschen mit einer Verhaltensstörung bei Demenz geeignet und effektiv. Die aufsuchende häusliche Behandlung kann hier eine wichtige Stütze auch bei laufender EKT-Behandlungsserie sein, sodass für letztere immer nur kurze stationäre Phasen (1–2 Tage) erforderlich sind.

1.3 Häufige Symptome und Folgen der Demenzerkrankungen

Nach ICD-10 (Dilling et al. 2011) gibt es definierte Veränderungen, die jede Demenz ausmachen, damit sie überhaupt als solche erfasst und diagnostiziert werden kann. Dazu gehören Defizite, die über reine Gedächtnisstörungen hinausgehen, mindestens sechs Monate andauern und im Alltag zu Beeinträchtigungen führen. Im Fachbereich Psychiatrie unterliegt die Definition einer Demenz insofern einem Wandel, als dass neuere, vor allem im englischsprachigen Raum bereits angewandte Diagnosesysteme wie das DSM-5 (Diagnostic and Statistical Manual of Mental Disorders, Version 5) wie auch die neue 11. Version der internationalen Klassifikation der Erkrankungen (ICD-11) unter dem Begriff der neurokognitiven Störung mit jeweils bestimmten Charakteristika die in vorhergehenden Versionen bestehenden Begriffe Delir, Demenz, amnestische und andere kognitive Störungen subsummieren (Jessen und Frölich 2018).

Bewusst soll an dieser Stelle im Schwerpunkt auf die mit ca. 65 % der Fälle häufigste Demenzform, die Demenz bei Alzheimer-Krankheit, eingegangen werden.

1.3.1 Demenz bei Alzheimer-Krankheit

Die Demenz bei Alzheimer-Krankheit geht schon zu Beginn in den meisten Fällen mit erheblichen Störungen des Neugedächtnisses einher. Beispielsweise können soeben Besprochenes oder Termine nicht gut erinnert werden. Ebenfalls charakteristisch ist die zunehmende Störung der Orientierung. Unter Orientierung wird das Wissen um das aktuelle Datum und den Wochentag (zeitliche Orientierung), um die eigene Person mit Geburtsdatum und aktueller Wohnadresse (Orientierung zur Person), um die aktuelle Örtlichkeit (örtliche Orientierung) und die Einordnung der aktuellen Situation (situative Orientierung) verstanden. Letztgenannte beinhaltet z. B. das Wissen darum, dass sich der Patient gerade im Beratungsgespräch befindet. Häufig ist es zunächst die zeitliche Orientierung, die nachlässt, erst im weiteren Verlauf die örtliche, situative und zuletzt die Orientierung zur Person. Organische Ursache dieser Veränderungen sind Gewebe-Abbau-Prozesse (Atrophien) in bestimmten Hirnbereichen. Zudem kommt es zu pathologischer Ablagerung unzureichend abgebauter Proteine (Beta-Amyloide), was die Bildung von Amyloid-Plaques außerhalb von Nervenzellen und Tau-Fibrillen innerhalb von Zellen zur Folge hat. Beide Veränderungen stören die normale Hirnfunktion und fördern den Abbau von Nervenzellen insbesondere im Bereich des Schläfenlappens. Für die Demenz bei Alzheimer-Krankheit wurde u. a. ein bereits präsymptomatischer Abbau im Bereich des Hippocampus, einer tiefen, zentral liegenden, paarig angelegten Hirnstruktur, nachgewiesen. Dies ist auch in der Bildgebung des Gehirns (Computertomografie (CT) oder Magnetresonanztomografie (MRT)) darstellbar. Ein Verlaufen, das Vergessen einer offenen Haustür oder einer eingeschalteten Herdplatte kann schwerwiegende Folgen haben. Mit Fortschreiten der Demenz stellen sich meist Störungen in der Handlungsplanung ein. Die vor allem den frontalen Hirnabschnitten zugeordnete Funktion der gerichteten Handlungsplanung ist als höhere kognitive Leistung unerlässlich für die Tages- oder Wochenplanung, aber auch, um einzelne im nächsten Moment gewünschte Handlungen zu initiieren, passend durchzuführen und zu beenden. Bei Auftreten intensiver szenischer Halluzinationen und einer hohen Sensibilität gegenüber der Gabe von Neuroleptika muss an eine parallel bestehende Lewy-Body-Erkrankung gedacht werden. Es ist wichtig, sich dieser klinisch häufigen Überlappung bzw. Gleichzeitigkeit des Auftretens verschiedener Demenzformen bewusst zu sein, die sich u. a. auch in einer Überlappung nachweisbarer Proteinveränderungen in der Hirnflüssigkeit zeigt. Sowohl hirnmorphologisch als auch in der klinischen Beobachtung besteht in manchen Fällen ein fließender Übergang zwischen Demenz bei Alzheimer-Krankheit mit im Vordergrund stehenden Störungen der Handlungsplanung und einer Demenz bei Frontotemporaler Lobärdegeneration (FTLD), Verhaltensvariante, die im Folgenden orientierend dargestellt werden soll.

1.3.2 Frontotemporale Lobärdegeneration (FTLD)

Unter diesem eine gemeinsame morphologische Veränderung des Vorderhirns beschreibenden Krankheitsbegriff werden verschiedene Varianten derselben Krankheitsentität subsummiert – nämlich die primär progressive Aphasie sowie die semantische Demenz, die seltener sind als die häufigste Manifestationsform der FTLD, die Verhaltensvariante (Behavioural Variant, BV).

Treten hier durch eine Atrophie der frontalen Hirnanteile (vor allem bei der Frontotemporalen Demenz, aber auch bei der Parkinson- und Lewy-Body-Demenz) Schwierigkeiten auf, können Handlungen nicht mehr in angemessener Weise begonnen, durchgeführt, begrenzt bzw. beendet werden. Menschen mit FTLD (BV) sind daher nicht selten ratlos, passiv oder auch ungezielt überaktiv. Es zeigen sich oft erhebliche Wesensveränderungen bei den Betroffenen. Ihnen ist es oft nicht mehr möglich, eine adäquate Urteils- und Kritikfähigkeit aufzubringen, die sie davon abhalten würde, schädigende Handlungen durchzuführen. Hierzu zählen z. B. die trotz erkennbarer Unfallgefahr weitergeführte Teilnahme am Straßenverkehr unter Missachtung von Lichtsignalanlagen oder die unsittliche Annäherung an Nachbarn.

Die selteneren Varianten der FTLD betreffen im Fall der primär progressiven Aphasie eine schwere Störung und Hemmung der Sprachproduktion bei erhaltenem Sprachverständnis und im Falle der semantischen Demenz eine hochgradige Einschränkung des Sprachverständnisses mit entsprechend einschneidenden Folgen für die verbale Kommunikation.

1.3.3 Vaskuläre Demenz

Chang und Chang (2022) betonen das Kontinuum an Symptomen bei einer vaskulären Demenz, das von einer schweren Antriebsstörung, die nicht selten initial mit depressiver Antriebshemmung verwechselt wird, über eine psychomotorische Verlangsamung mit entsprechender Gangstörung und Stürzen bis zu individuellen neurologischen Ausfällen je nach betroffener Hirnregion reicht, z. B. Sprech- oder Sehstörungen. Als Ursache der Erkrankung werden sowohl Schlaganfälle als auch Mikroblutungen angesehen, die oft mit zeitlichem Abstand erneut auftreten und daher zu einem im Gegensatz zur meist langsam progredienten Demenz bei Alzheimer-Krankheit eher stufenartigen Krankheitsverlauf führen – mit stabilen, mitunter mehrjährigen Phasen zwischen dem Auftreten neuer oder verstärkter Symptome, die akut oder innerhalb weniger Tage neu auftreten. Auch Demenzen infolge von Subduralhämatomen, also meist sturzassoziierten großflächigen Blutungen von Hirnhautgefäßen, werden unter den Begriff der vaskulären Demenz gefasst. Anders als bei der Demenz bei Alzheimer-Krankheit weisen aktuelle Leitlinien (DGN und DGPPN 2023) darauf hin, dass Antidementiva seltener zu einer Verlangsamung des Krankheitsverlaufs führen.

1.3.4 Synucleopathien – Lewy-Body-Erkrankung und Parkinson-Demenz

Diesen Demenzformen liegen krankhafte Ablagerungen in Form von alpha-Synuclein-Einschlusskörperchen (sog. Lewy Bodies) zugrunde, die in aktuellen Studien (s. Myers et al. 2023) neuropathologisch in verschiedenen Hirnbereichen, vornehmlich in der Substantia nigra, dem Kortex und dem Hippocampus nachweisbar sind. Eine eindeutige Diagnose ist fast nur anhand einer Hirnsektion post mortem möglich. Aktuelle Diagnosekriterien unter Einschluss der Vorgeschichte, der klinischen Symptome und der aktuellen zerebralen Bildgebung wie auch spezifischer Laborwerte lassen allerdings in den meisten Fällen eine sehr sichere Diagnosestellung zu Lebzeiten zu (McKeith et al. 2017). Im Krankheitsverlauf wird typischerweise aufgrund einer Gangstörung, die jener bei Parkinson-Erkrankung vergleichbar ist, jedoch besonders früh während der Erkrankung auftritt, häufig von Stürzen berichtet. Typisch sind darüber hinaus deutliche Schwankungen der Kognition und Wachheit, oft lebhafte szenische optische Halluzinationen und eine erhöhte Sensibilität gegenüber Neuroleptika (ebd.). Unter diesen kommt es oft zu ausgeprägten motorischen Nebenwirkungen und verstärkter motorischer Unruhe. Daher muss der Einsatz von Neuroleptika nach erfolgter Diagnosestellung bis auf wenige Ausnahmen (Clozapin, Quetiapin) unterbleiben. Cholinesterasehemmer können den progredienten Verlauf der Erkrankung verlangsamen.

Beim Morbus Parkinson werden im Verlauf der späteren Krankheitsphasen oft demenzielle Symptome beobachtet, die vor allem mit einer Störung der Handlungsplanung und visuell-räumlichen Orientierungsstörungen einhergehen. Typisch für den Morbus Parkinson ist das Auftreten von meist eine Körperseite stärker betreffender Muskelsteife (Rigor), Bewegungsverlangsamung und eines Muskelzitterns (Tremor). Zumeist sind Patienten mit Morbus Parkinson beim Auftreten erster demenzieller Symptome in ihrer Motorik bereits schwer beeinträchtigt, indem durch Instabilität des Stehens und Gehens mit Rückfallneigung, deutlichem Rigor und z. T. erheblichem Tremor trotz Fortsetzung der medikamentösen Behandlung mit L-Dopa und -Agonisten die Mobilität deutlich eingeschränkt ist. Insbesondere bei zu geringer Trinkmenge oder bei Infektionen laufen Patienten mit Morbus Parkinson Gefahr, aufgrund einer dann bestehenden dopaminergen Überstimulation durch L-Dopa Delirien mit oft optischen Halluzinationen zu entwickeln.

1.3.5 Seltene Demenzformen

Eine umfassende Übersicht über Demenzerkrankungen muss einschlägigen Lehrbüchern überlassen werden. Ergänzend sei an dieser Stelle aber auf wenige spezielle und seltenere Demenzformen hingewiesen. Zu diesen gehört eine Demenz als Teil eines Korsakow-Syndroms nach chronischem Alkoholmissbrauch, bei der häufig Fehlerinnerungen (Konfabulationen) auftreten und die oft mit einer Wernicke-Enzephalopathie (Gang- und Hirnnervenstörung) aufgrund der toxischen alkoholbedingten Nervenläsionen bei Vitamin-B_1-Mangel einhergeht. Die Creutzfeld-Jacob-Erkrankung (CJD) geht oft mit einem rasch voranschreitenden Demenzsyndrom einher und ist durch rasch progrediente Immobilität, Bewegungsstörungen und Wesensänderungen charakterisiert.

1.3.6 Somatische und psychische Veränderungen im Verlauf von Demenzerkrankungen

Diese Übersicht verdeutlicht, wie vielgestaltig Veränderungen in Denken, Handeln und Wahrnehmung in Abhängigkeit von der zugrundeliegenden Pathologie bei einer Demenzerkrankung sein können. Dies gilt auch für viele alltagspraktische Fertigkeiten wie etwa für die Fahreignung, deren Einschätzung je nach Art und Schwere der Demenz unterschiedlich zu beurteilen ist (Spannhorst und Thomas 2020).

Mit Fortschreiten der Atrophie vor allem im Bereich des Sprachzentrums nimmt bei den meisten Demenzformen die Fähigkeit des Verstehens und des Sprechens einer Sprache ab. Dies beeinträchtigt die Kommunikation erheblich und so muss bei zunehmenden Einschränkungen vermehrt auf non-verbale Kommunikationsformen ausgewichen werden.

Untersuchungen des mit der Sprache eng in Verbindung stehenden Abstraktionsvermögens zeigen eine Minderleistung beim Einordnen visueller Reizkonstellationen. So zeigen aktuelle Forschungsergebnisse (Boedeker et al. 2020), dass von einem konkret gemeinten Begriff stark abweichende Symbole oft nicht mehr mit dem ursprünglich gemeinten Begriff verknüpft werden können. Daher sind zur Kennzeichnung an das Objekt in seiner äußeren Form angelehnte Symbolgestaltungen, etwa die konkrete Abbildung einer Toilette anstelle der Aufschrift »WC«, zielführend. So können Räumlichkeiten sicherer gefunden und es kann akutem Harndrang besser begegnet werden. Ein reduziertes Abstraktionsvermögen kann auch im Sinne der Betroffenen zu deren Sicherheit genutzt werden, indem z. B. sogenannte »Camouflage« eingesetzt wird. Türen, die bei Betroffenen als Reiz immer wieder Unruhe auslösen, da sie versuchen, diese zu durchschreiten, obschon sie nicht gangbar und daher verschlossen sind, können z. B. durch eine Folie mit aufgedruckter Abbildung eines Bücherregals beklebt werden. Dieses visuelle Regal wird häufig als ein reales Möbelstück angesehen, was eher beruhigt und den Drang, durch eine Tür zu gehen, unterdrücken kann. Allerdings sind Camouflage-Maßnahmen als Realitätsverzerrungen ethisch umstritten, zumal die Ermöglichung eines Abgleichs erlebter Eindrücke mit der Realität und die Wahrnehmungsförderung der Umwelt wichtige Behandlungsziele für Menschen mit Demenzerkrankung darstellen (Hendriks und Kamphof 2022).

Im Zusammenhang mit eingeschränkten verbalen Äußerungen ist es erforderlich, sensibel zu bleiben für nicht-verbale Äußerungen und immer ganzheitlich nach Ursachen für Unruhe und Anspannung zu suchen. Zu beachten ist, dass Menschen mit Demenz ganz unabhängig von den hier geschilderten Einschränkungen die Bedürfnisse eines jeden Menschen nach Liebe, Teilhabe, Beschäftigung, Zugehörigkeit und Trost teilen, wie Tom Kitwood bereits Ende der 1990er Jahre ausführte (Brooker 2003).

Bei demenziellen Erkrankungen ist im Verlauf und insbesondere in fortgeschrittenen Stadien eine Einschränkung der Motorik zu erkennen. Stürze treten häufiger auf, werden durch angstbedingte Vermeidung weiteren Laufens nach einem Sturz und durch freiheitseinschränkende Maßnahmen, die die wichtige

Übung der Mobilität verhindern, gefördert. Zunehmende Immobilität begünstigt das Wundliegen (Decubitalgeschwüre) und erhöht das Risiko, an Pneumonien und Thrombosen zu erkranken. Eine sehr häufige Todesursache bei Demenzerkrankten sind Pneumonien, welche über ein Drittel der Todesfälle ausmachen (Pinzon et al. 2013).

Ohne dass genauere Ursachen bekannt sind, kann das Hungergefühl bei Menschen mit Demenz nachlassen. Aber auch verstärktes Essen mit einer Störung des Sättigungsgefühls (Hyperphagie) kommt vor. Für Hyperphagie gibt es Hinweise auf eine ursächliche Störung des dorsolateralen präfrontalen Kortex als Teil des Steuerzentrums (Woolley et al. 2014). Die Einordnung veränderten Essverhaltens ist jedoch komplex: So kann Appetitmangel als eines der Kardinalsymptome auch auf eine parallel zur Demenz bestehende Depression hinweisen. Ebenso können unerkannte Erkrankungen der Zähne, eine durch altersbedingte Verformung der Kiefer fehlende Passung der bisherigen Zahnprothese sowie Infektionen der Mundhöhle eine Ursache sein, die Betroffene aufgrund einer demenzbedingten Aphasie nicht ausreichend verbalisieren können. Mögliche Gründe für reduzierten Appetit bei Demenz sind Depression, Kommunikationsprobleme, Zahn- und anderer Schmerz, Müdigkeit, Nebenwirkung von Medikation, Mangel an körperlicher Aktivität und Obstipation. Bekannt sind ferner Änderungen der Essgewohnheiten mit vermehrtem Interesse an süßen und hochkalorischen Speisen, vermutlich aufgrund nachlassender Funktion der Geschmacksrezeptoren.

Durch Störungen der Exekutivfunktionen sowie durch Atrophie des frontalen Blasenzentrums geht die Kontrolle über eine ausreichende Blasenfunktion im Verlauf einer Demenzerkrankung häufig verloren. Dies zieht aufgrund der Gefahr von Hautmazerationen, Pilzentwicklung sowie Blasenentzündungen erhebliche Folgen nach sich. Es konnte gezeigt werden, dass Harnwegsinfekte, die als Ursache von Delirien eine wichtige Rolle spielen, bei akutstationären Aufnahmen von Menschen mit Demenz in die Gerontopsychiatrie sehr verbreitet waren (Krinitzki et al. 2021).

Da das Erinnerungsvermögen sich mit Fortschreiten der Erkrankung zunehmend auf Inhalte des episodischen Langzeitgedächtnisses beschränkt, spielen neben der Wahrnehmung des »Hier und Jetzt« eines Menschen mit fortgeschrittener Demenz lebhafte Erinnerungen an die eigene Jugend und Kindheit eine zunehmende Rolle. Die Biografiearbeit als Soziotherapie nutzt diesen neu auftretenden Gedächtnisschwerpunkt. Schwerwiegende oder traumatisierende Erlebnisse können aufgrund ihrer stärker ausgeprägten Intensität zu Angstattacken, mitunter Retraumatisierungen und Depression führen.

Zu den besonders belastenden Verhaltensstörungen bei Demenz gehören eine Störung des Tag-Nacht-Rhythmus mit nächtlicher Unruhe und Schläfrigkeit am Tage sowie psychomotorische Unruhe und Wanderverhalten (mitunter auch als Hin- oder Weglauftendenz bezeichnet). Beide Verhaltensstörungen sind einer medikamentösen und nichtmedikamentösen Behandlung insbesondere in fortgeschrittenen Demenzstadien oft nur begrenzt zugänglich. Ihr Fortbestehen lässt ambulante Versorgungs-Settings oft an ihre Grenzen kommen und die Aufnahme in ein Pflegeheim alternativlos erscheinen. Die negativen Auswirkungen von Wanderverhalten, vor allem ein Verlaufen, lassen sich mitunter durch Anwendung von Ortungstechniken begrenzen. Nach eigener Erfahrung des Autors anhand von Beratungen und Verlaufskontrollen in der Memory Clinic kann eine GPS-gestützte Ortung die Lebensqualität des Betroffenen mit gewünschtem Verbleib im häuslichen Umfeld trotz erheblich gesteigerten und ungezielten phasenweisen Laufdrangs durchaus fördern, sofern der Betroffene damit einverstanden ist. Es müssen jedoch Angehörige jederzeit Zugriff auf die Ortungsfunktion und die umgehende Möglichkeit haben, den Betroffenen aufzusuchen

1.4 Häufige Symptome und Folgen eines Delirs im Alter

Bzgl. einer umfassenden Darstellung des häufig noch unterdiagnostizierten Delirs im Alter, seiner Ursachen und Symptome sei auf das in diesem Verlag erschienene Standardwerk »Delir beim alten Menschen« verwiesen (Hewer, Drach & Thomas 2016). Zusammenfassend sind beim gerontopsychiatrischen Patientenklientel delirante Syndrome sehr häufig. Ein Grund dafür ist neben den schon genannten häufig als Hauptrisikofaktor geltenden hirnorganischen Erkrankungen auch die gerade im Alter verbreitete Polypharmazie, unter der zumeist die Gabe von zugleich mindestens fünf verschiedenen Pharmaka verstanden wird. Aber auch bei wenigen verordneten Medikamenten stellt sich stets die Frage der Verträglichkeit im Alter. So wurden etwa im Jahr 2022 in Deutschland über die Hälfte der Patienten über 65 Jahre mit mindestens einem für Menschen über 65 Jahre potenziell schädlichen Medikament nach der PRISCUS-Liste behandelt (Thürmann et al. 2022). Infektionen, Flüssigkeitsmangel, Ortswechsel und Operationen können ebenfalls Auslöser eines Delirs sein, ebenso Narkosen, längere Operationen, Fieber, ein erhebliches Schlafdefizit oder Schmerzen. Typische Symptome des stets akut beginnenden Delirs sind Schwankungen der Vigilanz, der Konzentration und Aufmerksamkeit, daneben schwere motorische Unruhe (hyperaktives Delir) und/oder auffällige Apathie (hypoaktives Delir), oft der rasche Wechsel beider Symptome sowie Halluzinationen, häufig optischer Art, welche dann auch zu einem charakteristischen »Nesteln« beim Versuch des Greifens nach vermeintlichen Gegenständen mit den Fingern in der Luft führen können. Patienten mit Delir benötigen zunächst eine umfassende Diagnostik im Sinne einer Suche nach der zumeist somatischen Ursache. Die Ausschaltung der Delirursache hat absolute Priorität vor der symptomatischen medikamentösen und nicht medikamentösen Behandlung. Um einen potenziell delirogenen Ortswechsel zu vermeiden, ist eine Behandlung des Delirs direkt im Wohnumfeld des Patienten zu favorisieren. Dies setzt jedoch eine entsprechende Behandlungsexpertise eines multiprofessionellen psychiatrisch sowie somatisch erfahrenen Teams und die rechtzeitige Erkennung des Delirs im heimischen Umfeld voraus. Mit somatischen Ursachen des Delirs, die bei Behandlungsbeginn nicht immer bekannt sind, muss ebenso gerechnet werden wie mit somatischen Komplikationen während des Behandlungsverlaufs. So kann es im hyperaktiven Delir häufiger zu Stürzen kommen, beim hypoaktiven Delir ist durch die Immobilität die Gefahr von Infektionen und Thrombosen erhöht.

Essenzieller Bestandteil einer erfolgreichen Delirtherapie ist die nicht medikamentöse Behandlung mittels Reorientierung, Aktivierung und Begleitung, wenn möglich auch durch zu schulende Angehörige. Jegliche Fixierung sollte vermieden werden, da sie ein Delir hervorrufen und verstärken kann. Delir-fördernde, insbesondere anticholinerg wirkende Medikation, sollte abgesetzt werden. Die Gabe bestimmter Neuroleptika ist neben der nicht medikamentösen Therapie hilfreich und erforderlich. In der Entscheidung für oder gegen eine bestimmte neuroleptische Therapie muss hierbei gegenüber der erhöhten Gefahr von Herzrhythmusstörungen aufgrund der Gabe eines Neuroleptikums abgewogen werden. Die Psychoedukation der sozialen Bezugspartner des Patienten und deren Einbeziehung in die Behandlung auch auf Intensivstationen hat eine große Bedeutung für einen guten Behandlungsverlauf. Zahlreiche Fälle aus dem eigenen Behandlungskontext von Stationsäquivalenter Behandlung (StäB) am Klinikum Stuttgart zeigen jedoch, dass eine rein häusliche akutpsychiatrische Behandlung grundsätzlich möglich und sinnvoll ist (Spannhorst et al. 2020). Hier wird auch auf ▶ Kap. 8 verwiesen.

1.5 Symptome und Folgen weiterer psychiatrischer Erkrankungen im Alter

In Zusammenhang mit stationärer und intensiver aufsuchender Behandlung kommt chronischen Angsterkrankungen, bipolar-affektiven und wahnhaften Störungen ebenso wie chronifizierten Schizophrenien und Zwangsstörungen eine wichtige Bedeutung zu. Bipolar-affektive Störungen zeigen einen wegen des Wechsels zwischen jeweils mehrwöchigen bis mehrmonatige Depressionen und Manien für Betroffene und Angehörige besonders belastenden Verlauf. In manischen Phasen treten erhebliche auch kreislaufbelastende innere Unruhe, Schlafmangel, inadäquate Euphorie und übersteigerte Wachheit auf, die für das soziale Umfeld oft eine schwere Belastung darstellen, während die Patienten oft selbst nicht das Gefühl haben, krank zu sein. Bei Erstmanifestation wahnhafter oder halluzinatorischer Symptome im Alter ist eine somatische Ausschlussdiagnostik indiziert, um insbesondere durch eine zeitnahe zerebrale Bildgebung Hirnläsionen (v. a. Tumore oder Metastasen sowie Schlaganfälle) als Ursachen auszuschließen, aber auch Stoffwechselstörungen durch entsprechende Labordiagnostik (insbesondere Hypothyreosen), für weitere Details sei auf die Nationale Versorgungsleitlinie Depressionen verwiesen (BÄK 2022). Auch jahrelang bestehende Ängste sollen und können heute verhaltenstherapeutisch, begleitend medikamentös und oft milieutherapeutisch behandelt werden, da sie die Lebensqualität erheblich einschränken können (etwa die Meidung großer Plätze bei der Agoraphobie). Weiterhin werden Psychotherapie und deren auch in der aufsuchenden Behandlung anwendbare Grundsätze im Alter in ihrer Wirkung häufig unterschätzt (Sirey et al. 2021). Bei Patienten mit chronischer Schizophrenie treten mitunter im Rahmen eines schizophrenen Residuums kognitive Defizite, vergleichbar denen einer Demenz, in den Vordergrund. Diese können zu umfassendem Pflege- und Unterstützungsbedarf führen.

Eine besondere Herausforderung für Diagnostik und Behandlung gerade bei älteren Menschen stellen somatoforme Störungen dar. Es handelt sich um Erkrankungen, bei denen wiederholt oder dauerhaft körperliche Symptome angegeben werden, für die sich trotz ausreichender Diagnostik keine körperlichen Ursachen finden lassen. Da häufig parallel somatisch begründbare Beschwerden bestehen, ist eine Abgrenzung zu primär psychischen Symptomen und Bedarfslagen schwierig. Eine zumindest einmalige umfassende Ursachensuche im somatischen Bereich ist obligat, wiederholte Untersuchungen sollten jedoch bei somatoformen Störungen auch aus therapeutischen Gründen unterbleiben

1.6 Umgang mit dem Altern und den Altersveränderungen

Haarig et al. (2020) führen aus, dass auch das normale Altern mit psychischen Belastungen einhergeht, da es immer wieder gilt, sich auf den Verlust gewohnter Fähigkeiten einzustellen.

Pantel et al. (2021) heben in ihrem Standardwerk »Praxishandbuch Altersmedizin« hervor, dass es nicht zuletzt die kognitive Plastizität ist, die sich mit dem Altern verändert. Dem Begriff der Plastizität inhärent ist dabei unter anderem eine Multidirektionalität, mit der die Gleichzeitigkeit zu- und abnehmender kognitiver Fähigkeiten gemeint ist: Neben der im Alter oft beobachtbaren Zunahme erlernter Fähigkeiten ist eine Abnahme von Genauigkeit, Geschwindigkeit und Koordination elementarer Denkprozesse zu beobachten. Es erfolgt eine fortlaufende Anpassung der Funktionssysteme des Gehirns an die Umwelt, bei der auf neuronaler Ebene eine intakte Neuromodulation mit Fähigkeit zur Bildung und Veränderung neuraler Schaltkreise wichtige Voraussetzung ist. Diese ist bei neurodegenerativen Erkrankungen zunehmend gestört.

Für ein gesundes Altern sind Coping-Strategien wichtig, die insbesondere bei schweren körperlichen Erkrankungen, kognitiven Einschränkungen und Depressionen weniger zur Verfügung stehen.

Es zeigt sich im klinischen Alltag der Gerontopsychiatrie, dass eine an den individuellen Ressourcen der vorhandenen kognitiven Plastizität orientierte und somit eine Resilienz-fördernde Faktoren unterstützende Behandlung entscheidend ist, um das wesentliche Ziel der geriatrischen wie gerontopsychiatrischen Behandlung, den Erhalt einer möglichst hohen Lebensqualität, zu erreichen. Dabei bleibt es eine Herausforderung, allgemeingültige Kriterien für Lebensqualität zu bestimmen und diese zu messen (Van Leeuwen et al. 2019).

1.7 Zusammenfassung

Diese Übersicht über häufige gerontopsychiatrische Behandlungsfelder und Erkrankungen sowie den Alternsprozess erhebt nicht den Anspruch auf Vollständigkeit. Sie vermittelt einen Einblick in die Komplexität der Krankheitsbilder und damit auch in die Herausforderung, die eine individuell angepasste Therapie darstellt. Es müssen in der Gerontopsychiatrie stets mögliche somatische und psychische Auslöser der vordergründigen Symptome in Betracht gezogen werden. Auch bedarf nicht nur der Patient, sondern in aller Regel auch sein soziales Umfeld einer ausführlichen Beratung und Unterstützung in der Bewältigung des zunehmend eingeschränkten Alltags. Nicht selten besteht das Erfordernis, den Behandlungsschwerpunkt (somatisch oder psychiatrisch) während akuter Behandlungen zu wechseln. Ein guter Einblick multiprofessioneller Behandlungsteams in die anspruchsvollen Bedarfslagen auf medizinischer, pflegerischer und sozialer Ebene ist daher Voraussetzung für gelingende Behandlungsverläufe. Dies gilt in besonderer Weise für die Behandlung im Wohnumfeld.

1.8 Literatur

Bundesärztekammer (BÄK), Kassenärztliche Bundesvereinigung (KBV), Arbeitsgemeinschaft der Wissenschaftlichen Medizinischen Fachgesellschaften (AWMF) (2022) Nationale VersorgungsLeitlinie Unipolare Depression – Langfassung, Version 3.0. (https://register.awmf.org/de/leitlinien/detail/nvl-005, Zugriff am 20.02.2024)

Boedeker S, Schulz P, Beblo T et al. (2020) Symbol Comprehension in Patients With Alzheimer Disease Dementia, Mild Cognitive Impairment, and Major Depressive Disorder. Alzheimer Dis Assoc Disord 34(1): 85–93.

Brooker D (2003) What is person-centred care in dementia? Rev Clin Gerontol 13: 215–222.

Cabanel N, Kundermann B, Franz M et al. (2017) Multiprofessionelle stationäre Psychotherapie bei Depressionen im Alter. Der Nervenarzt 88(11): 1221–1226.

Cai H, Jin Y, Liu R et al. (2023) Global prevalence of depression in older adults: A systematic review and meta-analysis of epidemiological surveys. Asian J Psychiatr 80: 103417.

Chang Wong E, Chang Chui H (2022) Vascular Cognitive Impairment and Dementia. Continuum (Minneap Minn) 28(3): 750–780.

Chatham AN, Shafi H, Hermida AP (2022) The Use of ECT in the Elderly-Looking Beyond Depression. Curr Psychiatry Rep 24(9): 451–461.

DGN e.V. & DGPPN e.V. (Hrsg.) (2023) S3-Leitlinie Demenzen, Version 5.0. (https://register.awmf.org/de/leitlinien/detail/038-013, Zugriff am 19.02.2024)

Diling H, Mombour W, Schmidt M (2011) Internationale Klassifikation psychischer Störungen: ICD-10. Kapitel V (F). Klinisch-diagnostische Leitlinien. Bern: Verlag Hans Huber.

Deutsche Rentenversicherung (DRV) (Hrsg.) (2021) Wenn die Seele streikt – psychische Erkrankungen Hauptursache für Erwerbsminderung. (https://www.deutscherentenversicherung.de/Bund/DE/Presse/Pressemitteilungen/pressemitteilungen_archive/2021/2021_11_3 0_psych_erkrankungen_erwerbsminderung.html, Zugriff am 19.02.2024)

Fried L, Tangen C, Walston J et al. (2001) Frailty in older adults: evidence for a phenotype. J Gerontol A Biol Sci Med 56(3): M146–M156.

Gibb K, Seeley A, Quinn T et al. (2020) The consistent burden in published estimates of delirium occurrence in medical inpatients over four decades: a systematic review and meta-analysis study. Age Ageing 49: 352–360.

Haarig F, Schade H (2020) Belastungen im Alter als Grundlage psychischer Störungen. In: Psychische Gesundheit pflegen. Hannover: Vincentz Network, Hannover, S. 21–32.

Hendriks R, Kamphof I (2022) Wahrheit und Täuschung in der Versorgung von Menschen mit Demenz: Ethische Reflexionen. In: Hofrichter L, Köhne M, Kuckert-Wöstheinrich A et al.: Soul in Space. Psychiatrie trifft Architektur. 1. Aufl. Berlin: Medizinische Wissenschaftliche Verlagsgesellschaft.

Hewer W, Drach L, Thomas C (2016) Delir beim alten Menschen. Stuttgart: Kohlhammer.

Holthoff-Detto V (2017) Neue Versorgungskonzepte in der Gerontopsychiatrie und -psychotherapie. In: Psychotherapie im Alter 14(4): 385–432.

Ioannidis I, Mohammad Ismail A, Forssten MP et al. (2021) The mortality burden in patients with hip fractures and dementia. Eur J Trauma Emerg Surg 48(4): 2919–2925.

Jessen F, Frölich L (2018) Neurokognitive Störungen. Fortschr Neurol Psychiatr 86(03): 172–177.

Krinitski D, Kasina R, Klöppel S et al. (2021) Associations of delirium with urinary tract infections and asymptomatic bacteriuria in adults aged 65 and older: A systematic review and meta-analysis. J Am Geriatr Soc 69(11): 3312–3323.

Lee ATC, Fung AWT, Richards M et al. (2021) Risk of incident dementia varies with different onset and courses of depression. J Affect Disord 1(282): 915–920.

McKeith IG, Boeve BF, Dickson DW et al. (2017) Diagnosis and management of dementia with Lewy bodies: Fourth consensus report of the DLB Consortium. Neurology 89(1): 88–100.

Myers AJ, Brahimi A, Jenkins IJ et al. (2023) The Synucleins and the Astrocyte. Biology (Basel) 12(2): 155.

Pantel J, Schröder J, Bollheimer C et al. (Hrsg.) (2021) Praxishandbuch Altersmedizin, Geriatrie – Gerontopsychiatrie – Gerontologie. 2., erw. u. überarb. Aufl. Stuttgart: Kohlhammer.

Pinzon et al. (2013) Todesumstände von Patienten mit Demenz, Dtsch Ärztebl Int 110: 195–202.

Pöschel K, Spannhorst S (2018) Dementia Care Sensitive Demands: Soziale, medizinische und pflegerische Bedarfslagen von Menschen mit Demenz. Wiesbaden: Springer.

Quispel-Aggenbach DWP, Schep-de Ruiter EPR, van Bergen W et al. (2021) Prevalence and risk factors of delirium in psychogeriatric outpatients. Int J Geriatr 36(1): 190–196.

Segev-Jacubovski O, Magen H, Maeir A (2022) Psychological Factors Predicting Functional Ability and Participation After Hip Fracture. Am J Occup Ther 76(3): 7603205080.

Sirey JA, Solomonov N, Guillod A et al. (2021) PROTECT: a novel psychotherapy for late-life depression in elder abuse victims. Int Psychogeriatr 33(5): 521–525.

Spannhorst S, Thomas C (2020) Mobilität und Fahrtauglichkeit im Alter. Geriatrie Report 2020 15(3): 22–27. München: Springer Medizin.

Spannhorst S, Weller S, Thomas C (2020) Stationsäquivalente Behandlung: Eine neue Versorgungsform auch in der Gerontopsychiatrie. Z Gerontol Geriatr 53(8): 13–720.

Statistisches Bundesamt (2023) Anzahl Suizide 2022 nach Altersgruppen. (https://www.destatis.de/DE/Themen/Gesellschaft-Umwelt/Gesundheit/Todesursachen/Tabellen/suizide.html, Zugriff 31.03.2025).

Thürmann P, Mann NK, Zawinell A et al. (2022) Potenziell inadäquate Medikation für ältere Menschen – PRISCUS 2.0. In: Schröder H, Thürmann P, Telschow C et al. (Hrsg.): Arzneimittel-Kompass 2022. Qualität der Arzneimittelversorgung. Berlin Heidelberg: Springer Verlag.

Van Leeuwen KM, van Loon MS, van Nes FA et al.(2019) What does quality of life mean to older adults? A thematic synthesis. PLoS One 14(3): e0213263.

Weyerer S, Bickel H (2006) Epidemiologie psychischer Erkrankungen im höheren Lebensalter. Stuttgart: Kohlhammer.

Willkomm M (Hrsg.) (2016) Praktische Geriatrie. 2., vollst. überarb. Aufl. Stuttgart: Thieme.

2 Zugehende Arbeit im Lichte ihrer Begriffs- und Bedeutungsvielfalt

Sarah Weller

Nicht nur in der gerontopsychiatrischen Fachliteratur, sondern auch in der Alltagspraxis wird der Terminus »zugehende Arbeit« oft synonym mit anderen Begriffsvariationen verwendet. Zum einen wird die Begleitung, Beratung oder Behandlung eines Menschen außerhalb eines institutionellen Settings u. a. als »*zugehend*«, »*nachgehend*«, »*mobil*«, »*ambulant*« oder »*aufsuchend*« signifiziert. Zum anderen finden auch vielfältige Umschreibungen dieser Arbeitsweise Einzug in die Fachliteratur, da sowohl innerhalb einzelner Professionen als teils sogar professionsübergreifend etwa von der Arbeit im *ambulanten, aufsuchenden, zugehenden, häuslichen oder außerinstitutionellen Setting*, der *Durchführung von Hausbesuchen* oder einer *Intervention der »Geh-Struktur«* gesprochen wird. Oftmals verbirgt sich zugehende Arbeit auch hinter spezifischen Tätigkeitsbeschreibungen wie der *»Stationsäquivalenten Behandlung«* (▶ Kap. 8).

Da eine definitorische Klarheit nicht zuletzt aufgrund des heterogenen Verwendungskontexts illusorisch erscheint, ermöglicht die Identifikation grundlegender Charakteristika zumindest eine Annäherung an dieses Konstrukt. So ist zugehende Arbeit[2] in der räumlichen und sozialen Lebenswelt eines Menschen verankert und kann analog dazu ihren Wirkkreis sowohl in öffentlichen als auch halböffentlichen und privaten Räumen entfalten. Der Adressat zugehender Arbeit gilt dabei als »*Experte seines eigenen Lebens*« und sein individueller Lebenskontext wird u. a. als Ausdruck seiner Bedürfnisse und Kompetenz zur Bewältigung seiner Erkrankung in die Fallarbeit einbezogen. Vice versa beeinflussen auch die Merkmale des Settings die entstehenden medizinischen, psychosozialen oder therapeutischen Prozesse. Professions- und kontextübergreifend gilt zugehende Arbeit damit als zentrale, sogar vielfach einzige Zugangsmöglichkeit zu älteren Menschen, die dauerhaft oder in bestimmten Phasen ihres psychiatrischen Krankheitsverlaufs Hilfe ablehnen und/oder aufgrund ihrer spezifischen geriatrischen Konstitution (▶ Kap. 1) anderweitig nicht erreicht werden können. Zugehende Arbeit geht jedoch zugleich mit grundlegenden Herausforderungen wie z. B. einer veränderten Gastgeber- bzw. Besucherrolle einher (▶ Kap. 7), die eine Beziehungsgestaltung erschweren können und daher *on top* in der Begegnung mit dem älteren Menschen auszuhandeln sind.

---

2 Anbei sei erwähnt, dass in diesem Kapitel durchgängig der Terminus »*zugehende Arbeit*« verwendet wird. Zum einen ist dieser im Vergleich zu einigen anderen Synonymen interprofessionell anwendbar, zum anderen spiegelt das Adjektiv durch Implikationen wie *entgegengehen, näherrücken* oder *sich entwickeln* dem psychisch erkrankten Älteren eine wertschätzende und auf Augenhöhe basierende Haltung wider.

Abgesehen von einzelnen generalistischen Charakteristika ist zugehende Arbeit je nach Bezugskontext inhaltlich sehr unterschiedlich ausgestaltet.

2.1 Zugehende Arbeit kann sich an verschiedene Adressaten(gruppen) richten

Zugehende Arbeit impliziert das Zugehen auf Personen oder Gruppen in ihrem häuslichen oder auch Lebensumfeld. Als Beispiel für eine zugehende personenbezogene Intervention mit einem behandlungszentrierten Schwerpunkt kann das sog. »*Home Treatment*« angeführt werden, das für einen begrenzten Zeitraum mit einem interprofessionelles Team auf Abklärung, Behandlung und Betreuung eines akuten psychisch erkrankten Älteren in seiner eigenen Häuslichkeit abzielt, um einen stationären Aufenthalt in der Psychiatrie zu vermeiden bzw. zu verkürzen.

Zugehende Interventionen können jedoch auch auf das soziale Umfeld gerichtet sein. Vor allem die pflegenden Angehörigen eines psychisch erkrankten Älteren inhärieren oftmals wenig Bereitschaft zur frühzeitigen und eigenaktiven Inanspruchnahme von Hilfeleistungen und sind aufgrund eines (hohen) zu leistenden Pflege- und Betreuungsaufwands häufig lediglich über zugehende Hilfen erreichbar. In diesem Zusammenhang ersucht »*zugehende Pflegeberatung*« zum frühestmöglichen Zeitpunkt eines Pflegearrangements die Schaffung einer adäquaten häuslichen Pflegesituation zur Vermeidung einer Überlastung der Pflegepersonen (vgl. auch ▶ Kap. 16).

Weiterhin kann zugehende Arbeit auch eine spezifische Personengruppe fokussieren oder einen Wirkkreis im öffentlichen Raum entfalten und sich damit auf territoriale Einheiten wie Stadtteile oder Wohnanlagen beziehen. Durch diesen Zugang kann unter anderem der oft in einzelnen Migrantengruppen dominierenden Tabuisierung psychologischer und psychosozialer Beratungsangebote entgegengewirkt werden, indem zugehend muttersprachliche Informationen zu psychiatrischen Krankheitsbildern und mögliche Hilfen in kulturspezifischen Medien veröffentlicht werden oder eine zugehende muttersprachliche Beratung (z. B. in Moschee-Vereinen) erfolgt (▶ Kap. 15).

2.2 Zugehende Arbeit kann sich auf einem Kontinuum verschiedener Ausrichtungen bewegen

Zugehende Arbeit reicht in ihrer inhaltlichen Ausrichtung von einem präventiven über einen begleitenden bis hin zu einem eingreifenden Ansatz. Präventiv-zugehende Arbeit inhäriert dabei die Beratung und Unterstützung von Älteren in ihrer häuslichen Umgebung zu Themen der selbstständigen und gesunden Lebensführung (Vgl. hierzu auch ▶ Kap. 16).

Begleitend-zugehende Arbeit inkludiert zwar immer auch präventive Ansätze (etwa via Wohnraumberatung zur Sturzprävention), ist jedoch durch eine zeitlich meist längere und intensivere Arbeit mit einem älteren Menschen charakterisiert. Ein typisches Beispiel hierfür stellen »*Gerontopsychiatrische Sozialdienste*« dar, die oft in regelmäßigen Hausbesuchen zu verschiedenen altersbezogenen Themen beraten und über die psychiatrische Erkrankung, ihre Folgen und Möglichkeiten der Unterstützung aufklären. Zugehende Arbeit kann dadurch nicht nur die Ressourcen aus dem Lebensalltag der Menschen, sondern auch deren familiäres Umfeld in den Hilfeprozess einbeziehen (Vgl. auch ▶ Kap. 14).

Nicht selten kommt es in im Laufe einer Begleitung eines psychisch erkrankten Älteren zur Manifestation einer psychischen Krise, sodass die Akteure zugehender Arbeit immer auch eine potenzielle Selbst- oder Fremdgefährdung mit in Augenschein nehmen und notfalls auch durch die Einleitung einer Zwangseinweisung nach § 14 PsychKG eingreifen müssen. Der in diesen Fällen zugezogene Psychiater ist dazu angehalten, sich persönlich ein Bild von dem Betroffenen zu machen. Da letzterer oft *incompliant* ist und einer Terminaufforderung in einem Institutions-Setting nicht Folge leisten würde, ist zur Situationseinschätzung eine zugehende Intervention meist der Regelfall.

2.3 Zugehende Arbeit kann verschiedene Zielsetzungen verfolgen

Zugehende Arbeit subsummiert ein breites Spektrum an Interventionsansätzen, die sich je nach Hilfebedarf unter Bezugnahme einer oder mehrerer Professionen auf verschiedene Lebens- und Gesundheitsdimensionen eines psychisch erkrankten Älteren beziehen können:

- Das Vorliegen einer psychischen Störung erfordert oftmals zugehende Angebote, die auf eine Stabilisierung bzw. Verbesserung der psychischen Gesundheit abzielen. In diesem Kontext ermöglicht es das Modellprojekt »*DynaLIVE*« (*Dynamisch lebensnahe integrative Versorgung*) einem Patienten, während seines stationären Aufenthalts individuell für ihn festgelegte medizinische Behandlungsmaßnahmen als sog. *stationsersetzende Leistungen* im eigenen Wohnraum wahrzunehmen. Dadurch soll neben einer Verkürzung der stationären Behandlungsdauer u. a. die Behandlungsqualität verbessert, die Gefahr einer Hospitalisierung präveniert und die Integration im häuslichen Umfeld erhalten werden (▶ Kap. 10).

- Da soziale und psychische Aspekte in einem engen Zusammenhang stehen, sind bei älteren psychisch Erkrankten oft auch psychosoziale Zielsetzungen induziert, die eine sozial(rechtlich)e und psychologische Betreuung visieren und einen Erkrankten und dessen Bezugspersonen dabei unterstützen, die möglichen Leistungen des sozialgesundheitlichen Hilfesystems nutzen und darüber hinaus ihre eigenen psychosozialen Bedürfnisse realisieren zu können. »Zugehende Familienbegleitung bei Demenz« etwa kann in diesem Kontext die »Steigerung der Lebensqualität der begleiteten, pflegenden Angehörigen, die Reduktion ihrer Belastung, eine Steigerung der Vernetzung der Angehörigen und der Lebensqualität der Menschen mit Demenz« implizieren (Brijoux und Kricheldorff 2017, S. 13).
- In Entsprechung hierzu kann auch der Fokus auf soziale Zielsetzungen gerichtet werden. Ältere Menschen, die sehr einsam sind oder aufgrund ihres psychiatrischen Krankheitsbildes ein verändertes Sozialverhalten aufweisen, können in ihrem Bedürfnis nach Sozialkontakten oftmals nur durch zugehende Angebote erreicht werden. Mit der Initiierung eines (ehrenamtlichen) Besuchsdienstes können in einer individuellen Kontaktgestaltung die spezifischen Bedürfnisse eines Menschen erfüllt werden. Darüber hinaus fällt es vielen Älteren in einer für sie vertrauten Umgebung leichter, ein Gefühl von Sicherheit und damit Wohlbefinden zu entwickeln.
- Vor allem bei hochbetagten oder multimorbid erkrankten Älteren gewinnen ferner allgemeinmedizinische Zielsetzungen im Rahmen zugehender Arbeit an Bedeutung. Nach § 17 des Bundesmantelvertrags für Ärzte (BMV-Ä) ist »die Besuchsbehandlung (…) grundsätzlich Aufgabe des behandelnden Hausarztes«, sofern einem Patienten »das Aufsuchen des Arztes in dessen Praxisräumen wegen Krankheit nicht möglich oder nicht zumutbar ist«.
- Auch rehabilitative Zielsetzungen können eine Rolle spielen. § 40 Abs. 1 SGB V führt hier beispielsweise aus, dass mobile Rehabilitationsleistungen durch ein interdisziplinäres Team unter ärztlicher Leitung in der Häuslichkeit erbracht werden können, wenn nach einer Akuterkrankung oder im Krankheitsverlauf Behinderung oder Pflegebedürftigkeit droht bzw. bereits manifest ist, um größtmögliche Selbstständigkeit und damit Selbstbestimmung im Alltag (wieder) zu erlangen (Vgl. auch ▶ Kap. 12).
- Letztlich hat zugehende Arbeit auch pflegerische Zielsetzungen. Neben den klassischen Aufgaben der Pflegedienste wie z. B. körperbezogene Pflege, Betreuungsmaßnahmen, häusliche Krankenpflege nach § 37 SGB V, Beratungstätigkeit sowie Hilfe bei der Haushaltsführung besteht grundsätzlich auch die Möglichkeit einer sog. *zugehenden Pflegebegleitung*. Diese zielt auf Angehörige etwa via Aufzeigen neuer Wege im Umgang mit der Pflegesituation oder einer besseren Vernetzung mit adäquaten Hilfsangeboten ab.

2.4 Zugehende Arbeit kann als Teil verschiedener methodischer Ansätze verstanden werden

In der Arbeit mit älteren psychisch erkrankten Menschen weist jede Profession individuelle Methoden auf. In der Sozialarbeit etwa gelten die *Einzelfallhilfe*, die *Gruppenarbeit* und die *Gemeinwesenarbeit* als klassische Methoden. Diese erlauben ein zielgerichtetes Handeln in den einzelnen Phasen der Fallarbeit und verfügen zur Zielerreichung jeweils über verschiedene Verfahren (z. B. Beratung oder Quartiersmanagement), deren Umsetzung wiederum über verschiedene Techniken (u. a. Techniken der Gesprächsführung, Erstellung eines Geno- oder Soziogramms, paradoxe Interventionen) erfolgt.

Zugehende Arbeit kann zudem in verschiedene Ebenen eingebettet werden. Zum einen kann sie in verschiedenen zeitlichen Phasen methodischen Handelns Berücksichtigung finden – etwa als erste Kontaktaufnahme oder im zeitlichen Verlauf als Versuch der Reaktivierung des Kontakts. Zum anderen gilt sie als zentrales Verfahren in verschiedenen methodischen Ansätzen. In der Einzelfallhilfe etwa besucht ein Case Manager zur Einschätzung der Wohnsituation einen Menschen in seinem Wohnumfeld, Ergotherapeuten können Gruppenangebote in Pflegeheimen umsetzen oder Quartierslotsen versuchen, einsame Ältere zu erreichen. Die Wahl zugehender Arbeit als Verfahren beeinflusst wiederum die Auswahl möglicher Techniken – etwa kann im häuslichen Umfeld die Selbst- um eine Fremdanamnese erweitert oder ein sog. *Reframing* mit Wohnraumbezug eingesetzt werden (Frage an den Älteren »Wenn Sie zum ersten Mal als Gast in diese Wohnung kämen, was würde Ihnen hier besonders gut gefallen?«).

2.5 Resümee

Die große Begriffsvielfalt zugehender Arbeit und ihre mannigfachen kontextualen, inhaltlichen und zielbezogenen Aspekte verhindern auch zukünftig eine eindeutige und verbindliche Definition. Dennoch inhäriert zugehende Arbeit generalistische Wesensmerkmale und steht in Einbettung in einem methodischen Handlungskontext für ein dezentrales Hilfsangebot, das sich mit einem umfänglichen oder spezifischen Inhaltsschwerpunkt an einen psychisch erkrankten Älteren, dessen Angehörige und/oder dessen sozialräumliches Umfeld richtet. Sie bildet ihren Wirkungsschwerpunkt im direkten Lebensumfeld eines Menschen aus und ersucht, dieses Setting mit seiner individuellen Charakteristik und Dynamik aktiv und synergetisch in die Fallarbeit zu inkludieren. Darüber hinaus erfordert zugehende Arbeit die Berücksichtigung spezifischer Aspekte wie etwa ein verändertes Rollenverständnis, ermöglicht jedoch zugleich die Erreichbarkeit von Älteren, die mit Angeboten der »Komm-Struktur« nicht erreicht werden können. Aufgrund der bei psychisch erkrankten Älteren oft vorliegenden komplexen Gesundheits- und Lebenskontexte bietet zugehende Arbeit die Möglichkeit des Einbezugs mehrerer Professionen mit je spezifischen Schwerpunkten, die bestenfalls im interdisziplinären Team zusammenarbeiten.

2.6 Literatur

Brijoux T, Kricheldorff C (2017) Zugehende Familienbegleitung bei Demenz im ländlichen Raum – FABEL. In: Kricheldorff C, Himmelsbach I, Epe H (Hrsg.) Analyse – Prognose – Innovation. Forschung am IAF der Katholischen Hochschule Freiburg. Konstanz: Hartung-Gorre.

3 Historische Entwicklung zugehender Arbeit – Schwerpunkt Deutschland ab Mitte des 20. Jahrhunderts

Nina Bail

Die S3-Leitlinie »Psychosoziale Therapien bei schweren psychischen Erkrankungen« der DGPPN bestätigt mit Empfehlungsgrad A und Empfehlungslevel Ia die Bedeutung eines zugehenden Arbeitsansatzes. Das folgende Kapitel soll eine Übersicht über die Entwicklungsschritte zugehender Arbeit in der medizinischen Versorgung psychisch Kranker insbesondere in Deutschland geben.

3.1 International umgesetzte Deinstitutionalisierung, Psychiatrie-Enquête und nachfolgende Jahre in Deutschland

Nachdem bis in die 1970er Jahre eine sogenannte »verwahrende Anstaltspsychiatrie« praktiziert wurde (Lang et al. 2015, S. 1313), kam es ab Mitte der 1950er Jahre mit der Forderung nach einer effektiveren und humaneren Versorgung psychisch Kranker zu einer Deinstitutionalisierung der Psychiatrien (Koßmann und Juckel 2016, S. 239). Grundlegendes Ziel war eine gemeindenahe und bedarfsgerechte Versorgung psychisch kranker Menschen.

In Deutschland wurde nach der Verfolgung psychisch Kranker während des Nationalsozialismus erst in den 1970er Jahren mit der Aufarbeitung dieser Geschehen begonnen. 1971 wurde eine Sachverständigenkommission im Auftrag des Bundestags konstituiert, die in einem Zwischenbericht 1973 schwerwiegende Mängel in der Versorgung psychisch Kranker postulierte. Die daraus entwickelten Reformvorschläge wurden 1975 in der Psychiatrie-Enquête festgehalten. Es wurden eine gleichwertige Akzeptanz und Behandlung von psychischen und somatischen Krankheitsbildern, der Aufbau einer gemeindenahen Versorgungsstruktur, eine Umstrukturierung der großen psychiatrischen Krankenhäuser sowie bedarfsgerechte, präventive und nachsorgende Hilfen gefordert (Brückner 2015). 1988 nahm die Kommission Stellung zu den bisherigen Veränderungen im Rahmen der Psychiatriereform und forderte nochmals eine Stärkung der gemeindpsychiatrischen Strukturen (Becker et al. 2008, S. 40). Dadurch wurde eine zunehmende Förderung ambulanter Versorgungsstrukturen in Gang gesetzt (Berhe et al. 2005, S. 822).

Die ambulanten Versorgungsstrukturen konnten nach der Deinstitutionalisierung nicht allen Aufgaben gerecht werden. Dadurch entstand ergänzend die Gemeindepsychiatrie, deren Hauptaufgabe bis heute eine multiprofessionelle Versorgung und Vernetzung psychisch Kranker ist (Burns 2014, S. 337). Gleichzeitig gab es erste Versuche, Patienten zu Hause zu behandeln, die aufgrund der Schwere ihrer Erkrankung eigentlich einer stationären Behandlung bedurft hätten (Berhe et al. 2005, S. 822). In den letzten Jahren wurde die zwischenzeitlich recht gute Abdeckung der ambulanten Versorgung durch sozialpsychiatrische Dienste in Deutschland aus Kostengründen in Teilen wieder reduziert (Koßmann und Juckel 2016, S. 247).

3.2 Internationale Ansätze zugehender Arbeit

In Folge der Reduktion stationärer Behandlungsbetten in den USA, Australien und Skandinavien wurde erstmals eine aufsuchende Behandlung durch eine Kombination von Akutbehandlung und mittel- bis langfristiger Nachsorge entwickelt (Widmann und Bachhuber 2016, S. 43). Parallel wurden aus dem Case Management, das im Sinne einer Steuerungsfunktion einzelfallbezogen Betroffene durch das Versorgungssystem begleitet, gemeindenahe Versorgungsstrukturen etabliert (Hepp und Stulz 2017; Horn 2018, S. 46).

Das »Assertive Community Treatment« (ACT) wurde Ende der 1960er Jahre in den USA entwickelt (Koßmann und Juckel 2016, S. 242). Zentrale Elemente sind die Versorgung im familiären Umfeld und die Sicherung des Kontakts zum Versorgungssystem. »Community Mental Health Teams« (CMHT) in Großbritannien dienen der ambulanten Langzeitbehandlung (Hepp und Stulz 2017, S. 984; Koßmann und Juckel 2016, S. 244). Das »Flexible Assertive Community Treatment« (FACT) in den Niederlanden gilt als individuell ausgerichtete Systemintervention, die hochflexibel an den Bedarfen der Betroffenen orientiert multi- und uniprofessionelle Behandlungsphasen kennt. In Finnland erfolgt mit dem »Need Adapted Treatment« (NAT) eine Behandlung psychotisch Ersterkrankter und in Norwegen werden Demenzerkrankte durch sog. zugehende »Memory Teams« begleitet (▶ Kap. 14).

3.3 Modellvorhaben zugehender Arbeit in Deutschland

In Deutschland war die aufsuchende Behandlung lange Zeit trotz guter Studienlage und Evidenz nur wenig implementiert (Lang et al. 2015, S. 1314) und liegt in ihrer Ausdifferenzierung im internationalen Vergleich weit zurück (Gühne et al. 2011, S. 120). Wesentliche Gründe hierfür liegen in den lange Zeit nicht eindeutig geregelten Voraussetzungen, Zuständigkeiten und Verantwortungen, der Finanzierung sowie der Steuerung und Organisation der psychiatrischen Versorgung (Gühne et al. 2011, S. 118; Koßmann und Juckel 2016, S. 241; Lang et al. 2015, S. 1314, S. 1317). Der »Sachverständigenrat für die Konzertierte Aktion im Gesundheitswesen« forderte 2003 in seinem Gutachten neue Versorgungsformen und Interventionsansätze, um eine sektorenübergreifende, integrierte Versorgung unter Einbezug mehrere Ebenen zu erreichen (Becker et al. 2008, S. 25)

Erstmals wurde 1996 am Alexianer-Krankenhaus Krefeld mit der »Integrativen psychiatrischen Behandlung« (IPB) eine aufsuchende Behandlungsform in die Regelversorgung integriert. Dabei erfolgt die Behandlung von akut psychisch kranken Menschen mit einer eigentlichen Indikation zur stationären Behandlung oder im Anschluss an eine stationäre Behandlung durch ein mobiles multiprofessionelles Team (S3-Leitlinie DGGPN, S. 367). Von 2002 bis 2003 wurde es im Rahmen eines Modellprojekts klinisch erprobt und wissenschaftlich begleitet (Melchinger et al. 2003, S. 22, S. 34). Nachfolgend formierten sich Projekte aufsuchender Behandlung 2003 in Itzehoe und 2005 in Günzburg. Es folgten München, Donauwörth, Düsseldorf, Berlin, Stuttgart und Tübingen.

Ursprünglich war eine stationsersetzende aufsuchende Behandlung nur im Rahmen von Modellvorhaben umsetzbar. Im Januar 2017 wurde schließlich im Gesetz zur Weiterentwicklung der Versorgung und Vergütung für psychiatrische und psychosomatische Leistungen (PsychVVG) die »Stationsäquivalente Behandlung« (StäB) neu eingeführt (Vgl. hierzu auch ▶ Kap. 13). In § 115d SGB V wird die stationsäquivalente psychiatrische Behandlung als neue Krankenhausleistung für psychisch Kranke mit Krankenhausbehandlungsbedürftigkeit definiert. Es handelt sich dabei um eine Krankenhausbehandlung im häuslichen Umfeld des Patienten, die durch mobile, ärztlich geleitete multiprofessionelle Behandlungsteams erbracht werden soll (GKV Spitzenverband 2018). Seit Januar 2018 kann diese Behandlung mit den Krankenkassen abgerechnet werden (Vgl. hierzu auch ▶ Kap. 6). Damit besteht eine wesentliche Voraussetzung zur Verbesserung einer evidenzbasierten Behandlung psychisch kranker Menschen (S3-Leitlinie, S. 367). Trotzdem gibt es weiterhin erhebliche regionale Unterschiede in der Versorgung (Horn 2018, S. 44). In einer 2022 veröffentlichten Befragung der Deutschen Krankenhausgesellschaft zur Umsetzung der stationsäquivalenten psychiatrischen Behandlung lag die Anzahl der StäB-Krankenhäuser bei 36 mit einem deutlichen Schwerpunkt in Baden-Württemberg. Die größten Hürden für die Implementierung stellten bei fast der Hälfte der Befragten Herausforderungen mit dem Medizinischen Dienst und den Krankenkassen sowie bei 38 Prozent der Befragten die Mitarbeitergewinnung dar

(Deutsche Krankenhausgesellschaft 2022). 2023 lag die Zahl der Krankenhäuser, die eine StäB anbieten, zwischenzeitlich bei mehr als 60 Kliniken bundesweit (Deutsches Ärzteblatt 2023), Tendenz weiter steigend.

3.4 Ausblick

Zugehende und insbesondere stationsersetzende Behandlung von psychisch kranken Menschen ist in Deutschland trotz guter Studienlage und Evidenz für die Wirksamkeit leider nach wie vor eher die Ausnahme als die Regel. Die in den letzten Jahren zunehmende Etablierung von StäB-Teams in Deutschland lässt aber auf eine weitere Ausweitung dieser besonderen Art der Versorgung hoffen, damit die Kliniken in Zukunft häufiger zu Gast bei den Patienten sein können. Seit 2024 bietet die Vergütungsreform zugehender Ambulanztätigkeit, nach der einzelne Interventionen inklusive Fahrtzeiten je nach Zeitdauer deutlich besser abrechenbar werden, auch in Baden-Württemberg neue Optionen der ambulant zugehenden Arbeit nach dem »Bayrischen Modell«.

3.5 Literatur

Becker T, Hoffmann H, Puschner B, Weinmann S (2008) Versorgungsmodelle in Psychiatrie und Psychotherapie. Stuttgart: Kohlhammer. S. 23–25.
Berhe T, Puschner B, Kilian R, Becker T (2005) »Home treatment« für psychische Erkrankungen. Der Nervenarzt 76(7): S. 822.
Brückner B (2015) Sozialpsychiatrie und Gemeindepsychiatrie (https://www.psychiatrie.de/psychiatriegeschichte/sozialpsychiatrie-und gemeindepsychiatrie.html, Zugriff am 12.08.2020).
Burns T (2014) Community psychiatry's achievements. Epid Psych Sci 23(04): 337.
Deutsches Ärzteblatt (2023) Stationsäquivalente psychiatrische Behandlung (https://www.aerzteblatt.de/archiv/234165/Stationsaequivalente-psychiatrische-Behandlung-Mehr-Flexibilitaet-fuer-Patienten-und-Personal, Zugriff am 11.02.2024).
Deutsche Krankenhausgesellschaft (2022) Befragung der Deutschen Krankenhausgesellschaft zur Umsetzung der stationsäquivalenten psychiatrischen Behandlung (https://www.dkgev.de/fileadmin/default/2022-03-29_Ergebnisbericht_der_DKG-Befragung_zur_Stationsaequivalenten_Behandlung.pdf, Zugriff am 11.03.2024).
GKV Spitzenverband (2018) Stationsäquivalente psychiatrische Behandlung (https://www.gkv-spitzenverband.de/krankenversicherung/krankenhaeuser/psychiatrie/stationsaequiv_psych_behandlung/st_aequ_beh.jsp, Zugriff am 12.08.2020).
Gühne U, Weinmann S, Arnold K et al. (2011) Akutbehandlung im häuslichen Umfeld: Systematische Übersicht und Implementierungsstand in Deutschland. Psychiatrische Praxis 38(03): 114–122.
Hepp U, Stulz N (2017) »Home treatment« für Menschen mit akuten psychischen Erkrankungen. Der Nervenarzt 88(9): 984–985.

Lang FU, Gühne U, Riedel-Heller SG et al. (2015) Innovative patientenzentrierte Versorgungssysteme. Der Nervenarzt 86(11): 1313–1318.
Horn A (2018) Neue Konzepte im Rahmen von Home Treatment: ein Update. DNP – Der Neurologe & Psychiater, 19(1): 44–46.
Koßmann C, Juckel G (2016) Aufsuchende Hilfen. PSYCH Up2date 10(03): 239–249.
Melchinger H, Holler G, Horn A et al. (2003) Integrative psychiatrische Behandlung (IPB) als neue Form psychiatrischer Krankenhaus-Akutbehandlung ohne Bett. Schriftenreihe des Bundesministeriums für Gesundheit und Soziale Sicherung. Baden-Baden: Nomos.
Widmann F, Bachhuber G, Riedelsheimer A et al. (2016) Home Treatment. Fortschritte Neurol Psych 84(01): 43.

4 Politische Rahmenbedingungen aufsuchender Arbeit

Michael Rapp

Psychisch kranke ältere Menschen sind aufgrund einer Vielzahl von Einschränkungen kognitiver, emotionaler und sozialer Funktionen und häufig auch angesichts begleitender körperlicher Erkrankungen besonders vulnerabel (▶ Kap. 1) und haben einen besonderen Hilfebedarf, der ihre pflegenden Angehörigen mit umfasst. Der Erhalt und die Förderung von Autonomie und Lebensqualität dieser Patientengruppe kann in unserer Gesellschaft helfen, ein menschenwürdiges Altern sicherzustellen.

Die Fragmentierung der Regelungen zur Gesundheits- und Pflegeversorgung treffen aufgrund der Vielzahl unterschiedlicher Funktionseinschränkungen und Vulnerabilitäten sowie verändertem Inanspruchnahme- und Gesundheitsverhalten psychisch kranke Ältere besonders hart. Auch und gerade Angehörige sind angesichts unterschiedlicher Zugangswege und Einschränkungen im Zugang zu Behandlungsmöglichkeiten häufig überfordert.

Für die Behandlung psychischer Erkrankungen im Alter gibt es mittlerweile gute Evidenz für eine Reihe von medikamentösen und insbesondere nicht medikamentösen Verfahren im ambulanten und stationären Bereich sowie in der stationären Altenhilfe. Die Versorgungsforschung in der Gerontopsychiatrie hat in den letzten Jahren aber gezeigt, dass leitlinienbasierte medikamentöse und nicht medikamentöse Therapieverfahren nur bei 5–35 % der psychisch kranken Altenbevölkerung in Deutschland umgesetzt werden (Bohlken et al. 2015). Dabei ist die Versorgung auf regionaler Ebene in Deutschland höchst unterschiedlich.

Der Koalitionsvertrag der Ampel-Koalition äußert sich erstmals umfänglich zur psychiatrisch-psychotherapeutischen Versorgung (Bundesregierung 2021) und sieht hier auch konkrete Gesetzesvorhaben zur Verbesserung der ambulanten psychiatrisch-psychotherapeutischen Behandlung vor: »Wir verbessern die ambulante psychotherapeutische Versorgung insbesondere für Patienten mit schweren und komplexen Erkrankungen und stellen den Zugang zu ambulanten Komplexleistungen sicher« (Bundesregierung 2021, S. 86).

Dass sich die psychiatrisch-psychotherapeutische Versorgung an dieser und weiteren Stellen in einem Koalitionsvertrag wiederfindet, ist ein Novum. Selbst die Psychiatrie-Enquete der 1970er Jahre (Bundestag 1970) konnte solche Erfolge nicht aufweisen, wenngleich die gesetzgeberische Umsetzung in weiten Bereichen deutlich umfangreicher war als der gegenwärtige Koalitionsvertrag erwarten lässt.

In der politischen Gesamtschau haben in den letzten 15 Jahren insbesondere die Entwicklung integrierter Versorgungsformen in der Psychiatrie und Psychotherapie (Kunze & Priebe 2006), die Entwicklung psychosozialer Ansätze in Leitlinien (Falkai 2012) und Projektserien auch für die Gerontopsychiatrie (Bundesministerium für Gesundheit 2011), die Einrichtung der stationsäquivalenten Behandlung 2017 (Deutsche Krankenhausgesellschaft 2017), sowie die Initiierung des Dialogforums zur Weiterentwicklung der Hilfen für psychisch erkrankte Menschen (www.dialogforum.de) einen Boden geschaffen, der die politische Wahrnehmung für die Versorgungssituation psychisch kranker Menschen nachhaltig verbessert hat.

Ein möglicher Weg zur Verbesserung der ambulanten Hilfen ist die Öffnung der Maßnahmen der medizinischen Rehabilitation für Patienten über 65 Jahre mit Sicherstellung therapeutischer Angebote typischer Alterserkrankungen wie neurodegenerativen Erkrankungen in der ambulanten und stationären medizinischen Rehabilitation. Hier ist für die Kostenschätzung zu betonen, dass eine verbesserte Versorgung mit nicht medikamentösen Verfahren der kognitiven Rehabilitation (derzeitiger Versorgungsgrad um 25 %) und der Angehörigenberatung (derzeitiger Versorgungsgrad um 10 %) aus der Studienlage eine Verzögerung der stationären Pflegebedürftigkeit um bis zu sechs Monate erwarten lässt, was angesichts der demografischen Entwicklung und der hohen Anzahl von Demenzpatienten zu einer nachhaltigen Kostenreduktion führen sollte. Dies insbesondere auch hinsichtlich der Kostenbelastung der Pflegeversicherung und der kommunalen Träger. Bei Implementierung gesetzgeberischer Änderungen im SGB V mit erwarteter Wirkung auf die Versorgungssituation ist deshalb eine gesundheitsökonomische und versorgungbezogene Begleitforschung sinnvoll und empfehlenswert. Die Fokussierung auf medizinische Rehabilitation bei Demenzkranken ist auch Teil der Nationalen Demenzstrategie im Entwicklungsprozess des BMG.

Die Implementierung der Koordinierten Versorgung für schwer psychisch Erkrankte (KSV-Psych) ist hier in vielerlei Hinsicht unzureichend. Einerseits sind hier Demenzkranke, wie alle Personen mit einer Hauptdiagnose F0 aus dem Diagnosesystem ICD-10 (die Gruppe organischer einschließlich symptomatischer Störungen umfassend)), a priori ausgeschlossen, was insbesondere hinsichtlich der bürokratischen Schwierigkeiten bei einer vernetzten Versorgung von Demenzpatienten im Alltag eine deletäre Entscheidung des Gemeinsamen Bundesausschusses darstellt. Zum anderen wird sich in der Praxis zeigen müssen, ob bei von sektorübergreifender Versorgung besonders profitierenden Patienten mit insbesondere psychotherapeutisch gut behandelbaren Erkrankungen, wie der Depression bei Demenz, die vernetzte Versorgung nachhaltig zu einer Reduktion der Krankheitslast beitragen wird.

Nun bietet die stationsäquivalente Behandlung hier eine echte Chance, im ambulanten Bereich aufsuchend zumindest die Krankenhausbehandlung zu ersetzen. Hier sei auf ▶ Kap. 8 verwiesen.

Unter der Prämisse der obigen Aussagen ergeben sich für die politischen Rahmenbedingungen weiterhin folgende zentrale Forderungen:

1) Sicherstellung sektorübergreifender, an individuellen Bedarfen orientierter Behandlungsmöglichkeiten und angemessener Beratung zur Inanspruchnahme von Leistungen über die Grenzen des SGB V, I und XI hinweg auf kommunaler Ebene

2) Öffnung der Maßnahmen der medizinischen Rehabilitation für Patienten über 65 Jahre mit Sicherstellung therapeutischer Angebote typischer Alterserkrankungen wie neurodegenerative Erkrankungen in der ambulanten und stationären medizinischen Rehabilitation
3) Implementierung einer sektorenübergreifenden therapeutischen Pflege mit rehabilitativen Anteilen in der stationären Altenhilfe
4) Ermöglichung eines sektorübergreifenden flexiblen und an individuellen Bedarfen orientierten Home Treatment für psychisch kranke Ältere in allen Settings (inkl. der stationären Altenhilfe) durch hybride Vergütungsstrukturen
5) Förderung von Programmen zur Stärkung der Resilienz und Prävention psychischer Erkrankungen bei vulnerablen Älteren (wie pflegenden Angehörigen, Älteren mit leichter kognitiver Beeinträchtigung oder Multimorbidität)

4.1 Literatur

Bohlken J, Schulz M, Rapp MA et al. (2015) Pharmacotherapy of dementia in Germany: Results from a nationwide claims database. Europ Neuropsychopharmacol 25(12): 2333–2338.
Bundesministerium für Gesundheit (2011) Leuchtturmprojekt Demenz (https://www.bundesgesundheitsministerium.de/service/publikationen/details/leuchtturmprojekt-demenz.html, Zugriff am 23.08.2024).
Bundesregierung (2021) Koalitionsvertrag. (https://www.bundesregierung.de/resource/blob/974430/1989762/9069d8019dabe546c2449dda2d838453/2021-12-08-koalitionsvertrag-data.pdf?download=1, Zugriff am 23.08.2024).
Bundestag (1975) Bericht über die Lage der Psychiatrie in der Bundesrepublik Deutschland (Drucksache Nr. 7/4200) (https://www.dgppn.de/_Resources/Persistent/80a99fbacaed5e58ef5c0733bdf8af78f8017e3c/Psychiatrie_Enquete_WEB.pdf, Zugriff am 23.08.2024).
Deutsche Krankenhausgesellschaft (2017) Vereinbarung zur Stationsäquivalenten psychiatrischen Behandlung nach § 115d Abs. 2 SGB V (https://www.dkgev.de/themen/versorgungstruktur/psychiatrie-psychosomatik/stationaequivalente-psychiatrische-behandlung/, Zugriff am 23.08.2024).
Gemeinsamer Bundesausschuss (2021) Komplexversorgung: Koordinierte Versorgung für schwer psychisch Erkrankte (https://www.g-ba.de/themen/psychotherapie/koordinierteversorgung-schwer-psychisch-erkrankter/, Zugriff 13.09.2024).
Falkai P (Hrsg.) (2012) S3-Leitlinie Psychosoziale Therapien bei schweren psychischen Erkrankungen: S3-Praxisleitlinien in Psychiatrie und Psychotherapie. Springer.
Kunze H, Priebe S (2006) Integrierte Versorgung – Perspektiven für die Psychiatrie und Psychotherapie. Psychiatr Prax 33(2): 53–55.

5 Möglichkeiten der Finanzierung aufsuchender Arbeit

Annette Richert und Eva Mennig

Die besonderen Bedingungen des deutschen Modells der »Stationsäquivalenten Behandlung« (vollstationäre Behandlung zuhause; BMJ o.J.a) sowie die an die Sozialgesetzbücher gebundenen spezifisch deutschen Grenzen zwischen Behandlung, Rehabilitation, Wiedereingliederungshilfe und Pflege (BMJ o.J.b, o.J.c) sind formal definiert. In der Praxis sind die aufsuchende, die alltagsbegleitende, die intensiv-ambulante und die stationsersetzende Behandlung jedoch nur schwer trennbar. Zum Lebensumfeld, in dem die aufsuchende Behandlung stattfinden soll, gehören auch soziale Kontakte und Aktivitäten außerhalb von Wohnung, Beschäftigung und Arbeit sowie Behördenkontakte (United Nations o.J.). Ziel psychiatrischer Behandlung ist immer die Erweiterung der individuellen Entscheidungs- und Handlungsmöglichkeiten, um letztlich eine selbstständige Lebensführung zu erreichen (DGPPN 2018), unabhängig davon, wie die dorthin führenden Maßnahmen finanziert werden. Finanzierungsmodelle haben aber großen Einfluss auf die Wege zu diesem Ziel. In Deutschland gibt es mehrere nebeneinander existierende Finanzierungsmodelle für die aufsuchende und alltagsbegleitende Arbeit. Wir beschränken uns an dieser Stelle auf die aufsuchende psychiatrische Behandlung durch das Krankenhaus. Leistungen oder verordnungsfähige Therapien von niedergelassenen Ärzten und die bunte Landschaft gemeindepsychiatrischer Projekte können hier nicht berücksichtigt werden. In Deutschland fehlt ein Gesamtkonzept für die evidenzbasierte Organisation und Finanzierung von aufsuchender psychiatrischer Behandlung im Akutfall oder als kontinuierliche Behandlung auch schwer und chronisch Kranker, während in anderen Ländern bereits strukturierte Konzepte entwickelt wurden (Lambert et al. 2017).

5.1 Finanzierungsmodelle für die ambulante Behandlung durch das Krankenhaus – Psychiatrische Institutsambulanz, ambulante Intensivbehandlung, Home Treatment und ambulante Krisenintervention

Für die Behandlung durch Psychiatrische Institutsambulanzen (PIA) gibt es zwar einheitliche Kriterien, Auftrags- (GKV-Spitzenverband 2010) und Leistungsdefinitionen (GKV-Spitzenverband 2018), die Finanzierung unterscheidet sich jedoch je nach Bundesland. Im April 2025 noch geltende PIA-Finanzierungsmodelle sind die einfache Quartalspauschale, die krankenhausindividuell verhandelt wird (z. B. in Berlin), die nach Intensität bzw. Frequenz der Behandlung abgestufte Quartalspauschale (z. B. in Niedersachsen) (Niedersächsische Krankenhausgesellschaft e.V. 2020) oder Einzelleistungsabrechnungen nach dem Bayerischen Modell (Bayerische Krankenhausgesellschaft e.V. 2020), das mittlerweile in mehreren Bundesländern angewendet wird. Diese Finanzierungsmodelle eignen sich in unterschiedlicher Weise zur Abbildung von ambulanter Intensiv- und Krisentherapie sowie langfristigem Home Treatment. Modellvorhaben nach § 64b SGB V, früher »Integrierte Versorgung« nach § 115 SGB V, in Form von Regionalbudgets, Globalbudgets, z. B. in Form von definierten Kopfpauschalen können bei niedrigem Bürokratieaufwand an die jeweiligen Bedarfe von Patienten angepasste Behandlungs-Settings wie ambulante Intensivtherapie oder Home Treatment anwenden. Eine Finanzierung psychiatrischer Kliniken mittels Globalbudget wurde auch im Rahmen der Empfehlungen zur Krankenhausreform vorgeschlagen (Regierungskommission 2023). Eine solche Finanzierung wäre geeignet, sowohl den Zugang zu und den schnellen Wechsel zwischen bedarfsgerechten Versorgungsformen zu erleichtern und gleichzeitig den Bürokratieaufwand zu reduzieren.

Im Folgenden wird näher auf die Finanzierung der »Stationsäquivalenten Behandlung« nach SGB V eingegangen.

5.2 Finanzierung der Stationsäquivalenten Behandlung

5.2.1 Dokumentation nach den Erfordernissen von SGB V, OPS-Katalog und StäB-Vereinbarung als Voraussetzung für eine Abrechnung im deutschen StäB-Modell

Die stationsäquivalente Behandlung ist mit einer Menge bürokratischer Hürden verknüpft. Sie ist formal definiert als vollstationäre Aufnahme mit dem »Aufnahmegrund« 10[3]. Im Gegensatz zur echten vollstationären Behandlung sind Beurlaubungen jedoch nicht möglich, es besteht der Anspruch, dass an jedem Tag ein direkter Kontakt mit Klinikmitarbeitern stattfinden muss. Im Krankenhausinformationssystem müssen virtuelle Organisationseinheiten (Stationen) angelegt werden und die besondere Art der Aufnahme muss mit einer Abrechnung der durch den OPS-Code markierten Behandlungstage mit einer »Beurlaubung« *oder* einer Möglichkeit, Tage analog einer teilstationären Behandlung manuell durch »Abwesenheit« zu markieren, verknüpft sein, um sie für die Abrechnung zu deaktivieren. Diese Verknüpfung ist trotz des Ausschlusses einer Beurlaubung erforderlich, da es gelegentlich vorkommen kann, dass an einem Tag ein direkter Kontakt doch nicht zustande kommt. Abgerechnet wird für jeden durch den OPS-Code angegebenen Behandlungstag die PEPP »QA80Z« (bzw. QK80Z bei Kindern und Jugendlichen) (InEK 2020).

Bei der Dokumentation muss berücksichtigt werden, dass die für einen Nachweis des täglichen direkten Kontakts erforderliche Leistungserfassung im System eingerichtet ist und benutzt wird. Wenn an einem Tag erfolglos ein Kontakt versucht wurde, d. h. der Patient die Tür nicht öffnete, kann trotz nicht stattgefundenem Kontakt abgerechnet werden. Immer wenn kein direkter Kontakt zustande kam, ist es wegen des Anspruchs, dass an jedem Tag der stationsäquivalenten Behandlung ein Patientenkontakt stattfinden sollte, ratsam, inhaltlich – ohne Leistungserfassung – zu dokumentieren, warum dies so war. Denkbar ist z. B., ein Telefonat zu dokumentieren (das grundsätzlich nicht die Bedingungen für die Erfassung eines OPS-Codes für die stationsäquivalente Behandlung erfüllt), auf dessen Basis mit dem Patienten entschieden wurde, dass an diesem Tag ein Hausbesuch nicht möglich war. Tage ohne Kontakt müssen die Ausnahme bleiben,

---

3 Obwohl formal bereits ein vollstationärer Fall vorliegt, ist bei einer Verlegung in die krankenhausinterne vollstationäre Behandlung der stationsäquivalente Fall mit dem entsprechenden Entlassgrund (der allerdings anders als der Aufnahmegrund nicht geregelt ist – »interne Verlegung«?) abzuschließen und ein neuer vollstationärer Fall mit einem anderen Aufnahmegrund anzulegen. Nur bei kurzen Kriseninterventionen auf der Station (Übernachtung) kann dies im Rahmen des stationsäquivalenten Falls dokumentiert werden. Es wäre in jeder Hinsicht viel einfacher gewesen, wenn die stationsäquivalente Behandlung als eigener Fallstatus neben den bestehenden Status voll- und teilstationär definiert worden wäre.

direkte Kontakte sollen an mindestens sechs, eigentlich sieben Wochentagen stattfinden. Der erste Kontakt bei einer Stationsäquivalenten Behandlung muss durch eine Fachärztin stattfinden, die die Indikation klärt. Zu Beginn muss außerdem geprüft werden, ob die Wohnform für eine stationäre Behandlung zuhause geeignet ist, und ob ggf. Mitbewohner mit einer solchen Behandlung einverstanden sind. Ebenso muss ggf. die Sicherheit von in der Wohnung lebenden Kindern geklärt werden. Die Möglichkeit des direkten persönlichen Kontakts zum StäB-Team bzw. zur Klinik muss jederzeit gegeben sein. Wöchentliche Teamsitzungen sind zwingend in persönlicher Anwesenheit von mindestens drei an der Behandlung unmittelbar beteiligten Berufsgruppen durchzuführen.

Diese und weitere formalen Regeln sind alles andere als selbsterklärend. Sowohl die Mitarbeiter der Klinik als auch der Verwaltung müssen im Umgang mit diesen besonderen administrativen Dokumentations- und Abrechnungserfordernissen geschult werden, und es ist eine besondere Kontrolle der Dokumentation jedes einzelnen Tages vor der Abrechnung erforderlich.

5.2.2 Berechnungsgrundlagen für eine Tagespauschale

Die PEPP »Q« ist eine »unbewertete« PEPP. Das heißt, dass das Relativgewicht und damit die Höhe der Tagespauschale für die stationsäquivalente Behandlung nicht vom Institut für das Entgeltsystem im Krankenhaus (InEK) festgelegt wurde, sondern hausindividuell mit den Krankenkassen verhandelt werden muss. Neben den Kosten, die bereits durch die OPS-Codes dokumentiert sind, z. B. Berufsgruppe und Dauer des persönlichen Kontakts, müssen deshalb die Kosten, die über die OPS-Merkmale hinausgehen, separat erfasst werden, um einen Nachweis zu ermöglichen. Dabei handelt es sich im Wesentlichen um Fahrt- und Vorhaltekosten, Kosten, die im Delegationsverfahren von Aufgaben an andere Träger anfallen, sowie um administrative Kosten.

Die Ermittlung der *Fahrtkosten* kann auf Schätzungen beruhen, aber eine Berechnung der real anfallenden Fahrtzeiten stellt eine bessere Verhandlungsgrundlage dar. Dafür sind zwei Modelle denkbar: Fahrtkilometer oder Fahrtzeiten. Die Erfassung von Kilometern im ländlichen Raum ist anhand von Fahrtenbüchern oder über eine Auswertung von Behandlungstagen und aufgesuchten Adressen möglich. Insbesondere in einem großstädtischen Raum mit zum Teil kaum berechenbaren Zeiten für das Zurücklegen von Wegen erscheinen die realen Fahrtzeiten besser geeignet. Dafür können bei der Leistungserfassung entsprechende hausinterne tarifneutrale Leistungen vorgesehen sein. Der Einfachheit und Übersichtlichkeit halber können für die Fahrtzeiten die Leistungen aus der PIA-Dokumentationsvereinbarung (ohne die Ableitung der entsprechenden 301-Ziffern) verwendet, und bei längeren Fahrtzeiten ggf. um weitere Leistungen nach demselben Muster ergänzt werden. Diese sind den Mitarbeitern und den Kassen bereits vertraut. Zusätzlich in die Berechnung eingehen sollten die Sachkosten für die benutzten Verkehrsmittel.

Personalvorhaltekosten für das Team, für Telefondienste auch in der Regelarbeitszeit, Teambesprechungen, Supervision, Rufbereitschaften o.ä. sollten aufgeschlüsselt und in der Berechnung berücksichtigt werden.

Nach § 115d (1) SGB V und StäB-Vereinbarung § 10 (3) (GKV-Spitzenverband 2017) können bis zu 50 % der therapeutischen Leistungen delegiert werden. Diese *Delegation an Dritte* kann Teil eines zielgruppenspezifischen therapeutischen Konzepts sein, indem z.B. bei der Behandlung Demenzkranker die Mitarbeiter von ambulanten Pflegediensten oder bei der Behandlung schwer chronisch psychisch Kranker die Mitarbeiter von Betreuten Wohngemeinschaften in das Behandlungskonzept eingebunden werden. Die Kosten müssen in den Verhandlungen zur Tagespauschale mit berücksichtigt werden (G-BA 2020a).

Je nach Anzahl durchgeführter stationsäquivalenter Behandlungen können auch die Kosten für den besonderen administrativen Aufwand bei Aufnahme, Abrechnung und Prüfungen durch den Medizinischen Dienst, also Kosten für Patientenverwaltung und Medizincontrolling, in die Kostenrechnung eingehen.

In der PPP-RL ist die stationsäquivalente Behandlung bisher nicht mit Minutenwerten hinterlegt (G-BA 2023b).

5.2.3 Verhandelte Tagespauschalen-Modelle

Das Erlösbudget der stationsäquivalenten Behandlung wird in den jährlichen Budgetverhandlungen zwischen Vertretern der größeren Krankenkassen und den Krankenhäusern verhandelt (GKV-Spitzenverband 2020). Grundlage für die Verhandlungen von Klinikseite sind Kalkulationen, die unter anderem auf der Anzahl erbrachter Behandlungsfälle und -leistungen basieren.

StäB existiert als Behandlungsform seit 2018 und wird bisher schwerpunktmäßig in Baden-Württemberg, Nordrhein-Westfalen und Berlin eingesetzt. In Baden-Württemberg erfolgt die Finanzierung über das Modell der anteilig leistungsabhängigen Vergütung, in Nordrhein-Westfalen (Viersen, Dortmund, Bielefeld) hingegen über das Modell der Orientierung an pauschalierten Tagessätzen (Längle 2019), ebenso in Berlin. Das Modell der anteilig leistungsabhängigen Vergütung besteht aus einer Pauschale, mit der Verwaltungskosten oder andere fixe Kosten abgedeckt werden, und einer aufwandsbezogenen Vergütung, zum Beispiel für einzelne Therapieleistungen. Eines dieser Modelle ist die »Reutlinger Systematik«, die im Rahmen der Pflegesatzverhandlungen im Jahr 2018 vereinbart und auch von den Kliniken Weissenau und Zwiefalten übernommen wurde. Dieses Modell besteht aus einer Grundpauschale, Pauschalen für Fahrtzeiten und Team- und Vorhaltekosten, Therapie- und Dokumentationszeiten sowie der Bepreisung von OPS-Codes (Längle 2018).

Am Klinikum Stuttgart wird die gerontopsychiatrische StäB (StäB GER) seit dem 01.01.2018 angeboten, später wurde auch eine allgemeinpsychiatrische StäB etabliert (StäB PSYALL). Finanziert wurde dies im Jahr 2018 noch nicht über das anteilig leistungsabhängige Modell, sondern mit einer fixen, leistungsunabhängigen Tagespauschale, die auf einer Mischkalkulation des internen Controllings basierte. Für 2019 und die Folgejahre wurde hingegen eine fixe Grundpauschale für

Strukturkosten wie Verwaltungsleistungen verhandelt. Dazu werden Therapieleistungen und Fahrtzeiten durch die unterschiedlichen Berufsgruppen gemäß der OPS-Codes abgerechnet.

5.2.4 Prüfungen durch den Medizinischen Dienst

Der Medizinische Dienst (MD) ist auf Landesebene für die gesetzlichen Kranken- und Pflegeversicherungen als sozialmedizinischer Beratungs- und Begutachtungsdienst tätig. Seit Inkrafttreten des MDK-Reformgesetz zum 01.01.2020 (BMG 2019) sollen die MDs ihrer Tätigkeit unabhängig von den Krankenkassen nachgehen.

Hauptaufgabe des MD ist die Überprüfung der Abrechnung stationärer Leistungen im Auftrag der Krankenkassen (MD Baden-Württemberg 2020a). Damit ist der MD auch für die Prüfung der StäB-Behandlungsfälle zuständig. Die Mindestmerkmale einer psychiatrischen StäB für Erwachsene sind im OPS-Code 9–701 aufgelistet. Hierzu zählen unter anderem die Behandlung durch ein mobiles multiprofessionelles Team unter fachärztlicher Leitung, die Durchführung einer wöchentlichen ärztlichen Visite und einer wöchentlichen multiprofessionellen Fallbesprechung, sowie mindestens ein direkter Patientenkontakt pro Tag mit mindestens einem Teammitglied (DIMDI 2020). Der MD verlangt dabei gelegentlich, dass sich die Klinik an seine Vorstellungen von psychiatrischer Behandlung anpasst. So werden in Berlin Fallbesprechungen, die in bestimmten Bereichen grundsätzlich mit Pat. (und manchmal Angehörigen) durchgeführt werden, »gestrichen«, weil dies nicht dem entspricht, was der MD unter einer Fallbesprechung versteht.

Um die Anzahl der MD-Anfragen zu senken bzw. negativ bewertete Gutachten zu vermeiden, sind eine fundierte Überprüfung der Eignung einer Behandlung durch StäB sowie eine lückenlose Dokumentation der erbrachten Leistungen erforderlich. Ein grundsätzliches Problem ergab sich aus der fehlenden Erfahrung mit StäB sowohl der Kliniken als auch des MD: Der MD Baden-Württemberg (MDBW) bezeichnete in seinem PEPP-Kompendium 2020 (MD BW 2020b) das Konzept der StäB als »nicht ganz widerspruchsfrei«, da einige Vergütungsfragen (zum Beispiel die zeitgleiche Vergütung ambulanter vertragsärztlicher Leistungen) noch nicht final geklärt seien. Zudem hätten die ersten Erfahrungen der StäB-Prüfungen teils große Unterschiede der Ausgestaltung der Behandlung gezeigt. So seien Leistungen nicht im häuslichen Umfeld, sondern im Krankenhaus erbracht worden (was zulässig ist), und nicht im gesetzlich geforderten Umfang »hinsichtlich der Inhalte, Flexibilität und Komplexität einer vollstationären Behandlung«. Vier Jahre später ist die Lage noch ähnlich. Laut PEPP-Kompendium 2024 des MDBW etabliert sich die StäB zwar zunehmend, dennoch sei weiterhin offen, ob die Gleichsetzung der StäB mit einer vollstationären Behandlung überhaupt sachgerecht sei. Auch vergütungsbezogene Fragen zur Finanzierung von vertragsärztlichen ambulanten Leistungen und Pflegeleistungen, die parallel zur StäB durchgeführt werden, sind noch immer nicht final geklärt (PEPP-Kompendium 2024 (md-bw.de)).

Aus eigener Erfahrung kann man zusammenfassend sagen, dass fast jeder StäB-Fall geprüft und in vielen Fällen negativ begutachtet wird, und zwar nicht aufgrund von Qualitätskriterien, sondern aufgrund von kleinen oder strittigen Verstößen gegen formale Kriterien. Oft bleibt am Ende nur der Weg zum Sozialgericht.

5.3 Schlussbemerkung

Generell ist anzumerken, dass sowohl das PEPP-System mit den OPS-Schlüsseln als auch die PPP-RL (Personal-Richtlinie des G-BA) einer Weiterentwicklung der bedarfsgerechten Versorgung in der Psychiatrie hinderlich sind, weil sie hergebrachte Behandlungskonzepte festschreiben. Der deutsche Sonderweg der »Stationsäquivalenten psychiatrischen Behandlung« hat sich aufgrund des hohen bürokratischen Aufwands vor und während der Behandlung sowie der häufigen Streichungen durch den MD bisher nur zögerlich etabliert, und wird zum Teil sogar wieder eingestellt. In Bundesländern mit bayerischen PIA-Abrechnungsregeln, die wenn nötig auch die Refinanzierung einer ambulanten Intensivtherapie ermöglichen, wird von den meisten Kliniken diese deutlich flexiblere Behandlungsform vorgezogen. Erfahrungen mit Modellvorhaben in Deutschland ebenso wie gemeindebezogenen Finanzierungssystemen in anderen Ländern konnten zeigen, dass letztlich ein Globalbudget am ehesten zu einer höheren Lebensqualität der Betroffenen *und* zu Kostensenkungen führt (PsychCare 2023). Auch in der Politik setzt sich allmählich die Einsicht durch, dass damit auch eine Verlagerung von psychiatrischer Behandlung weg vom Krankenhausbett ermöglicht wird (Regierungskommission 2023).

5.4 Literatur

BMJ (o.J.a) § 115d Abs. 1 SGB V – Einzelnorm (https://www.gesetze-im-internet.de/sgb_5/__115d.html, Zugriff am 17.05.2024).

BMJ (o.J.b) Sozialgesetzbuch Neuntes Buch – Rehabilitation und Teilhabe von Menschen mit Behinderungen (https://www.gesetze-im-internet.de/sgb_9_2018/index.html, Zugriff am 17.05.2024).

BMJ (o.J.c) Sozialgesetzbuch (SGB) – Elftes Buch (XI) – Soziale Pflegeversicherung (https://www.gesetze-im-internet.de/sgb_11/, Zugriff am 17.05.2024).

BMG (2019) Bundestag beschließt MDK-Reformgesetz (https://www.bundesgesundheitsministerium.de/presse/pressemitteilungen/2019/4-quartal/mdk-reformgesetz.html, Zugriff am 17.05.2024).

DGPPN (2018) Grundlagen psychosozialen Handelns. In: DGPPN (Hrsg.) S3-Leitline Psychosoziale Therapien bei schweren psychischen Erkrankungen. Springer. S. 47–62.

DIMDI (2020) Andere Behandlung bei psychischen und psychosomatischen Störungen und Verhaltensstörungen bei Erwachsenen (https://klassifikationen.bfarm.de/ops/kode-suche/htmlops2025/block-9-70...9-70.html, Zugriff am 18.04.2025).

G-BA (2020a) Richtlinie über die Verordnung von häuslicher Krankenpflege (https://www.g-ba.de/richtlinien/11/, Zugriff am 17.05.2024).

G-BA (2023b) Richtlinie über die Ausstattung der stationären Einrichtungen der Psychiatrie und Psychosomatik mit dem für die Behandlung erforderlichen therapeutischen Personal gemäß § 136a Absatz 2 Satz 1 SGB V – PPP-RL, Anlage 1 (https://www.g-ba.de/richtlinien/113/, Zugriff am 12.02.2024).

GKV-Spitzenverband (2010) Vereinbarung zu Psychiatrischen Institutsambulanzen gemäß § 118 Abs.2 SGB V (https://www.gkv-spitzenverband.de/media/dokumente/krankenversicherung_1/krankenhaeuser/psychiatrie/psychiatrische_institutsambulanzen/KH_Psych_20100430_PIA-Vereinbarung.pdf, Zugriff am 17.05.2024).

GKV-Spitzenverband (2017) Vereinbarung zur Stationsäquivalenten psychiatrischen Behandlung nach § 115d Abs. 2 SGB V (https://www.gkv-spitzenverband.de/media/dokumente/krankenversicherung_1/krankenhaeuser/psychiatrie/2017_08_01_KH_Vereinbarung_StaeB_115_d_Abs_2_SGB_V_Unterschriftenfassung.pdf, Zugriff am 17.05.2024).

GKV-Spitzenverband (2018) Vereinbarung des bundeseinheitlichen Kataloges für die Dokumentation der Leistungen der psychiatrischen Institutsambulanzen (PIA) nach § 295 Abs.1b Satz 4 SGB V (PIA-Doku-Vereinbarung) vom 02.02.2018 (https://www.gkv-spitzenverband.de/media/dokumente/krankenversicherung_1/krankenhaeuser/psychiatrie/psychiatrische_institutsambulanzen/KH_PIA-Doku-Vereinbarung_2018_02_02.pdf, Zugriff am 17.05.2020).

GKV-Spitzenverband (2020) Budgetverhandlungen (https://www.gkv-spitzenverband.de/krankenversicherung/krankenhaeuser/budgetverhandlungen/budgetverhandlungen.jsp, Zugriff am 17.05.2024).

InEK (2020) PEPP-Entgeltkatalog 2025 (https://www.g-drg.de/pepp-entgeltsystem-2025/pepp-entgeltkatalog, Zugriff am 18.04.2025).

Lambert M et al. (2017) Evidenzbasierte Implementierung von stationsäquivalenter Behandlung in Deutschland. Psychiatr Prax; 44(02): 62–64.

Längle G (2018) Stationsäquivalente Behandlung (StäB) Nationales Forum für Entgelt in der Psychiatrie und Psychosomatik (http://www.akp-psychiatrie.de/index.php/downloads/category/29-4-nationales-forum-fuer-entgeltsysteme-in-der-psychiatrie-und-psychosomatik, Zugriff am 17.05.2024).

Längle G (2019) StäB – Aktueller Sachstand und Bericht aus dem bundesweiten Netzwerk. (https://www.pprt.de/fileadmin/user_upload/Vortrag_StäB_Längle.pdf, Zugriff am 08.05.2025).

MDK (o.J.) Der Medizinische Dienst im Gesundheitssystem. (https://www.medizinischerdienst.de/medizinischerdienst/medizinischer-dienst-gesundheitssystem, Zugriff am 08.05.2025).

MDK Baden-Württemberg (2020b) Kompendium zum Pauschalierenden Entgeltsystem in der Psychiatrie und Psychosomatik (PEPP).

Niedersächsische Krankenhausgesellschaft e.V. (2020) Psychiatrische Institutsambulanz (PIA) (https://www.nkgev.info/PIA.html, Zugriff am 17.05.2024).

PsychCare (2023) Ergebnisbericht gemäß Nr. 14.1 ANBest-IF des Projekts »Wirksamkeit sektorenübergreifender Versorgungsmodelle in der Psychiatrie – eine prospektive, kontrollierte multizentrische Beobachtungsstudie«. G-BA Innovationsfonds.

Regierungskommission für eine moderne und bedarfsgerechte Krankenhausversorgung (2023) Achte Stellungnahme und Empfehlung. (https://www.bundesgesundheitsministerium.de/fileadmin/Dateien/3_Downloads/K/Krankenhausreform/BMG_Stellungnahme_8_Psych-Faecher.pdf, Zugriff am 18.04.20235).

United Nations (o.J.) Convention on the Rights of Persons with Disabilities (CRPD) – Article 19 (https://www.un.org/development/desa/disabilities/convention-on-the-rights-of-persons-with-disabilities/article-19-living-independently-and-being-included-in-the-community.html, Zugriff am 17.05.2020).

6 Bedeutung und Möglichkeiten zugehender Arbeit aus medizinischer, pflegerischer und sozialarbeiterischer Perspektive

Sarah Weller, Margit Mahler und Stefan Spannhorst

Aufgrund der großen Heterogenität der Krankheitsbilder und Lebenslagen von Älteren mit psychischer Erkrankung erfordert ihre adäquate Versorgung eine Angebotsstruktur, die über die klassische »Komm-Struktur« hinausgeht. Vor diesem Hintergrund findet zugehende Arbeit in den einzelnen Feldern der sozialpsychiatrischen Versorgung professionsübergreifend immer mehr Berücksichtigung und trägt wesentlich dazu bei, dass psychische Erkrankungen bei sonst schwer oder nicht zu erreichenden Älteren erkannt, behandelt und deren Begleitumstände und Folgen durch adäquate Interventionen aufgefangen werden können. Da jede Profession aufgrund ihres Arbeitsauftrags einen älteren Menschen unter einer bestimmten Schwerpunktsetzung heraus betrachtet, sollen nachfolgend die Bedeutung und Möglichkeiten zugehender Arbeit exemplarisch aus Sicht der Medizin, Pflege und Sozialarbeit dargestellt werden. Es sei betont, dass eine bedarfsadäquate Begleitung und/oder Behandlung jedoch gerade bei älteren, meist multimorbid erkrankten Menschen in der Regel ein gut koordiniertes interprofessionelles Agieren erfordert.

6.1 Bedeutung und Möglichkeiten zugehender Arbeit aus medizinischer Sicht

Die Arbeit in multiprofessionellen aufsuchenden Behandlungsteams bedeutet für den häufig in der Alleinverantwortung geschulten und ausgebildeten Mediziner eine wesentliche Erweiterung des beruflichen und persönlichen Arbeitshorizonts. Durch das Erfordernis des berufsübergreifenden Austauschs wird implizit die Sichtweise der anderen Berufsgruppen in die rein ärztliche Perspektive integriert, mitunter auch gewinnbringend für beide Seiten gegenübergestellt. Die rein ärztliche Visite im häuslichen Umfeld kann nur einen Bruchteil der behandlungsrelevanten Informationen für die komplex bedürftige Klientel zutage bringen. Insbesondere sind es Verhaltensbeobachtungen im zeitlichen Längsschnitt, die Hintergründe pathologischer Verhaltensweisen aufdecken und häufig als dysfunktionale Lösungsmöglichkeiten des Betroffenen aus dessen Sicht verstehbar machen. Gut funktionierende Unterstützungskonzepte kommen etwa da an ihre Grenzen, wo aus vergangenen familiären Verstrickungen erwachsene Antipathien

Versorgung verhindern oder einschränken. Diese psychosozialen Faktoren bedürfen in der Versorgungsforschung einer weiteren Untersuchung (Pöschel & Spannhorst 2018). Dabei hat die aufsuchende, die häusliche Situation im Gesamten (sozial, räumlich) in den Blick nehmende Behandlung viele Vorteile gegenüber der Behandlung in Praxis, Ambulanz oder Klinik. Beispielsweise können hygienische Verhältnisse wichtige Hinweise auf Infektionsquellen geben. Die Interaktion der Hausgemeinschaft untereinander, deren unterschiedliches Verständnis des Krankheitsprozesses und damit auch die Bedingungen, unter denen die zur Konsultation führende Erkrankung voraussichtlich besser oder schlechter heilen kann, sind weitere Vorteile der unmittelbaren Kenntnis des Wohnumfeldes erkrankter Menschen.

Das erst durch multiprofessionelle Zusammenarbeit und Expertise erbrachte Wissen über die im Hintergrund schwelenden intrafamiliären Probleme ist oft entscheidend, allerdings selten bereits nach wenigen Hausbesuchen evident. Dem Kliniker wird an dieser Stelle deutlich, warum manche am »grünen Tisch« der Klinik nach bestem Wissen erdachten Versorgungskonzepte scheitern müssen. Andererseits ergeben sich womöglich Perspektiven, die im Klinikalltag mit dort Behandelten nicht ohne weiteres hätten erarbeitet werden können. Die tatsächliche Existenz eines helfenden Nachbarn, einer guten Bekannten, die mittags gerne für den Betroffenen mitkocht, kann Settings ermöglichen, die im reinen Klinikaufenthalt ohne Kenntnis der Zustände vor Ort womöglich nicht angedacht worden wären. Umgekehrt kann wertvoller Rat vor Ort erteilt werden, wenn die vom Betroffenen außerhalb des Settings geschilderten Zustände doch deutlich von den realen Gegebenheiten abweichen. Einblicke in das soziale und bauliche Umfeld zeigen dem Arzt häufig die entscheidenden Bedingungen zur Entstehung etwa einer Depression. Umgekehrt kann die unmittelbare Umfeldgestaltung des Patienten wichtige Hinweise auf sein psychisches Befinden geben, die er verbal zum Teil nicht gut hätte selbst ausdrücken können: Während einer schweren depressiven Episode etwa sind Wohnungen nicht selten abgeschirmt durch Rollläden, der vormals übliche Hausputz stößt wegen des schweren Antriebsmangels an deutliche sichtbare Grenzen. Während der Behandlung öffnen sich Rollläden mitunter wieder etwas, Licht im Sinne einer neuen Hoffnung erscheint sprichwörtlich »am Ende des Tunnels«. Wenn einige Wochen später der Patient bei der Gartenarbeit vor geöffnetem Fenster angetroffen wird, so ist das Antriebsniveau evident gebessert – ganz unabhängig davon, dass der Patient dies selbst in seiner Depression vielleicht gar nicht als Besserung oder Fortschritt wahrnehmen kann und womöglich auch gar nicht berichten würde. Die häusliche Versorgung verschafft insofern auch dem erfahrenen Facharzt die Möglichkeit, Lehrbuchwissen und sonst nur durch Fragen zu ermittelnde Umstände real zu erleben und Aussagen sowie Eindrücke anhand der Alltagswirklichkeit zu verifizieren. Psychische Erkrankungen werden unmittelbarer erlebbar. Besonders relevant ist dieser Umstand auch bei der Behandlung von Menschen mit Demenz, bei denen ein passendes räumliches bauliches und soziales Umfeld Krankenhausaufenthalte zu vermeiden hilft, womit das Delirrisiko und das einer deutlichen Verschlechterung kognitiver Fähigkeiten sinkt (Hewer et al. 2016). Bestimmte bauliche Bedingungen, insbesondere Lärm- und Lichtverhältnisse, können ein Delir oder auch ein psychotisches Erleben verstärken, indem sie Fehleindrücke und Pseudohalluzinationen in Richtung tatsächlicher Halluzinationen verstärken. Umgekehrt kann in manchen Fällen nur im Rahmen des Aufsuchens der Häuslichkeit letztgültig geprüft werden, ob angeblich wahnhaftes Erleben nicht doch der Realität entspricht. Das »Sehen von Tieren« als durchaus häufigeres Symptom des (Entzugs)delirs wird anders zu beurteilen sein, wenn – wie es den Autoren schon passiert ist – vor Ort eine echte Maus oder auch eine auf dem Balkon eingenistete Fledermaus vorhanden ist. Ein Beeinträchtigungswahn durch Nachbarn kann je nach Auftreten der Nachbarn bei der zufälligen Begegnung mit diesen im Treppenhaus am Ende als realitätsnahes Beeinträchtigungserleben oder zumindest bezüglich seiner Entstehung als durchaus verstehbar eingeordnet werden.

Wichtig ist im Kontext gerontopsychiatrisch aufsuchender Behandlung die ärztliche Möglichkeit, die konkrete Gefährdung eines Patienten durch eine bestehende Gebrechlichkeit (Frailty) kontextbezogen genauer beurteilen zu können als es rein durch klinische Untersuchung möglich wäre, am besten gemeinsam mit erfahrenen Kollegen der Pflege oder Ergotherapeuten im Team: Gibt es in der Wohnung »Stolperfallen« wie alte Teppiche, dunkle Ecken, kann der Rollator überhaupt durch die Wohnung geschoben werden? Nebenbei kann durch präventive Maßnahmen das im Alter zunehmende Sturzrisiko reduziert werden, was auf dem Wege einer Verhinderung von Frakturen und Krankenhausaufenthalten indirekt auch Delir-präventiv wirkt. Weitere wichtige Fragen könnten wie folgt lauten: Erlaubt die Räumlichkeit inklusive Balkon oder Garten überhaupt eine sinnvolle Mobilisation? Sind zwecks weitergehender Aktivierung im Rahmen einer Depressionsbehandlung öffentliche Verkehrsmittel in der Nähe vorhanden?

Zudem können Therapieziele multiprofessionell in der Örtlichkeit des Zuhauses viel konkreter mit den Patienten besprochen werden als es aus der Ambulanz oder Klinik heraus möglich wäre. Die psychotherapeutische Intervention der Aktivierung bei Depression kann beispielsweise den Auftrag an den Patienten beinhalten, in seinem Garten täglich zweimal bis zur gegenüberliegenden Ecke mit der Tanne zu laufen und zurück. Später kann er, gut überprüfbar beim folgenden Hausbesuch, gebeten werden, zu versuchen den Rasen zu mähen. Darüber hinaus kann in dem zuvor als gut erreichbar definierten Kiosk in einem nächsten Schritt die tägliche Zeitung besorgt werden. Ohne diese Konkretisierung laufen allgemein ausgesprochene Empfehlungen schnell Gefahr, aufgrund ihrer Abstraktheit nicht umgesetzt zu werden.

Im Kontext der gerontopsychiatrischen aufsuchenden Behandlung stellt die häusliche Delirbehandlung eine große Herausforderung aber auch Chance für die Betroffenen dar. Nur dem multiprofessionellen Team wird es gelingen, gemeinsam eine valide zeitliche Längsschnittbeobachtung des Entstehens, des Unterhaltens und der späteren Remission von Delirsymptomen durchzuführen. In der Arztvisite allein ist dies nicht möglich. Auch die Therapie ist multiprofessionell angelegt: Neben der medikamentösen Therapie bedarf es entscheidend den durch Pflegende und Ergotherapeuten durchgeführten nicht medikamentösen Maßnahmen (Kersten & Reith 2016). Diese bestehen aus Tagesstrukturierung, Reorientierung und – ganz entscheidend – Psychoedukation des sozialen Umfeldes. Die sozialarbeiterische Kompetenz im Team ist für die Klärung einer demenz- bzw. Delir-sensiblen

Weiterversorgung unerlässlich. Die Angehörigenarbeit stellt dabei eine herausragend wichtige Brücke hin zu den weiteren nach Ende der aufsuchenden Therapie erforderlichen ambulanten Hilfen dar. Ein sich an die aufsuchende stationsäquivalente Behandlung anschließender Einsatz eines fachlich geschulten Pflegedienstes kann dann besonders nachhaltig sein, wenn auf pflegerischer Ebene eine gute Übergabe stattfindet. Auch der häuslich behandelnde Psychiater sollte vor geplanter Entlassung den zuständigen Haus- und Facharzt über die aktuelle Situation informieren. Nur im multiprofessionellen Kontext auch mit internistisch-geriatrischer Fachkompetenz kann eine Delirtherapie auch zu Hause gelingen. Diese erfordert eine Erfahrung im Umgang mit Delirpatienten und eine hohe somatische wie psychiatrische Fachkompetenz der Akteure. Dann kann ein potenziell delirogener oder das Delir verstärkender Ortswechsel zwecks Aufnahme in eine Klinik vermieden werden.

Zusammenfassend ist die multiprofessionelle Zusammenarbeit zum einen als unerlässlich, zum anderen als auch für den Facharzt erhebliche Bereicherung seines Wissens anzusehen. Die kommunikativen interpersonellen Kompetenzen werden geschult. Für eine spätere Arbeit in der Klinik oder im niedergelassenen Bereich ergeben sich dadurch Kompetenzen, die Therapien wesentlich patientenbezogener und konkreter werden lassen und dabei aufgrund der beeindruckenden Erfahrungen aufsuchender Therapie stets versuchen werden, das soziale und räumliche Umfeld einzubeziehen. Dies bedeutet auch im Kontext des Gesundheitssystems eine wünschenswerte, weil gesundheitsfördernde Steuerung hin zu sektorübergreifenden und berufsgruppenübergreifenden Versorgungsperspektiven. Auch Grenzen von Versorgungsoptionen können so zukünftig schneller erkannt und Fallstricke in der Behandlung umgangen werden.

Auf organisatorischer Ebene stellt die erforderliche zeitliche und örtliche Flexibilität auch für spontane Hausbesuche insbesondere in der gerontopsychiatrischen Klientel eine nicht zu unterschätzende Herausforderung dar. Wo die Grundversorgung des Betroffenen nicht ausreichend gewährleistet ist (z. B. aufgrund erforderlicher, aber fehlender Hilfe bei der Ernährung) muss das Behandlungsteam multiprofessionell beurteilen, ob die Behandlung abgebrochen werden muss, weil die Verantwortung für die Gesundheit im häuslichen Umfeld nicht übernommen werden kann.

6.2 Bedeutung und Möglichkeiten zugehender Arbeit aus pflegerischer Sicht

6.2.1 In welchen Tätigkeitsbereichen ist zugehende Arbeit professionell Pflegender anzutreffen?

Obwohl es in der ambulanten Arbeit unterschiedliche Tätigkeitsfelder mit verschiedenen Rahmenbedingungen und Zielsetzungen für professionell Pflegende gibt, überschneiden sich die einzelnen Arbeitsbereiche dahingehend, dass sie Anteile der ambulanten psychiatrischen Pflege enthalten (Hemkendreis & Haßlinger 2014). Am häufigsten ist aufsuchende Arbeit professionell Pflegender bei älteren Menschen in Form von ambulanten Pflegediensten anzutreffen, die vor allem Tätigkeiten der Grundpflege oder auch Behandlungspflege übernehmen. Spezialisierter sind ambulante psychiatrische Pflegedienste im Rahmen des SGB XI und § 37 SGB V. Pflegende unterstützen in dieser Funktion vor allem Menschen in psychiatrischen Krisensituationen und/oder mit dauerhaftem psychiatrischem Pflegebedarf. Ein weiteres Einsatzfeld zugehender Pflege mit deutlich stärker behandlungsbezogenem Schwerpunkt besteht im Kontext der stationsäquivalenten Behandlung nach § 115d SGB V (StäB-GER, ▶ Kap. 8) sowie in der ambulanten Behandlung nach § 118 SGB V durch eine Institutsambulanz (PIA). Zielgruppe bei letzterer sind sowohl die älteren Menschen selbst, die im Pflegeheim oder in ihrer Häuslichkeit leben, sowie deren Angehörige, Pflegende und Kontaktpersonen. Anders als in mobilen Pflegediensten ist die Pflegeprofession bei diesen behandlungsbezogenen Angeboten Teil eines multiprofessionellen Behandlungsteams, das sich aus verschiedenen relevanten Berufsgruppen zusammensetzt (DGPPN 2019). Insbesondere mit Blick auf psychiatrisch erkrankte Ältere ist eine Beteiligung der Pflegeprofession bei zugehenden Behandlungsteams unerlässlich.

6.2.2 Welche Rolle spielt die psychiatrische Pflege in der zugehenden gerontopsychiatrischen Behandlung?

Wenn Menschen mit schweren psychischen Erkrankungen behandelt werden, muss immer auch ihre Umwelt, ihre Behandlungsumgebung in der Behandlung, berücksichtigt werden. Die einzelnen Faktoren der Umwelt des Patienten und auch die zwischenmenschlichen Umgangsformen können im Rahmen der Behandlung gezielt beeinflusst werden, und dies kann sich entweder positiv oder negativ auf den Behandlungsverlauf auswirken. Dieser nicht medikamentöse Behandlungsbaustein im Gesamtbehandlungsplan des Patienten wird als Milieutherapie bezeichnet (DGPPN 2019). Die Bedeutung der nicht medikamentösen Behandlungsbausteine ist für gerontopsychiatrische Patienten noch größer als für rein somatisch erkrankte Menschen. So sind psychosoziale Interventionen ein zentraler und notwendiger Bestandteil der Betreuung von Demenzerkrankten und deren Angehörigen, denn die Ansätze und Ziele dieser Interventionen sind wesentlich breiter als die der pharmakologischen Therapien (DGPPN und DGN 2016). Ebenso sind individuelles Verhaltensmanagement, Angehörigen- und Pflegendenschulungen wichtige Behandlungsbausteine von psychischen und Verhaltenssymptomen. Zur Behandlung depressiver Symptome bei Demenzerkrankten sind Edukations- und Unterstützungsprogramme von Pflegenden und Betreuenden wirksam und sollten eingesetzt werden (ebd.). Ansätze hierfür treten in der häuslichen Umgebung sehr viel stärker hervor als es im außerhäuslichen Setting möglich wäre. Ähnlich wie in der stationären Pflegetätigkeit sind auch bei zugehender Pflege die Gestaltung des Pflegeprozesses und der Beziehung zum älteren Menschen zentrale Schlüsselbausteine, auf die daher nachfolgend exemplarisch nochmals etwas ausführlicher eingegangen werden soll.

6.2.3 Welche Bedeutung hat der Pflegeprozess und die Beziehungsgestaltung in der psychiatrischen Pflege im Allgemeinen und in der aufsuchenden Arbeit der Pflege im Speziellen?

Eine wesentliche Aufgabe der psychiatrischen Pflege besteht grundsätzlich darin, den Patienten in seinem Bemühen zu unterstützen, sein psychisches, physisches und soziales Gleichgewicht wiederherzustellen. Dies wird allerdings dadurch erschwert, dass mit psychiatrischen Erkrankungen meist Beziehungsstörungen verbunden sind. Der Beziehungsprozess ist daher die Grundlage der psychiatrischen Pflege. Ohne diese Grundlage sind sämtliche an Ressourcen und Problemen orientierten individuell zugeschnittenen Pflegeinterventionen nicht möglich (BAPP 2008). Ohne eine kontinuierliche Beziehungsgestaltung kann psychiatrische Pflege ihre Rolle im therapeutischen Prozess nicht einnehmen (DGPPN 2019). Ein weiterer Schwerpunkt der psychiatrischen Pflege wird darin gesehen, den Patienten bei der Alltagsbewältigung individuell zu unterstützen und gemeinsam mit dem Patienten bedürfnisgerechte Ziele zu entwickeln sowie den Patienten und sein soziales Umfeld in seinen Ressourcen und Kompetenzen zu stärken, um diese Ziele zu erreichen (DFPP 2019). Nicht unstrukturiert, sondern am Pflegeprozess orientiert und auf Grundlage eines fachgerecht erfassten pflegerischen Unterstützungsbedarfs, immer mit Blick auf die Ressourcen und Kompetenzen des Patienten, die sich in der Häuslichkeit am besten offenbaren. Die professionelle Pflege ist verpflichtet, ihr spezifisches Wissen zur Erhöhung der Lebensqualität des Patienten und seiner Angehörigen einzusetzen (DFPP 2019). Psychiatrische Pflege berücksichtigt die Ressourcen des Patienten, klärt gemeinsam mit dem Patienten Ziele, fördert und unterstützt Wachstum, Entwicklung und Recovery von Menschen mit psychischen Hilfebedarfen (DGPPN 2019). Neben der patientenbezogenen Beziehungsprozessgestaltung und Ressourcenorientierung zielt sie aber auch auf eine Stärkung der Alltags- und der Handlungskompetenz der Angehörigen im Umgang mit dem Patienten ab. Diese ist in der aufsuchenden Arbeit oftmals leichter zu erreichen als in manch anderem Setting, da die Pflegeperson in die Lebensumwelt von Patient und Angehörigen eintaucht wie in eine fremde Kultur. Diese oft besonderen Lebensumstände gilt es zu respektieren, um eine Offenheit und Mitwirkungsbereitschaft seitens der Besuchten bestmöglich zu unterstützen (Hemkendreis & Haßlinger 2014). Gelingt dies, so ist eine gute Grundlage für die Ausschöpfung zahlreicher Vorteile aufsuchender Pflege geschaffen.

6.2.4 Welche Vorteile bietet aufsuchende gerontopsychiatrische Behandlung aus Sicht der Pflege?

»Gerade bei eher unspezifischer Symptomatik kann die Diagnostik im häuslichen Umfeld wesentliche Hinweise für die Verursachung oder Aufrechterhaltung der Symptomatik ergeben« (Längle et al. 2019). Herausforderndes Verhalten bei Demenz kann daher oftmals wirksam behandelt werden, wenn der Patient in seiner gewohnten Umgebung mit seinen gewohnten Bezugspersonen und Tagesablauf beobachtet wird. Wenn beim Hausbesuch durch eine professionelle Haltung, durch Respekt, eine vertrauensvolle Beziehung geknüpft wurde, wenn die Angehörigen merken, dass mit dem spezifischen Wissen der Psychiatrischen Pflege gemeinsam Probleme gelöst werden können, tragen diese Hausbesuche häufig zu einer subjektiv besseren Lebensqualität des Patienten und seiner Angehörigen bei.

Fallbeispiel

So berichtete etwa in einem Fall eine Angehörige eines Patienten der gerontopsychiatrischen Institutsambulanz am Telefon, dass ihr demenzkranker Ehemann seine Pullover zerreiße und sich selbst Hautschädigungen zufüge. Beim darauffolgenden Hausbesuch stellte sich heraus, dass der Betroffene zeitweise wiederholende kreisrunde Bewegungen mit der rechten Hand am linken Arm ausführe und dadurch die Pullover kaputt ging und die Hautschädigung entstand. Die weitere Exploration ergab, dass die Ursache für diese wiederholender Bewegungsabläufe Unruhe sein könnte. Mit dieser Arbeitshypothese wurden die häufigsten Situationen, in denen dieses Verhalten gezeigt wurde, reflektiert. Die Angehörige resümierte, dass es häufig beim Fernsehen auftrete. Das Anschauen von Fernsehsendungen war durchaus biografiebezogen, Herr K. hatte immer gerne Nachrichten geschaut. Mittlerweile war allerdings die frontotemporale Demenz fortgeschritten, sodass sich eine erhöhte Reizbarkeit und Affektlabilität zeigte, die sich beim Anschauen von Nachrichtensendungen besonders intensivierte. Im nächsten Schritt wurde gemeinsam überlegt, was ihm denn gefallen und ihn nicht unruhig machen könnte, denn er war es gewohnt, TV zu sehen und forderte dies auch ein. Da er sehr tierbezogen war, wurde gemeinsam mit der Ehefrau besprochen, DVDs mit Tierfilmen anzuschaffen und dann auszuprobieren, ob die Arbeitshypothese »Repetitive Bewegungsabläufe aufgrund von Unruhe durch ihn aufwühlende TV-Sendung« korrekt war. Beim nächsten Hausbesuch ein paar Wochen später war fremdanamnestisch zu erfahren, dass die unruhigen Bewegungsabläufe wesentlich seltener auftraten.

> Dieser individuelle Problemlösungsprozess lässt sich oftmals in der aufsuchenden Arbeit leichter entwickeln als im stationären Behandlungs-Setting.

Wie auch im Fallbeispiel ersichtlich, können durch die Mitarbeit der Angehörigen beim akut vorliegenden Problemlösungsprozess und durch Wissensvermittlung deren Handlungskompetenz erhöht und Behandlungserfolge nachhaltig gesichert werden (Längle et al. 2019). Ebenso sollte es bei Hausbesuchen gelingen, dass die Angehörigen die wesentlichen Grundlagen der gerontopsychiatrischen Erkrankung verstehen können (Psychoedukation). Insofern ist es essenziell, Hausbesuche durch die Beschaffung passenden Informationsmaterials etwa zum Krankheitsbild oder zu den Besonderheiten des Umgangs gut vorzubereiten.

Die vorangegangene Ausführung beschreibt anhand ausgewählter Aspekte die Bedeutsamkeit von Pflegeinterventionen, um gerontopsychiatrische Patienten erfolgreich in deren gewohnter Umgebung zu behandeln, wenn flexible, mobile multiprofessionelle Behandlungsteams zur Verfügung stehen. Herausforderndes Verhalten bei Demenz kann dort am nachhaltigsten behandelt werden, wo es entsteht; Depression zuhause zu behandeln beinhaltet die Chance, dass bei Angehörigen Verständnis geweckt und der Umgang trainiert wird; Delir bei Demenz kann in gewohnter Umgebung, mit gewohnten Bezugspersonen unter Vermeidung eines Delir-fördernden Umgebungswechsels behandelt werden. Mit der Delirbehandlung im häuslichen Umfeld kann gleichzeitig das Verständnis für Delir-präventive Maßnahmen bei den jeweils pflegenden Bezugspersonen erzeugt werden. Umgangstraining, Wissensvermittlung und adäquate Modifikation der Umgebungsgestaltung sind individuell möglich. Aufsuchende Arbeit kann passgenaue Behandlung mit Einbezug des Umfelds ermöglichen, sowohl in der langfristigen ambulanten Behandlung durch eine PIA wie auch in der zeitlich begrenzten Akutbehandlung durch StäB. Nicht nur für die Patienten und deren Angehörige ist die aufsuchende Arbeit nutzenbringend; ebenso bietet die aufsuchende Arbeit ein attraktives Tätigkeitsfeld für psychiatrische Pflegefachkräfte, denn die Arbeit bietet einen hohen Grad an Selbständigkeit und der Möglichkeit zu evidenzbasierter, reflektierter Pflege in einem multiprofessionellen Team auf Augenhöhe, mit gemeinsamer Verantwortung für den psychisch erkrankten älteren Menschen.

6.3 Bedeutung und Möglichkeiten zugehender Arbeit aus sozialarbeiterischer Sicht

Aufgrund der demografischen Entwicklung nimmt vor allem die Notwendigkeit der Versorgung von älteren und hochbetagten Menschen progredient zu. Sowohl regelhafte als auch pathogene Alterungsprozesse (▶ Kap. 1) führen vor allem bei psychiatrisch erkrankten Älteren oftmals zu mannigfachen und interagierenden Unterstützungs- und Versorgungsbedarfen, denen durch die klassischen Hilfsangebote der »Komm-Struktur« nicht immer entsprochen werden kann. Ein zugehender Ansatz gilt daher oft als einzig möglicher Zugangsweg zu älteren Menschen, die Beratung bzw. Unterstützung benötigen oder sich in psychischen Notlagen, Krisen oder Gefährdungssituationen befinden. Erstanlässe für den Besuch in der Häuslichkeit eines älteren Menschen sind oftmals konkrete Alltagsprobleme (z. B. Konflikte mit Nachbarn, Hygienedefizite, Einsamkeit), mannigfache Fragen der Lebensführung (z. B. die Regelung von finanziellen, rechtlichen, alltagsstrukturierenden, pflegerischen oder sozialintegrativen Belangen) sowie gesundheitliche Thematiken (z. B. die Aufklärung von pflegenden Angehörigen über die Demenzdiagnose ihres Familienmitglieds). Analog zum Anlass eines Hausbesuchs stehen verschiedene Zielsetzungen im Vordergrund. Diese fokussieren metaperspektivisch eine Steigerung des allgemeinen Wohlbefindens und der Lebensqualität und reichen von der Aufklärung über psychiatrische Krankheitsbilder, Beratung zu bzw. Unterstützung bei der Implementierung von bedarfsgerechten Hilfen und damit der Vermeidung von Pflegeheim- und Krankenhausaufnahmen bis hin zu Angehörigenarbeit. Die Bedeutung und die Möglichkeiten eines fachlichen und am Bedarf des Klienten orientierten sozialarbeiterischen Handelns bewegen sich dabei immer in einem Geflecht verschiedenster Kontextfaktoren (z. B. die rechtlichen, institutionellen sowie personellen Rahmenbedingungen) sowie den individuellen Fallspezifika (z. B. Schwere des psychiatrischen Krankheitsbildes, das Vorliegen von Compliance sowie Kooperationsbereitschaft bzw. die Motivation, Hilfe anzunehmen), die auch die Möglichkeiten zugehender Sozialarbeit stark erweitern oder eingrenzen kann. Doch welche Möglichkeiten bietet dieser Arbeitsansatz für die soziale Arbeit mit psychisch erkrankten Älteren?

6.3.1 Erleichterter Zugangsweg zum Älteren durch die Überwindung psychischer Barrieren

Zugehende Arbeit fungiert als einer der niedrigschwelligsten Arbeitsansätze in der Sozialarbeit. Die vielfach für ältere und/oder psychiatrisch erkrankte Menschen hoch erscheinenden Anforderungen und Voraussetzungen der »Komm-Struktur« – wie etwa eine ausreichende Verbalisierungs- und Orientierungsfähigkeit – hemmen oftmals den Antrieb zur Inanspruchnahme von notwendigen Hilfen. So können etwa Ältere mit einer schwergradigen depressiven Episode und einer damit einhergehenden starken Antriebsminderung oftmals nur über Interventionen der »Geh-Struktur« erreicht werden. Besonders Ledige, Alleinlebende sowie Menschen mit einer geringen sozialen Unterstützung durch Angehörige profitieren den Autoren zufolge von der Möglichkeit zugehender Angebote. Das »At Home«-Setting stellt insofern einen wesentlich einfacheren Zugang für diese Menschen dar, da es zahlreiche Barrieren reduziert, die sonst aufgrund eines Motivations- und Antriebsmangels bzw. auch häufig in akuten Krankheitsphasen unüberwindbar wären: Ein Sozialarbeitender, der an der eigenen Haustüre klingelt, ist schwerer zu ignorieren als ein vereinbarter Termin in einer unbekannten und bürokratisch anmutenden Umgebung. Diese Reduktion von Barrieren kommt zugleich auch kognitiv eingeschränkten Menschen entgegen, die im fortgeschrittenen Krankheitsverlauf zunehmend weniger in der Lage dazu wären, feste Termine zu vereinbaren, einzuhalten und sich orientiert außerhalb der eigenen Häuslichkeit zu bewegen.

6.3.2 Überwindung von altersspezifischen Barrieren

Zugehende Arbeit inhäriert auch dann eine tragende Bedeutung, wenn ältere Menschen etwa aufgrund altersbedingter Verschleißerscheinungen (z. B. Arthrose) in ihrer Mobilität eingeschränkt sind. Auch weitere Symptome wie sensorische Defizite, Schwindel oder vorausgegangene Sturzereignisse prägen das Risiko einer verminderten Mobilität. Angesichts dieser oft multimorbiden Krankheitsbilder erscheint die Planung und Bewältigung der Wegstrecken zu einer Einrichtung für viele Ältere als unüberbrückbares Hemmnis, das einzig durch eine zugehende Arbeitsweise des Sozialarbeitenden überwunden werden kann. Denn: Nicht immer sind enge Bezugspersonen vor Ort, die entsprechende Begleit- und Fahrdienste zu außerhäuslichen Beratungsangebote leisten können.

Ein weiteres Argument für die Bedeutung zugehender Sozialarbeit zeigt sich auch in der Notwendigkeit, die Angehörigen als wichtige Ressource eines psychiatrisch erkrankten Älteren in den Blick zu nehmen und zu beraten. Insgesamt werden rund 71 % der 2,6 Mio. pflegebedürftigen Menschen zuhause versorgt (DZA 2016). Ein Großteil der Pflege und Betreuung wird hierbei von Familienmitgliedern übernommen, die zusammen mit dem Pflegebedürftigen in einem Haushalt leben. Vor allem für Demenzerkrankte im fortgeschritteneren Krankheitsverlauf ist eine intensive Betreuung und Pflege von Nöten. Aufgrund des vielfachen Erfordernisses zur fortwährenden Beaufsichtigung und der Fülle an für den Erkrankten zu übernehmenden Aufgaben und Verrichtungen sind Hausbesuche oftmals die alleinige Möglichkeit, die in der Regel stark belasteten pflegenden Angehörigen zu erreichen und zur Annahme von Hilfen zu motivieren.

Eine vor allem im Alter vorherrschende Barriere stellt die oft sehr stark ausgeprägte Hemmung dar, sich Hilfe zu holen. Ursächlich für diese ist nicht nur die in den älteren Generationen vorherrschende Tabuisierung und Schamhaftigkeit im Umgang mit psychiatrischen Themen, sondern auch historisch-prägende Erfahrungen etwa im Rahmen des Zweiten Weltkriegs. Der Hausbesuch eines nicht als solchen erkennbaren Sozialarbeitenden fällt vielen Älteren leichter als das Aufsuchen einer gerontopsychiatrischen Beratungsstelle. Auch ein ausgeprägter Individualismus kann zu einer bewusst gewählten Unerreichbarkeit älterer Menschen führen, die bei Manifestation eines Unterstützungsbedarfs meist nur durch aktive, wiederholte und vor allem zugehende Sozialarbeit zu einer Annahme von Hilfen motiviert werden können (Patzelt et al. 2012).

6.3.3 Erweiterung der eigenen fachlichen Perspektive und des sozialpädagogischen Handelns

Die Bedeutung zugehender Arbeit ist auch darin zu sehen, dass sie einen umfassenden Perspektivwechsel erlaubt, der als Markenzeichen einer fachlich guten Sozialarbeit gilt (Pantucek 2006): Der Sozialarbeitende und der besuchte Ältere stehen meist zu Gunsten des professionell Handelnden in einem gewissen Abhängigkeitsverhältnis. Dieses Gefälle scheint sich durch einen aufsuchenden Arbeitsansatz dadurch zu mindern, dass der Zugehende die »Heimvorteilsposition« seines vertrauten Büros aufgibt und die Rolle des Gastes in einem für ihn unbekannten Territorium einnimmt. Vice versa kommt dem besuchten Älteren eine weitaus aktivere Rolle zu, als sie ihm in der Beratungsstelle zuteilwerden würde. Zugleich stärkt sein Verbleib in der vertrauten Umgebung das Gefühl von Sicherheit und trägt wesentlich dazu bei, leichter über die oft sehr persönlichen Belange sprechen zu können. Hinzu kommt, dass sich durch die zugehende Arbeit auch das Verhältnis von Nähe und Distanz verändert. Mit einer akzeptierenden Haltung des Sozialarbeitenden beinhaltet dies die Chance für die Stärkung der Selbsthilfekräfte des besuchten Älteren.

6.3.4 Schaffung eines Fundaments für eine gelingende und tragende Beziehung

Soziale Interaktionen bilden eine essenzielle Säule des menschlichen Daseins. Auch im Handlungsfeld der Sozialarbeit gehört der Aufbau einer tragfähigen vertrauensvollen Beziehung zu den elementarsten Voraussetzungen für ein gelingendes gemeinsames Tätigsein. Das vertraute Wohnumfeld wird daher häufig als bewusstes Setting für ein erstes Kennenlernen gewählt, da dieses wesentlich dazu beitragen kann, den älteren Menschen zur Kontaktaufnahme zu ermutigen und ihm bereits zu Beginn der Beziehungsgestaltung ein hohes Maß an Wertschätzung zu gebühren. Mit dieser Arbeitsmethode wird zugleich ein Interesse am Leben und der Person des Besuchten zum Ausdruck gebracht und das Gefühl des älteren Menschen gestärkt, eine Berechtigung zur Hilfeannahme zu haben. Dies trägt dazu bei, dass der Sozialarbeitende deutlich stärker als Verbündeter betrachtet und eine sonst anfänglich meist deutlich stärker ausgeprägte Abwehr- und Verteidigungshaltung durch den Ausdruck von Wertschätzung schneller überwunden werden kann. Darüber hinaus stärken gemeinsame und nur im häuslichen Kontext mögliche Interventionen wie etwa das erste Sortieren von unbearbeiteter Post nicht nur das Vertrauen des älteren Menschen, sondern begünstigen auch den weiteren Beziehungsaufbau: »Ausgangspunkt [...] wird damit das gemeinsam Erlebte, auf das Bezug genommen werden kann. Eine solchermaßen gemeinsam geteilte ›Geschichte‹ bietet, weit über das gesprochene Wort hinaus einen Bezugspunkt für den nachfolgenden Hilfeprozeß [sic]« (Schuster 1997, S 76). Auch Pantucek (2006) sieht das Eintreten der Sozialarbeitenden in das Wohn- und Lebensumfeld des Besuchten als eine hilfreiche Möglichkeit der Beziehungsgestaltung, da dies in Verbindung mit überlegten Respekterweisungen eine Intervention auf der Ebene der Mitmenschlichkeit darstellt.

6.3.5 Verbesserung von Nachhaltigkeit durch die Nutzung von Transfermöglichkeiten

Zahlreiche Studien bestätigen die Effektivität eines sozialarbeiterischen Hausbesuchs als »Anamnesetool« (Campbell & Märtens 2011, S. 148) da er einen wesentlichen Beitrag dazu leistet, mehr Informationen zu gewinnen und wahrzunehmen als ein Beratungsgespräch in einem Büro. Diese erhöhte Informationsdichte ermöglicht ein recht umfängliches Bild darüber, wie ein Mensch sein Leben gestaltet und vor allem auch, welche Vorstellungen und Kompetenzen dahinter verankert sind. Das aufsuchende Setting setzt im weiteren Hilfsprozess »Ressourcen frei, weil konstruktivere Lösungsmöglichkeiten nicht nur spekulativ erörtert werden, sondern auch vor Ort erprobt und gegebenenfalls auch konkret eben near the reality – durchgespielt werden können« (Wirth 2011, S. 67). Zugehende Arbeit greift also die Bedürfnisse und Lebensgewohnheiten des älteren Menschen auf, sodass die Interventionen als natürlicher Prozess erlebt werden und die Akzeptanz der implementierten Hilfen positiv beeinflussen (Schuster 1997). Nachhaltigkeit ergibt sich auch dadurch, dass in den Implementierungsprozess von Hilfen bei Bedarf gezielt das bestehende soziale Umfeld inkludiert oder Konflikte vor Ort unter direktem Einbezug aller Beteiligten geklärt werden können. Oftmals ergeben sich durch Hausbesuche auch zufällige Begegnungen mit Nachbarn oder anderweitigen Sozialpartnern, die den Älteren informell bereits lange begleiten und gut kennen. Eine Einbindung dieser (sofern gewünscht!) in einzelne Unterstützungsmaßnahmen kann die Akzeptanz bzw. Nachhaltigkeit in der Umsetzung von Hilfen deutlich erhöhen.

6.3.6 Identifikation und Umsetzung präventiver Maßnahmen

Zugehende Sozialarbeit erweist sich auch aufgrund der Möglichkeit des Kennenlernens eines Menschen in seinen charakteristischen Lebensbezügen und Alltagssituationen als fruchtbarer für Präventivmaßnahmen als Ansätze der »Komm-Struktur«. Präventiv zugehende Arbeit bezieht sich auf das Kennenlernen des sozialen Umfelds und des Alltagslebens der Betroffenen sowie auf das Herstellen von Kontakten bei bestimmten Anlässen, die möglicherweise Krisen oder Probleme verursachen könnten. Präventive Hausbesuche im Kontext einer sozialraumorientierten Arbeit haben dabei die Funktion eines Frühwarnsystems, um Indizien belastender Situationen zu erkennen und mit entsprechenden Interventionen zu verknüpfen. Prävention kann dabei eine universelle Zielsetzung in Bezug auf sämtliche altersbezogene Thematiken aufweisen. In diesem Kontext erhält zugehende Arbeit die Funktion eines Risiko-Screenings, das es erlaubt, genau die Risiken im Leben des Älteren zu identifizieren und diesen vorbeugen zu können, die seine Lebensqualität, Alltagskompetenz und Selbstständigkeit gefährden. Zugehende Sozialarbeit im Rahmen einer Präventivorientierung kann aber auch a priori mit einer bestimmten Zielsetzung verbunden sein.

6.3.7 Ermöglichung von Unterstützung – aber auch Kontrolle und Eingriff gegen den Willen

Zugehende Sozialarbeit bewegt sich je nach Anlass und Fallsituation über den zeitlichen Verlauf hinweg nicht selten auf einem Kontinuum zwischen den Polen »Hilfe/Unterstützung« und »Kontrolle« und erfordert von den Sozialarbeitenden vor allem in der längerfristigen Begleitung eines psychisch Erkrankten oft ausbalancierende Herangehensweisen. Neben der begleitenden und auf Kooperation beruhenden sozialarbeiterischen Tätigkeit kann es bei psychisch erkrankten Älteren aufgrund ihres zugrunde liegenden Störungsbildes zu einmaligen oder auch wiederholten Krisen kommen. Kann ein gefährdeter Mensch aufgrund seiner akuten Erkrankung nicht mehr auf sein Selbstbestimmungsrecht zurückgreifen und liegt eine so genannte Fremd- oder Selbstgefährdung vor, ist zugehende Arbeit durch einen Interventions- und Krisencharakter gekennzeichnet. Nur vor Ort im direkten Kontakt mit dem älteren Menschen lässt sich – am besten im multiprofessionellen Team – die Frage einer akuten Gefährdung realistisch abschätzen. Sozialarbeiterisches Handeln kann dazu beitragen, eine sich abzeichnende Eingriffshandlung (»Zwangseinweisung«) zu verhindern, den älteren Menschen zur freiwilligen Mitarbeit zu motivieren oder ihm während des multiprofessionellen Abklärungsprozesses beizustehen und ihm Sicherheit und Orientierung zu gewähren. Sofern Kriseninterventionsmaßnahmen scheitern, können und müssen Schutzmaßnahmen für den Erkrankten – etwa die Initiierung seiner Fremdunterbringung – getroffen werden. Auch hier bedeutet zugehende Sozialarbeit, den akut Erkrankten in Absprache mit den Behandelnden möglicherweise im akutpsychiatrischen Setting zu besuchen oder seine Überleitung in die eigene Häuslichkeit zurückzubegleiten. Aufgrund der oft fluktuierenden Verläufe von psychischen Erkrankungen kann sich auch ein Kontakt, in dem anfänglich die Begleitung im Vordergrund stand, in einen Zwangskontakt wandeln. Oftmals ist die zugehende Sozialarbeit dann die einzige Möglichkeit, ein Mindestmaß an Kontakt zum Begleiteten zu halten, um abzuschätzen zu können, ob schützende Zwangsmaßnahmen notwendig sind. Auch aus selbstinitiierten Kontakten können unter bestimmten Umständen Zwangskontakte werden, ebenso kann dies auch vice versa der Fall sein kann. Ein zugehender Arbeitsansatz trägt in diesem Kontext nach Beendigung der Zwangseinweisung eines akut psychisch erkrankten Älteren häufig wesentlich dazu bei, eine tragende Beziehung (wieder) aufbauen zu können.

6.3.8 Kennenlernen des konkreten Alltags-, Lebens- und Wohnumfelds des älteren Menschen

Bereits die vorausgegangenen Punkte verweisen allesamt auf die wohl größte Bedeutung zugehender Arbeit, die sich darin zeigt, die Lebenswelt eines älteren Menschen sichtbar werden zu lassen: sein häusliches und soziales Umfeld, seine Vorstellungen sowie seine Alltagsroutinen. Bereits Alice Salomon proklamierte Anfang des letzten Jahrhunderts die Bedeutung zugehender Arbeit (Salomon 1927) und auch Mary Richmond hielt bereits dato Hausbesuche für eine realistische Einschätzung der individuellen Lebenslage als unabdingbar, da sie eine Bestimmung notwendiger Hilfen erlauben (Richmond 2017). Bis in die heutige Zeit findet sich die Bedeutung zugehender Arbeit in zahlreichen sozialarbeiterischen Handlungskonzepten wieder. Einen der bekanntesten stellt sicherlich die Lebensweltorientierung nach Hans Thiersch (1992) dar: Diese besagt, dass der Alltag eines Klienten die ausgezeichnete Wirklichkeit für die Menschen darstellt und durch die subjektiv erlebte Zeit, die erfahrenen Räume und die erlebten sozialen und kulturellen Bezüge strukturiert ist. Die Alltagstätigkeiten eines Menschen verdeutlichen daran angelehnt seine Deutungsmuster und Handlungs- bzw. Bewältigungsstrategien und sind Ausdruck für das, was dem älteren Menschen wichtig erscheint. Fast alleinig durch zugehende Arbeit werden diese einzelnen Facetten der individuellen Lebenswelt augenscheinlich und können weiterführend in sozialarbeiterisches Handeln integriert werden. Vor allem bei psychisch erkrankten Menschen kommt der Wahrnehmung ihrer Lebenswelt jedoch noch eine weitere Bedeutung zu. Zahlreiche psychische Erkrankungen gehen mit einer stark veränderten Wahrnehmung der Realität einher. Der Abgleich zwischen der eigenen fachlichen Einschätzung sowie der durch einen Hausbesuch erlebten Alltagswirklichkeit eines Menschen kann nicht nur Teil eines Aushandlungsprozesses mit dem älteren Menschen um bedarfsgerechte Hilfsmaßnahmen werden, sondern bietet zugleich die Chance, die vorliegende psychische Erkrankung in ihrer Ausprägung und Auswirkung auf die Alltagskompetenz besser einschätzen zu können. Einer von zahlreichen Aspekten stellt hierbei die Fokussierung des Wohnens dar, da der Wohnraum Gefährdungen und das Gelingen menschlicher Existenzbewältigung, materielle Lebensbedingungen sowie Ressourcen der Identitätsfindung demaskieren und somit viele Ansatzpunkte für sozialarbeiterisches Handeln gewähren kann.

6.4 Resümee

Zugehende Arbeit stellt professionsübergreifend einen Arbeitsansatz dar, der wesentlich dazu beitragen kann, sonst schwer oder nicht erreichbare ältere Menschen in das Hilfesystem einbinden und ihnen Angebote der Betreuung, Behandlung und Begleitung vorhalten zu können. Sie trägt wesentlich dazu bei, den älteren Menschen in seinem Wohnumfeld und in seinem individuellen Alltag kennenzulernen und so zahlreiche Facetten eines Menschen zu entdecken, die im institutions- bzw. praxisbezogenen Setting verwehrt blieben. Dies eröffnet die Chance einer erweiterten fachlichen Einschätzung vorhandener Bedarfe und Ressourcen, die mit einer nachhaltigeren Implementierung von individualisierten Hilfen in der direkten Lebenswelt eines psychisch erkrankten Älteren einhergeht. Denn: Es gibt kaum Möglichkeiten, näher am Betroffenen medizinische und psychosoziale Hilfen zu organisieren und auf ihre Effektivität hin zu überprüfen. Zugleich ist aufsuchende Arbeit im multiprofessionellen Team eine wichtige Erfahrung hinsichtlich der effektiven Organisation von Teamarbeit, dem Lernen des Respekts vor anderen Perspektiven auf Problemlagen und als mögliches Muster für die weitere berufliche Tätigkeit aller beteiligten Akteure.

6.5 Literatur

Bundesinitiative Ambulante Psychiatrische Pflege (2008) Psychiatrische Pflege, was APP? (https://www.bapp.info/texte/psychpfl.pdf, Zugriff am 15.10.2024).
Deutsche Gesellschaft für Psychiatrie und Psychotherapie, Psychosomatik und Nervenheilkunde e.V. (DGPPN) (2024) Referat Psychiatrische Pflege (https://www.dgppn.de/die-dgppn/referate/psychiatrische-pflege.html, Zugriff am 01.03.2024).
Verbändedialog Psychiatrischer Pflege (Hrsg.) (2019) Definition und Grundlagen psychiatrischer Pflege (https://dg-pflegewissenschaft.de/wp-content/uploads/2019/08/Falzflyer_Verb%C3%A4ndedialog_Stand-26.08.2019.pdf, Zugriff am 07.04.2025)
Deutsche Gesellschaft für Psychiatrie und Psychotherapie, Psychosomatik und Nervenheilkunde e.V. (DGPPN) (Hrsg.) (2019) S3-Leitlinie Psychosoziale Therapien bei schwerer psychischen Erkrankungen. (https://www.dgppn.de/_Resources/Persistent/4a081f97b24d1 01a36bd970d5fd3823d562404cd/S3-LL-PsychosozTherapien-Kurzfassung.pdf; Zugriff am 01.010.2024).
Deutsche Gesellschaft für Psychiatrie und Psychotherapie, Psychosomatik und Nervenheilkunde e.V. und Deutsche Gesellschaft für Neurologie (Hrsg.) (2016) S3-Leitlinie Demenzen. (https://www.dgppn.de/_Resources/Persistent/1f641e4edaf5c5d5a5114ee69146ba459 a7da6b3/S3-Leitlinie%20Demenzen_Langversion_2023_11_28_Final%20(003).pdf, Zugriff am 07.04.2025).
Deutsches Zentrum für Altersfragen (DZA) (Hrsg.) (2016) Report Altersdaten. Pflege und Unterstützung durch Angehörige (https://www.dza.de/fileadmin/dza/Dokumente/Report_Altersdaten/Report_Altersdaten_Heft_1_2016.pdf, Zugriff am 07.04.2025). Berlin: DZA.
Hemkendreis B, Haßlinger V (2014) Ambulante Psychiatrische Pflege. Köln: Psychiatrie Verlag. S. 40–43.
Hewer W, Drach L, Thomas C (2016) Delir beim alten Menschen. 1. Aufl. Stuttgart: Kohlhammer.
Kersten A, Reith S (2016) Delir und Delirmanagement bei kritisch kranken Patienten. Med Klein Intensivmed Notfmed 111(1): 14–21.
Längle G, Holzke M, Gottlob M (2019) Psychisch Kranke zuhause versorgen, Handbuch zur stationsäquivalenten Behandlung. Stuttgart: Kohlhammer.
Märtens MM, Campbell JT (2011) (K)ein Recht auf Geheimnisse? Über systemische Handlungsräume und rechtliche Verhältnisse bei Hausbesuchen. In: Müller M, Bräutigam B

(Hrsg.) Hilfe, sie kommen! Systemische Arbeitsweisen im aufsuchenden Kontext. S. 50–59. Heidelberg: Carl-Auer.

Pantucek P (2006) Soziale Diagnostik. Verfahren für die Praxis sozialer Arbeit. Wien Köln Weimar: Böhlau.

Patzelt C, Deitermann B, Heim S et al. (2015) Wie können ältere Menschen für die Inanspruchnahme des präventiven Hausbesuches motiviert werden? Public Health Forum 20(1): 14–16.

Pöschel K, Spannhorst S (2018) Dementia Care Sensitive Demands: Soziale, medizinische und pflegerische Bedarfslagen von Menschen mit Demenz. Wiesbaden: Springer.

Richmond M (2017) Social Diagnosis. New York: Richter-Mackenstein.

Salomon A (1927) Soziale Diagnose. Berlin: Carl Heymanns.

Thiersch H (1992) Lebensweltorientierte Soziale Arbeit. Aufgaben der Praxis im sozialen Wandel. Weinheim: Juventa.

Wirth JV (2011) Aufsuchen Macht Sinn. In: Müller M, Bräutigam B (Hrsg.) Hilfe – sie kommt!!! Ein systemisches Handbuch zu aufsuchenden familienbezogenen Arbeitsweisen. Heidelberg: Carl-Auer.

7 Barrieren zugehender Arbeit bei psychiatrisch erkrankten Älteren

Stefan Spannhorst und Sarah Weller

Zugehende Arbeit wird durch verschiedene Hemmnisse in ihrer alltäglichen Umsetzung erschwert. Über politische und finanzielle Aspekte hinaus, die in ▶ Kap. 4 und ▶ Kap. 5 ausführlich erläutert werden, nimmt das vorliegende Kapitel exemplarisch Barrieren in den Fokus, die beim Älteren selbst, seinem Umfeld sowie in institutionellen Rahmenbedingungen verortet sind:

7.1 Barrieren durch den älteren Menschen selbst

Zugehende Arbeit – nachfolgend zunächst am Beispiel eines multiprofessionellen Behandlungsteams ausgeführt – ist für viele Ältere mit einer Stigmatisierung verbunden, vor allem dann, wenn sie sich ihrer psychischen Erkrankung nicht bewusst sind. Wenn die Haus- oder Wohnungstür nicht geöffnet wird, kann auch eine mangelnde Krankheitseinsicht der Grund sein – auf der anderen Seite gerade bei betagten Menschen immer auch ein medizinischer Notfall. Es ist daher immer situativ zu entscheiden, welche Maßnahmen bis hin zum gewaltsamen Aufbrechen der Wohnungstür in die Wege zu leiten sind. Im Extremfall kann es auch zu Androhung von Gewalt gegen professionell Handelnde kommen. Hier geht Eigenschutz vor und eine aufsuchende Behandlung muss ggf. abgebrochen bzw. stationär fortgeführt werden.

Es kann allerdings auch passieren, dass der Aufbau einer tragfähigen Behandlungsbeziehung zwar möglich, aber extrem zeitaufwändig und mühsam ist. Bis eine Vertrauensbasis geschaffen werden kann, verschlechtern sich Symptome oft, weil Zeit ohne effektive Behandlungsmaßnahmen verstreicht. Hier muss ein Behandlungsteam vergleichbar dem stationären Behandlungsalltag notfalls Prioritäten setzen: Welche Therapieziele erscheinen angesichts der begrenzten zeitlichen Behandlungsressourcen sinnvoll und erreichbar? Welche Gefährdungsaspekte verdienen besondere Beachtung? Bei Ablehnung einer Behandlung, aber zugleich bestehender Gefährdung muss ggf. eine rechtliche Betreuung angeregt werden. Unabhängig davon müssen für eine funktionierende aufsuchende intensive Behandlung die Behandlungsintensität, Behandlungszeiten und Fahrtstrecken in einem realistischen und refinanzierbaren Verhältnis stehen. Die oft enorme Zeit, die ein gelingender Beziehungsaufbau benötigt, ist im aktuellen Gesundheitswesen finanziell und personell nicht ausreichend abgebildet. In manchen Fällen eines zwar bestehenden Behandlungsbedarfs, aber fehlender akuter Gefährdung, kann zwischen Behandlern und Patient auch die Vereinbarung getroffen werden, die Behandlung zunächst zu beenden und zu einem späteren Zeitpunkt wieder aufzunehmen. Hier gilt es, die Diskrepanz zwischen dem, was fachlich indiziert und gesundheitsförderlich wäre und dem, was der Patient wünscht, gemeinsam auszuhalten.

Eine weitere wichtige Grenze der aufsuchenden Arbeit stellt Multimorbidität dar, wenn sie die Notwendigkeit mehrfacher somatischer Interventionen zur Folge hat. So sind weder eine Monitorüberwachung noch eine allzu häufige Kontrolle der Blutwerte für psychiatrisch aufsuchende Teams möglich. Auch rezidivierende Stürze, zunehmende Kachexie und eine Exazerbation des vorbestehenden kardiovaskulären Risikos müssen als Grenze angesehen werden. Zudem sind nächtliche schwere Unruhezustände dann einer häuslichen Akutbehandlung kaum zugänglich, wenn ein erheblicher Laufdrang besteht und etwa eine Gefährdung im Straßenverkehr oder ein außerhäusliches Verlaufen droht.

7.2 Erschwernisse im Umfeld des Älteren

Auch wenn keine grundsätzlichen Vorbehalte gegenüber einer aufsuchenden Behandlung bestehen, sind es oft psychosoziale Faktoren im unmittelbaren sozialen Umfeld des Patienten, die diese behindern (Pöschel und Spannhorst 2018). Es handelt sich um persönliche Verstrickungen und komplexe Verbindungen zwischen Familienangehörigen oder engen Vertrauten, die dazu führen, dass selbst gut durchdachte Hilfesysteme nicht angenommen werden. Ein Beispiel ist, dass ein Mensch mit Demenz von Angehörigen vor Jahren als cholerische oder gewalttätige Person erlebt wurde, weshalb kein Familienmitglied eine häusliche Versorgung unterstützen will. Auch können kulturelle Hintergründe eine Rolle spielen: Eine aus aktueller professioneller Sicht alternativlos scheinende Heimaufnahme nach Scheitern verschiedener ambulanter Unterstützungsangebote wird beispielsweise von russischen Mitbürgern kaum angenommen, da Heimaufnahmen im eigenen Kulturkreis höchst stigmatisierend erlebt werden. In ähnlicher Weise begegnen professionellen Akteuren in der Beratung türkischstämmiger Mitbürger häufig große Vorbehalte gegen häusliche Krankenpflege und aufsuchende Unterstützung, da die kulturelle Erwartung im Raum steht, den Hilfebedarf familienintern zu regeln.

Darüber hinaus sind Grenzen da gesetzt, wo die Sicherung von Grundpflege und Ernährung im häuslichen Umfeld nicht gegeben ist. Auch bei Verwahrlosung und zugleich fehlender Lösungsmöglichkeit (etwa durch Ablehnung der Hilfen und eines Pflegedienstes) muss die Behandlung zur Sicherheit beendet und nach Versorgungsalternativen gesucht werden. Hinzu kommt die Notwendigkeit, in der aufsuchenden Behandlung verlässliche Akteure einbeziehen zu können. Wenn etwa bei gerontopsychiatrischen Patienten mit Delir Trinkprotokolle ausgefüllt werden sollten, um eine ausreichende Flüssigkeitszufuhr zu sichern, so muss eine verlässliche Person vor Ort diese erstellen. Wenn Patienten beaufsichtigungspflichtig sind, aber entgegen der Absprache mit Angehörigen mehrfach unbeaufsichtigt zu Hause angetroffen werden, wird eine aufsuchende Behandlung unmöglich. Eine vergleichbar gefährliche Situation ergibt sich zum Beispiel auch, wenn die einzige Bezugsperson vor Ort plötzlich selbst somatisch oder psychisch erkrankt.

Auch wenn an dieser Stelle bewusst nur die häuslich aufsuchende Behandlung thematisiert wird, so sei auch auf ein wesentliches psychologisches Problem der aufsuchenden Heimversorgung hingewiesen. Diese findet beispielsweise im Rahmen der Stationsäquivalenten Behandlung (StäB) der Klinik für Psychiatrie und Psychotherapie für Ältere des Zentrums für seelische Gesundheit am Klinikum Stuttgart statt. Hier werden Patienten in Pflegeheimen bei akuten oder akut exazerbierten chronischen psychiatrischen Erkrankungen aufgesucht. Dabei ist es ganz besonders wichtig, sich die psychosoziale Lebenssituation der Betroffenen vor Augen zu führen. Die personelle Besetzung von Pflegeheimen ist seit Jahren massiv defizitär, sodass meist Ressourcen für Gespräche und intensive Begleitung von Bewohnern fehlen. Ein hinzutretendes multiprofessionelles aufsuchendes Behandlungsteam ist gut beraten, wenn es zunächst die enormen Anstrengungen der Mitarbeiter vor Ort wertschätzt und reflektiert. Erst in einem zweiten Schritt kann es behutsam gelingen, gemeinsam mit den Pflegenden vor Ort (!) Behandlungsziele und -wege zu besprechen. Der leitliniengerechte Rat, unruhige Patienten zunächst einmal eng zu begleiten, kann ausreichen, die geschilderte Diskrepanz zwischen Anspruch und Realität derart übermäßig zu strapazieren, dass das therapeutische Bündnis mit dem aufsuchenden Team zerbricht.

7.3 Hürden und Erfordernisse in der Ausgestaltung eigenen professionellen Handelns

Der Besuch im häuslichen Setting und damit in der Alltagssituation eines Älteren verändert die sonst klar definierten Rollen des Gastes und des Gastgebers. Üblicherweise steht ein Gast für jemanden, der eingeladen wurde, der sich an bestimmte Regeln und Grenzen hält und mit dem man eine angenehme Zeit verbringt. Im Hilfeprozess hingegen besucht der professionell Handelnde einen Älteren oftmals in einem Zwangskontext (z.B. aufgrund einer Meldung des Amts für Öffentliche Ordnung), überschreitet teilweise aufgrund seines Arbeitsauftrages Grenzen (z.B., indem er die Wohnung inspiziert) und ersucht im gemeinsamen Gespräch, Unterstützungsmöglichkeiten mit dem Besuchten auszuhandeln (z.B. in Form einer Diskussion über die Notwendigkeit einer psychiatrischen Behandlung). Diese veränderte Beziehung fungiert damit nicht selten als Ursache möglicher Verwirrung. Diese gilt es zunächst auszuhandeln, bevor eine inhaltliche Fokussierung auf die eigentliche Problemstellung erfolgen kann. In diesen veränderten Rollenfunktionen liegt stets die Gefahr, dass die in der sozialpsychiatrischen Arbeit extrem wichtige professionelle Distanz durch die große Nähe und Verstrickung in die Alltagswelt sowie das soziale Umfeld des Besuchten deutlich stärker als im Büro-Setting gefährdet wird.

Hinzu kommt, dass ein Hausbesuch bei vielen Älteren Emotionen auslösen kann, die beim Kontakt in einem Institutions-Setting nicht zutage treten würden. Hierzu zählen etwa Schamgefühle, die möglicherweise sehr schmutzigen oder vermüllten Wohnverhältnisse zu zeigen, Schuldgefühle, da der professionell Handelnde einen erhöhten zeitlichen Aufwand hat, sowie in vielen Fällen auch Druck, für den Besucher extra aufräumen und etwas zu Essen bereitstellen zu müssen, um der Norm eines guten Gastgebers zu entsprechen.

Insbesondere in der Anfangsphase eines Kontakts muss der professionell Handelnde für ein gutes Fundament einer gelingenden Beziehung ein hohes Maß an »Vorarbeit« in Form von Motivation, Zeit sowie Beziehungsarbeit leisten, die in der Praxis oftmals sehr aufwändig und aufgrund der reglementierten Ressourcen nicht immer leicht realisierbar ist. Vor allem dann, wenn das professionelle Aufsuchen in der Häuslichkeit in einem Zwangskontext verortet ist, spielen sich die initialen Hausbesuche auch oftmals nur am Fenster, auf dem Flur oder auf der Straße ab.

Eine weitere Barriere stellt die oft fehlende Störungsfreiheit im häuslichen Setting dar. In Institutionen wie dem Pflegeheim kommt es nicht selten vor, dass Gespräche in Gemeinschaftsräumen stattfinden müssen. Auch im außerstationären Kontext sind die möglichen Störeinflüsse vielfältig: das Klingeln des Telefons bzw. der Haustürklingel, zufällige Begegnungen mit Nachbarn oder etwa die Anwesenheit anderer Familienmitglieder, die sich in die Gespräche einmischen. Dem professionell Handelnden obliegt daher im zugehenden Setting die zusätzliche Aufgabe, Störquellen bestmöglich zu eliminieren sowie den Klienten ggf. dabei zu unterstützen, nach einer Störung wieder an den ursprünglichen Punkt seiner Ausführung zu kommen.

Zugehende Arbeit kann auch aufgrund der Thematik und des Erfahrungskontexts eines Menschen fachlich kontraindiziert sein – etwa wenn im häuslichen Setting Gewalt oder Missbrauch verübt wurde. In diesem Fall wäre ein neutraler Raum zu empfehlen, da der Betroffene diesen eher als »Schutzraum« erleben und so wesentlich leichter das Erlebte erzählen und bearbeiten kann. Werden entsprechende Gesprächsinhalte dennoch im häuslichen Kontext berichtet, kommt dem Helfenden die zwingende Aufgabe zu, zum Abschluss des Gesprächs wieder eine Distanz zum Thema zu schaffen.

Vor allem ältere psychisch erkrankte Menschen weisen oft eine Vielzahl an Bedarfslagen auf. Durch die in Deutschland vorherrschende Spezifizierung der Versorgungslandschaft ist es zumeist notwendig, mehr als nur einen Dienst in die Unterstützung und Versorgung eines Menschen zu involvieren. Zugehende Arbeit erfordert daher nicht nur die Notwendigkeit für gemeinsame Absprachen, sondern auch eine umfassende Informationsweitergabe über gesundheitliche bzw. bedarfsbezogene Veränderungen sowie notwendige Anpassungsmaßnahmen. Da in der Praxis nicht nur die Festlegung eines individuellen Case Managers häufig misslingt, sondern auch die einzelnen Professionen oftmals einen Menschen lediglich im Kontext ihres eigenen Arbeitsauftrags sehen, führt dies nicht selten zu fehl-, unter- oder überversorgenden Strukturen. Gerade bei im häuslichen Umfeld lebenden Älteren kann dies etwa dazu führen, dass involvierte Hilfen als unzulänglich betrachtet und aus dem Gefühl der Überforderung heraus vorschnell Umzüge in stationäre Institutionen geplant und realisiert werden. Hierzu tragen auch die fehlende Koordination sowie nicht selten Uneinigkeiten oder Kompetenzstreitigkeiten bei den formell und informell Hilfe Leistenden bei.

Zu bedenken ist auch, dass zugehende Arbeit für den professionell Handelnden auch ein erweitertes und damit extrem hohes Maß an Reflexivität seiner eigenen Einstellung bzw. seines Vorgehens bedeutet. Hierzu zählen etwa Gefühle der Unsicherheit aufgrund des Besuchs in einer unbekannten und wenig einschätzbaren Häuslichkeit, möglicherweise Angst aufgrund der Tatsache, allein einen schwer psychisch gestörten Menschen besuchen zu müssen sowie Schuldgefühle, die etwa dann entstehen, wenn jemand in stark verarmten Verhältnissen wohnt. Die im Vergleich zur Arbeit in einer Komm-Struktur umfänglicheren Anforderungen führen dazu, dass die Gefahr eines Burnout erhöht ist – vor allem dann, wenn eine Fachkraft überwiegend allein arbeitet.

7.4 Barrieren durch institutionelle Rahmenbedingungen

Aktuell haben sowohl Fachverbände als auch die einzelnen Leistungserbringer zugehende Arbeit wenn überhaupt häufig nur als namentliche Nennung in ihren Konzeptionen verankert. Hinzu kommt, dass bislang kaum untersucht ist, unter welchen Voraussetzungen Hausbesuche gelingen können und welche fachlichen Standards hierfür bei der Organisation, Durchführung sowie Nachbereitung verbindlich anzuwenden sind.

Neben der mangelnden fachlichen Grundlage ist zugehende Arbeit häufig durch eine mangelhafte technische Ausstattung erschwert. So stehen oft nicht allen Mitarbeitenden Mobiltelefone zur Verfügung, mit denen vor Ort etwa dringliche Gespräche mit weiteren Beteiligten geführt oder auch Verspätungen angekündigt werden können. Des Weiteren sind die Mitarbeitenden nur selten mit Tablets oder Laptops ausgerüstet, die eine Dokumentationssicherung direkt vor Ort und bestenfalls den direkten Zugriff auf patientenbezogene und arbeitsrelevante Unterlagen ermöglichen. Auch verzögert eine fehlende Recherchemöglichkeit via Internet oftmals den Hilfeprozess dadurch, dass etwa Ansprechpartner weiterer Institutionen nicht direkt ausfindig gemacht und gemeinsam zwecks weiterer Planungsschritte im Beisein des Klienten kontaktiert werden können.

Obwohl eine gute Planung der einzelnen Besuche dazu beitragen kann, die Wegstrecken möglichst gering zu halten, durchkreuzen immer wieder Akutsituationen diese Planung und erfordern oftmals das Besuchen von Klienten in weit auseinanderliegenden Stadtteilen. Die Ermöglichung von Mobilität erfolgt einrichtungsspezifisch oft sehr verschieden über Nutzung der öffentlichen Verkehrsmittel, Pedelecs, das Vorhalten einer eigenen Fahrzeugflotte, der Nutzung des privaten Kraftfahrzeugs oder einen Rückgriff auf allgemeine Carsharing-Angebote, die jeweils mit individuellen Nachteilen verbunden sind. Hinzu kommt, dass dieser oft zeitintensive Ressourcenverbrauch für die Bewältigung der Wegstrecken oft an anderer Stelle – etwa der Ausführlichkeit und fachlichen Tiefe der Dokumentation oder auch bei einer Verkürzung eines Hausbesuches – wieder eingespart werden muss.

7.5 Literatur

Pöschel K, Spannhorst S (2018) Dementia care sensitive demands. Soziale, medizinische und pflegerische Bedarfslagen von Menschen mit Demenz. 1. Aufl. Wiesbaden: Springer Verlag.

II Erfolgreiche Praxisbeispiele

8 Die stationsäquivalente Behandlung am Klinikum Stuttgart

Stefan Spannhorst, Tanja Szabo und Carola Bruns

8.1 Begriffliche Einordnung und Historie

Die stationsäquivalente Behandlung ist grundsätzlich von dem sogenannten Home Treatment abzugrenzen. Teilweise werden diese beiden unterschiedlichen Behandlungsformen jedoch auch in der Fachwelt und Literatur synonym verwendet bzw. nicht scharf voneinander getrennt.

Unter dem Begriff des Home Treatment verbergen sich häufig verschiedenste Bedeutungen (Achberger und Greve 2017).

Die Ansätze des Home Treatments existieren historisch betrachtet bereits seit den 1930er Jahren als aufsuchende Behandlung psychiatrisch Erkrankter in den Niederlanden (Horn 2018). Diese wurden in den 1960er bis 1980er Jahren insbesondere in den USA sowie Australien und Skandinavien im Zuge des Abbaus von stationären psychiatrischen Krankenhausbetten sowie dem Wunsch nach gemeindenahen Strukturen weiter ausgebaut (Horn 2018; Lambert et al. 2017a).

Der wesentliche Unterschied zwischen den historisch gewachsenen Konzepten des Home Treatments und der seit 2018 in Kraft getretenen stationsäquivalenten Behandlung liegt darin, dass im Rahmen des Home Treatments häufig eine längerfristige Behandlung über die Akutbehandlung hinaus möglich ist, bei der stationsäquivalenten Behandlung hingegen eine Krankenhausbehandlungsbedürftigkeit gefordert bzw. nachzuweisen ist (Lambert et al. 2017a). Die stationsäquivalente psychiatrische Behandlung wurde bislang vielfach in der Literatur als eine Variante bzw. ein Konzept des Home Treatments verstanden (Achberger und Greve 2017, Greve 2017).

In Deutschland wurde seit dem Bericht der Enquête-Kommission des Deutschen Bundestages zur Lage der Psychiatrie in Deutschland 1975 versucht, lebensweltnahe Versorgungskonzepte zu etablieren sowie sektorenübergreifende Behandlungen psychisch kranker Menschen zu ermöglichen. Weiterhin besteht jedoch in Deutschland eine vergleichsweise strikte Trennung des ambulanten und stationären Versorgungssektors. Ein personzentrierter Ansatz bzw. der aktive Einbezug der Lebensumwelt des Patienten in der psychiatrischen Behandlung ist auch heute eher noch eine Ausnahme als die Regel (Längle et al. 2019). Diese Tatsache steht damit auch im Widerspruch zu Empfehlungen aus nationalen und internationalen Leitlinien wie beispielsweise der S3-Leitlinie »Psychosoziale Therapien bei schweren psychischen Erkrankungen«. In der Leitlinie wird mit einem Empfehlungsgrad A, Evidenzebene Ia, die aufsuchende Behandlung im Lebensumfeld empfohlen (Deutsche Gesellschaft für Psychiatrie und Psychotherapie 2019; Horn 2018).

In Deutschland wurde das Home Treatment seit 1998 in unterschiedlich ausgestalteten Modellprojekten an circa 20 verschiedenen Kliniken angeboten. Als eines der ersten Krankenhäuser führte Krefeld die sogenannte »Integrative Psychiatrische Behandlung« ein, die jedoch explizit in ihren Ausschlusskriterien »gerontopsychiatrische Erkrankungen« benannt hatte (Bechdolf et al. 2011; Horn 2018; Längle et al. 2019). Es fanden sich weitere etablierte Programme in Deutschland, die jedoch zumindest als relative Kontraindikation Erkrankungen mit organischen psychischen Störungen, zu denen etwa auch eine Demenzerkrankung zählt, aufführen (Lambert et al. 2017a; Bezirkskrankenhaus Günzburg). Was jedoch übereinstimmend gezeigt werden konnte, war eine Verkürzung bzw. Vermeidung von vollstationären Krankenhausaufnahmen (Bechdolf et al. 2011; Bühring 2017). Für die »Integrative Psychiatrische Behandlung« konnten die Kollegen in einer Untersuchung zur Wirksamkeit zeigen, dass die mittlere Verweildauer im Vergleich zu der Verweildauer einer äquivalenten vollstationären Behandlung kürzer war, und dass sowohl Patienten als auch Angehörige mit der Behandlung zufriedener waren als mit einer vollstationären Behandlung (Bechdolf et al. 2011). Ähnlich positive Erfahrungsberichte bezüglich des Erlebens der stationsäquivalenten Behandlung konnten auch in den Südwürttembergischen Zentren für Psychiatrie (ZfP Südwürttemberg) von Patienten und Mitarbeitern erhoben werden (Längle et al. 2019). In der Erhebung des Krefelder Home Treatment-Teams konnten außerdem eine niedrige Abbruchrate sowie große Effektstärken in der Behandlung von Patienten mit einer schizophrenen Störung nachgewiesen werden (Bechdolf et al. 2011).

8.2 Sozialpolitische und gesetzliche Hintergründe

Mit dem zum 01.01.2017 in Kraft getretenen Gesetz zur Weiterentwicklung der Versorgung und Vergütung für psychiatrische und psychosomatische Leistungen (PsychVVG) kam es seit dem 01.01.2018 zu einer Anpassung des § 39 Absatz 1 Sozialgesetzbuch V und dem Inkrafttreten des § 115d SGB V (Lambert et al. 2017b). Der § 39 SGB V befasst sich mit der Krankenhausbehandlung:

> »(1) Die Krankenhausbehandlung wird vollstationär, stationsäquivalent, teilstationär, vor- und nachstationär sowie ambulant erbracht. Versicherte haben Anspruch auf vollstationäre oder stationsäquivalente Behandlung durch ein nach § 108 zugelassenes Krankenhaus, wenn die Aufnahme oder die Behandlung im häuslichen Umfeld nach Prüfung durch das Krankenhaus erforderlich ist, weil das Behandlungsziel nicht durch teilstationäre, vor- und nachstationäre oder ambulante Behandlung einschließlich häuslicher Krankenpflege erreicht werden kann. [...]« (Sozialgesetzbuch V 2018).

Hierbei werden die vollstationäre und stationsäquivalente Behandlung als gleichwertig betrachtet. Das bedeutet: Sobald eine Krankenhausbehandlungsbedürftigkeit vorliegt, kann das Krankenhaus nach Abwägung entscheiden, welche der beiden Behandlungsformen durchgeführt werden soll. Es besteht somit kein Vorrangverhältnis wie beispielsweise ambulant vor stationär (Längle et al. 2019).

Im § 115d SGB V wurde die stationsäquivalente psychiatrische Behandlung genauer definiert:

> »Psychiatrische Krankenhäuser mit regionaler Versorgungsverpflichtung sowie Allgemeinkrankenhäuser mit selbstständigen, fachärztlich geleiteten psychiatrischen Abteilungen mit regionaler Versorgungsverpflichtung können in medizinisch geeigneten Fällen, wenn eine Indikation für eine stationäre psychiatrische Behandlung vorliegt, anstelle einer vollstationären Behandlung eine stationsäquivalente psychiatrische Behandlung im häuslichen Umfeld erbringen. Der Krankenhausträger stellt sicher, dass die erforderlichen Ärzte und nichtärztlichen Fachkräfte und die notwendigen Einrichtungen für eine stationsäquivalente Behandlung bei Bedarf zur Verfügung stehen. […]« (Sozialgesetzbuch V 2017).

Durch die gesetzlichen Rahmenbedingungen des PsychVVG wurden der Spitzenverband Bund der Krankenkassen, der Verband der Privaten Krankenversicherung und die Deutsche Krankenhausgesellschaft aufgefordert, Vereinbarungen in Bezug auf die Anforderungen an Dokumentation, Qualität der Leistungserbringung und an die Beauftragung von ambulanten Leistungserbringern zu treffen. Der Gesetzgeber forcierte durch ein enges Zeitfenster die zeitnahe Umsetzung von StäB. Ein bereits automatisch angelaufenes Verfahren der Bundesschiedsstelle bei zunächst fehlendem Konsens konnte bei letztendlicher Einigung doch noch eingestellt werden (Deutsche Krankenhausgesellschaft 2017). Es war außerdem lange nicht klar, ob gerontopsychiatrische Patienten in einem Pflegeheim in StäB behandelt werden können bzw. wie die Pflegeleistungen geregelt sein würden. »Nach § 87 a Abs. 1 SGB XI seien bei stationsäquivalenter Behandlung auch keine Abschläge von den Vergütungen für Pflegeheime vorgesehen.« (Längle et al. 2019). Somit trägt auch das Pflegeheim weiterhin die Verantwortung für die pflegerischen Leistungen und gewährleistet, dass der Bewohner auch weiterhin an den Lebensaktivitäten im Pflegeheim teilnehmen kann. Übertragen auf den ambulanten Bereich bedeutet das, dass Leistungen gemäß SGB XI neben StäB erbracht werden können und nicht durch das Krankenhaus getragen werden müssen. Lediglich neu aufgetretene Begleiterkrankungen müssen durch StäB analog zu einer vollstationären Krankenhausbehandlung entsprechend mitbehandelt werden bzw. eine entsprechende Versorgung oder fachärztliche konsiliarische Mitbeurteilung eingeleitet werden (Längle et al. 2019; Deutsche Krankenhausgesellschaft 2017).

8.3 Rahmenvereinbarungen und Umsetzungshinweise

Gemäß dem § 115d SGB V Absatz 2 haben der Spitzenverband Bund der Krankenkassen, der Verband der Privaten Krankenversicherung sowie die Deutsche Krankenhausgesellschaft Voraussetzungen in Bezug auf die Anforderungen an Dokumentation, Qualität der Leistungserbringung und an die Beauftragung von ambulanten Leistungserbringern vereinbart. Als ein Grundsatz wurde in § 2 festgelegt:

»Die stationsäquivalente psychiatrische Behandlung umfasst eine Krankenhausbehandlung im häuslichen Umfeld durch mobile fachärztlich geleitete multiprofessionelle Behandlungsteams. Sie entspricht hinsichtlich der Inhalte sowie der Flexibilität und der Komplexität der Behandlung einer vollstationären Behandlung. [...]« (GKV Spitzenverband et al. 2017).

Auf die Multiprofessionalität des Behandlungsteams wird in § 7 näher eingegangen – mit der Spezifizierung, dass dieses aus Ärzten, Psychologen, Pflegefachpersonen sowie Spezialtherapeuten bestehen kann. Ärzte sowie Pflegefachpersonen sind dabei feste Mitglieder des Teams. Das Team muss jedoch aus mindestens drei Berufsgruppen zusammengesetzt sein, sodass eine weitere Berufsgruppe, die frei gewählt werden kann, notwendig ist. Die Leitung des Behandlungsteams liegt beim zuständigen Facharzt. Gegebenenfalls können laut § 10 »in geeigneten Fällen« externe Leistungserbringer vom Krankenhaus beauftragt werden. Sinnvoll wäre diese Erweiterung zum Beispiel, um bei Menschen mit Demenz und/oder der Wohnortnähe eine Behandlungskontinuität zu gewährleisten. In den Umsetzungshinweisen wird auch das Beispiel eines ambulanten Pflegedienstes aufgeführt, dessen Fortführung sinnvoll sein kann. Die Gesamtverantwortung bleibt jedoch stets bei dem beauftragenden Krankenhaus. Der Anteil der externen Leistungserbringer darf jedoch nicht mehr als die Hälfte der Therapiezeiten betragen, die in dem entsprechenden Budgetjahr durchgeführt wurden. Auch ist wichtig darauf hinzuweisen, dass der Einsatz ambulanter Pflegedienste oder externer Leistungserbringer wie Physio- oder Ergotherapeuten nicht verordnet, sondern nur beauftragt werden dürfen. Das Team muss – bei Behandlungen, die länger als sechs Tage dauern – eine wöchentliche multiprofessionelle Fallbesprechung durchführen. Bei dieser Besprechung müssen mindestens drei der beteiligten Berufsgruppen anwesend sein. Es besteht jedoch auch die Möglichkeit einer telefonischen Teilnahme. Sofern externe Leistungserbringer beauftragt wurden, sollten diese auch mit einbezogen werden (Deutsche Krankenhausgesellschaft 2017; GKV Spitzenverband et al. 2017).

Täglich sollte entsprechend § 8 ein persönlicher Patientenkontakt durch mindestens ein Mitglied des multiprofessionellen Teams erfolgen. Hierbei zählt auch der Kontaktversuch, sofern der Grund eines Nicht-Zustandekommens bei dem Patienten liegt. Einmal pro Woche muss bei einer Behandlung, die länger als sechs Tage dauert, ein ärztlicher Kontakt stattfinden. Der Patient hat neben den vereinbarten persönlichen Kontakten die Möglichkeit, ein Mitglied des StäB-Teams werktags im Tagdienst telefonisch zu erreichen. Außerdem wird jederzeit, das heißt 24 Stunden an sieben Tagen pro Woche, eine ärztliche Behandlung z. B. in Krisensituationen gewährleistet sowie gegebenenfalls auch eine vollstationäre Krankenhausaufnahme (Deutsche Krankenhausgesellschaft 2017; GKV Spitzenverband et al. 2017).

Vor dem eigentlichen Behandlungsbeginn muss nach § 3 durch den Facharzt festgestellt werden, dass das häusliche Umfeld für eine psychiatrische Behandlung grundsätzlich geeignet ist. Es dürfen keine Faktoren vorliegen, die dem Behandlungsziel entgegenstehen könnten. Diese Überprüfung muss auch während der Behandlung immer wieder vorgenommen werden. Insbesondere aus gerontopsychiatrischer Sicht stellt sich auch die Frage, ob eine ausreichende Versorgung des

Patienten sichergestellt ist. Dafür kann es gegebenenfalls auch notwendig sein, dass ein ambulanter Pflegedienst etabliert werden muss. In den Empfehlungen zur Umsetzung wird hierzu angeführt, dass der Anspruch zu Leistungen anderer Sozialgesetzbücher bestehen bleibt. Das bedeutet, dass die Kosten für beispielsweise pflegerische Leistungen nicht durch das Krankenhaus übernommen werden müssen. Neben der Eignung des Wohnumfelds müssen die im selben Haushalt lebenden volljährigen Personen der Behandlung im häuslichen Umfeld zustimmen. Eine Besonderheit ergibt sich für Patienten, die in einem Pflegeheim leben. Auch in diesem Fall muss eine Zustimmung erfolgen, wobei nicht klar geregelt ist, durch wen diese zu erfolgen hat (Deutsche Krankenhausgesellschaft 2017; GKV Spitzenverband et al. 2017). In praxi wird das Einverständnis der Heimleitung sowie – soweit vorhanden – der mit dem Behandelten im selben Zimmer Wohnenden vorab eingeholt.

8.4 Diagnosespektrum der in der gerontopsychiatrischen StäB des Klinikum Stuttgart behandelten Patienten

In der im Klinikum Stuttgart seit 2018 durchgeführten StäB in der Gerontopsychiatrie werden im Schwerpunkt Patienten mit bestehender Demenz behandelt, sei es aufgrund einer schweren Verhaltensstörung oder eines Delirs bei Demenz, aber auch aufgrund demenzbedingter wahnhafter oder affektiver Störungen (zumeist Depressionen). Die Rückschau auf fünf Jahre Behandlungserfahrung ergab 2023 die folgende Verteilung psychiatrisch akut behandlungsbedürftiger Erkrankungen unter den insgesamt 472 Behandelten:

- 146 Fälle (30,7%) Delir bei Demenz
- 107 Fälle (22,5%) nicht organische affektive Störung (zumeist Depression)
- 80 Fälle (16,8%) organisch affektive oder wahnhafte Störung, als deren organische Ursache in jedem Fall eine Demenz anzusehen war
- 68 Fälle (13,7%) Verhaltensstörung bei Demenz
- 29 Fälle (6,1%) Schizophrenie
- 29 Fälle (6,1%) schizoaffektive Störung
- 6 Fälle (1,3%) psychische und Verhaltensstörungen durch psychotrope Substanzen
- 7 Fälle (1,5%) aus dem Spektrum neurotische/Belastungs- und somatoforme Störungen

Dabei betrug die mittlere Behandlungsdauer seit 2020 ca. 30 Tage (mit einer Streubreite von einem bis 160 Tagen) und lag damit jeweils mindestens zwei Tage unter der mittleren stationären Behandlungsdauer der Klinik f. Psychiatrie und Psychotherapie f. Ältere am Klinikum Stuttgart.

Aufgrund der hohen Anzahl behandelter Menschen mit Demenz ist es zum Verständnis der Vor- und Nachteile einer StäB erforderlich, die Erkrankung Demenz näher zu erläutern. Auch die anderen häufigen Erkrankungen des o. g. behandelten Spektrums sollen im Folgenden in ihrer Symptomatik und den sich daraus ableitenden Grundzügen therapeutischen Handelns kurz dargestellt werden.

Dabei wird unter Demenz das Auftreten kognitiver Defizite in mehreren Leistungsbereichen (Domänen) verstanden, beispielsweise Kurzzeitgedächtnis und Handlungsplanung. Per definitionem muss die Bewältigung des Alltags deutlich durch die kognitiven Defizite beeinträchtigt sein und als Mindestdauer werden sechs Monate angegeben (nach ICD-10, in: Dilling et al. 2008). Es sei ergänzend darauf hingewiesen, dass neuere psychiatrisch-diagnostische Klassifikationssysteme (ICD-11 und DSM 5) kognitive Störungen weiter fassen, was tendenziell zu früheren Diagnosen kognitiver Störungen auch ohne das volle Bild einer Demenz führt. Auf das daraus resultierende Dilemma, dass aktuell in Europa zugelassene antidementive Therapien lediglich für die Anwendung bei gesicherten Demenzerkrankungen, nicht für mögliche Vorstufen einer Demenz (Mild Cognitive Impairment, MCI) zugelassen sind, kann hier nicht weiter eingegangen werden. Für die Wirksamkeit in Aussicht stehender neuer Antikörper-Therapien sehr früher Formen der Alzheimer-Krankheit wiederum wird die Frühdiagnostik wichtig sein.

Die häufigste Ursache einer demenziellen Entwicklung ist in einer Alzheimer-Krankheit zu sehen, die etwa 65% der Fälle ausmacht. Diese Demenzform ist durch einen schleichenden Progress, Kurzzeitgedächtnisstörungen und eine sukzessive Abnahme der Orientierung und Fähigkeit zur Handlungsplanung charakterisiert. Nicht selten treten Sprachstörungen hinzu sowie im späteren Verlauf immobilisierende Gangstörungen. Daneben führen Gefäßveränderungen insbesondere durch langjährigen Bluthochdruck oder einen Diabetes in manchen Fällen zu Schädigungen im Hirngewebe durch minimale Blutungen oder kleine Infarkte, im Gesamtbild auch als zerebrale Mikroangiopathie bezeichnet. Werden solche Läsionen in einem das altersübliche Maß überschreitenden Umfang in der bildgebenden Diagnostik nachgewiesen, spricht man bei klinischem Bild einer Alzheimer-Krankheit von »gemischter Form« mit neurodegenerativen und vaskulären Anteilen. Treten Gefäßläsionen isoliert auf und ist der Krankheitsverlauf typisch für eine rein gefäßbedingte kognitive Störung mit Alltagseinschränkungen, kann eine vaskuläre Demenz diagnostiziert werden, die ca. 20% der Demenzerkrankungen ausmacht. Diese unterscheidet sich typischerweise in ihrer Symptomatik von der Alzheimer-Krankheit dahingehend, dass eine erhebliche Denk- und psychomotorische Verlangsamung im Vordergrund stehen und das Voranschreiten der kognitiven Defizite in abgrenzbaren Schritten, treppenartig, erfolgt. Seltener sind Lewy-Body-Erkrankungen, worunter eine Demenzform verstanden wird, die mit früh einsetzender parkinsonoider Gangstörung, lebhaften optischen Halluzinationen und deutlichen Schwankungen von Orientierung und Kognition einhergeht. Bei dieser Erkrankung ist mitunter die Orientierung lange gut erhalten und die medikamentöse Behandlung von Unruhe, Verhaltensstörungen und Delirien gestaltet sich wegen zahlreicher Unverträglichkeiten schwierig. Die Unterscheidung der Lewy-Body-Erkrankung von einer Parkinson-Demenz, d. h. einer im Spätstadium eines gesicherten Morbus Parkinson auftretenden Demenz, kann schwierig sein und es wird diskutiert, ob es sich bei beiden Demenzformen um mögliche Ausprägungen derselben pathologischen Hirnveränderungen handeln könnte, zumal zerebrale Lewy-Bodies als pathologische Proteinablagerungen in beiden Fällen nachweisbar sind (Sezgin et al. 2019).

Als besondere Form der Demenz, oft bereits ab dem 50. Lebensjahr beginnend, ist die Frontotemporale Lobärdegeneration (FTLD) anzusehen, die in drei Varianten klinisch auffällig werden kann: zum einen in einer häufigen Verhaltensvariante (Behavioural Variant, BV), bei der zunehmende Reduktion der Urteils- und Kritikfähigkeit, Enthemmung aber auch Apathie auftreten können, was jeweils zu erheblichen sozialen Problemen führt. Zum anderen in Form erheblicher Sprachstörungen, entweder mit schwer gestörter Sprachproduktion bei weitgehend erhaltenem Sprachverständnis (Primär progressive Aphasie, PPA) oder als das Sprachverständnis hochgradig einschränkende sensorische Aphasie bei semantischer Demenz (SD). Auch diese Formen der FTLD bedeuten – zumal bei oft lange erhaltener Orientierung und Gedächtnisleistung – einen hohen Leidensdruck für Betroffene und ihr soziales Umfeld. Als weitere Form einer Demenz sei die durch chronischen Alkoholgebrauch bedingte Alkohol-Demenz bzw. das Korsakow-Syndrom genannt, bei dem Konfabulationen, also Fehl-Erinnerungen, prägend sind.

Aus der kurzen Übersicht über häufige Demenzformen und deren unterschiedliche Symptomatik wird deutlich, dass die Behandlung in jedem Fall sowohl das stützende soziale Umfeld einbeziehen muss als auch bzgl. der genauen Ursache der Demenz individualisiert, sowohl im medikamentösen wie nicht medikamentösen Zugang in der Therapie, gestaltet werden muss. Trotz der o. g. typischen Symptome verlaufen Demenzen letztlich sehr individuell, was Symptome und ein Voranschreiten der Defizite angeht. Aufgrund häufiger Multimorbidität (da Demenzen zumeist Menschen höheren Alters betreffen) ist die medikamentöse Behandlung von Delirien, Verhaltensstörungen, aber auch demenzbedingten Ängsten, Depressionen und Wahnsymptomen herausfordernd. Sturzgefahr und Gebrechlichkeit (Frailty) sind stets zu beachten, ebenso die oft in Patientenverfügungen niedergelegten Wünsche zu Behandlungen und Behandlungsintensitäten gerade am Lebensende. In StäB spielt das Lebensumfeld und der daraus resultierende Unterstützungs- und Versorgungsbedarf eine herausragende Rolle, um durch deren Beratung bzw. Modifikation und Optimierung psychische Stabilität auch nach Ende der Akutbehandlung zu sichern. Eine zunehmende Anzahl älterer Menschen gerade in Großstädten lebt allein, andere bei ihren Verwandten, viele gerade in fortgeschrittenen Stadien der Demenz in Pflegeheimen.

Grund für eine akutstationäre oder StäB-Behandlung für Menschen mit Demenz ist selten die Erkrankung selbst, sondern aus ihr resultierende Folgeerkrankungen wie schwere Verhaltensstörungen oder organisch bedingte wahnhafte oder affektive Störungen, aber auch Delirien bei Demenz.

Verhaltensstörungen bei Demenz, auch als herausfordernde Verhaltensweisen bezeichnet, im englischen Sprachraum »Behavioural and psychological symptoms of dementia« (BPSD), stellen eine häufige Indikation für StäB dar. Hierbei handelt es sich um sehr verschiedene, den Alltag der Betroffenen und ihres Umfeldes massiv beeinträchtigende Verhaltensauffälligkeiten wie psychomotorische Unruhe, Angstzustände, Raptus-artige fremdaggressive Übergriffe, aber auch automatisierte Vokalisationen (Rufen) oder stereotype Verhaltensweisen. Auch die bis zur Erschöpfung gehende Lauftendenz, mitunter Weglauftendenz, ist hier zu nennen, ebenso eine Tag-Nacht-Rhythmus-Umkehr mit nächtlicher Unruhe und Schlafphasen am Tage. So verschieden wie die Erscheinungsformen der Verhaltensstörungen bei Demenz sind auch die möglichen Ursachen. Eine verstehende Diagnostik, die initial klärt, ob die fehlende Beachtung von Grundbedürfnissen als Ursache anzusehen sind, ist essenzieller Bestandteil aktueller gerontopsychiatrischer Behandlungsansätze. Diese Betrachtungsweise hat Tom Kitwood in seinem personzentrierten Behandlungsansatz (s. u. a. Broker 2019) ausführlich und prägend dargelegt. Zusammenfassend werden von ihm als universelle Grundbedürfnisse Betätigung, Teilhabe, Liebe, Trost, Identität und Einbeziehung benannt, die aus verschiedenen Gründen bei Menschen mit Demenz oft weniger beachtet werden, was zu Unruhe, Abwehr und Anspannung führen kann. Darüber hinaus kann es durch manifeste hirnorganische Veränderungen (insbesondere Frontalhirnatrophie) zu enthemmten und gefährdenden Verhaltensweisen kommen. Die Behandlung ist komplex und multimodal. Wesentlich ist es, das soziale Umfeld im Umgang mit den Verhaltensweisen unter Bewusstmachung möglicher veränderbarer Auslöser intensiv zu schulen. Der Vorrang nicht medikamentöser Interventionen vor (nicht selten mit Nebenwirkungen behafteter) medikamentöser Therapie stellt oft eine medizinische wie ethische Herausforderung dar. Dies gilt insbesondere, wenn weder Personal- noch Zeitressourcen für einen ruhigen und verstehenden Umgang mit Verhaltensstörungen verfügbar gemacht werden (können). Zur Vertiefung des Themas »Professioneller Umgang mit demenztypischen Verhaltensstörungen« sowie »Ethische Abwägung adäquater Behandlungsmaßnahmen« sei auch auf das im hiesigen Verlag erschienene Buch »Das demenzsensible Krankenhaus« verwiesen (Spannhorst 2019).

Unter affektiven Störungen werden Depressionen mit schwerer Antriebshemmung, Freudlosigkeit und mitunter Suizidalität sowie weiteren typischen Symptomen genauso verstanden wie Manien mit pathologisch gehobener Stimmung, oft Gereiztheit und schweren sozialen, mitunter auch finanziellen Beeinträchtigungen. Als nicht organische affektive Störungen werden in diesem Zusammenhang ohne als wesentlich in der Krankheitsentwicklung anzusehende organische Erkrankung (wie Demenz) auftretende Depressionen, Manien oder bipolare (mit manischen und depressiven Phasen einhergehende) Erkrankungen verstanden. Diese sind deutlich häufiger als organisch bedingte affektive Störungen. Neben einer schrittweise anzupassenden Medikation ist bei affektiven Störungen Psychotherapie durch Psychologen bzw. zugleich psychotherapeutische Elemente in der Behandlung aller Berufsgruppen wesentliche Bedingung für eine psychische Stabilisierung. Hier bietet StäB durch aufsuchende Arbeit und dadurch wesentlich einfacheren Einbezug der Angehörigen sowie durch die am konkreten Wohnumfeld orientierte Verhaltenstherapie gegenüber der Klinikbehandlung deutliche Vorteile.

Schizophrenien schließlich sind durch psychotisches, also wahnhaft bedrohliches Erleben (z. B. einen Verfolgungswahn), formale Denkstörungen und eine erhebliche Beeinträchtigung der Funktionalität im Alltag gekennzeichnet. Im Alter besteht die besondere Herausforderung darin, die nach oft langjährigen Vorbehandlungen durch Neuroleptika erhöhte Sturzgefahr und Mobilitätseinschränkung in die Gestaltung der medikamentösen Behandlung einzubeziehen und trotz zunehmender Gebrechlichkeit eine möglichst autonome Lebensweise für die Betroffenen zu gewährleisten.

Kognitive Einschränkungen und insbesondere Demenzerkrankungen bedeuten für die Betroffenen ein erhöhtes Risiko, im Verlauf ein Delir zu entwickeln. Bei Delirien handelt es sich um akut einsetzende Verwirrtheitszustände, die in der Ausprägung wellenförmig schwanken (fluktuieren). Schwankungen der Wachheit und psychomotorischen Unruhe sind häufig. Symptome wie Wahn, Halluzinationen und vor allem nächtliche Unruhezustände können hinzukommen. Entscheidend ist die rasche Suche nach einer (oft körperlichen) Ursache des Delirs und deren schnelle Behandlung. So können beispielsweise akute Infektionen, Operationen mit Narkose, Austrocknung (Exsikkose) Stürze, Schmerzen oder Ortswechsel die Ursache eines Delirs sein. Soweit keine körperlich nur stationär zu behandelnden Ursachen (wie etwa schwere Lungenentzündungen) vorliegen, kann die Delirbehandlung auch im Umfeld des Patienten erfolgen – mit dem entscheidenden Vorteil, dadurch einen Ortswechsel in die Klinik (der Delir-fördernd wäre) zu vermeiden.

8.5 Vor- und Nachteile von StäB – insbesondere im Hinblick auf die Gerontopsychiatrie

Für Menschen mit Demenz sind die Versorgungsabläufe und Rahmenbedingungen eines Akutkrankenhauses häufig wenig geeignet. Auch heute sind viele Krankenhäuser vorwiegend noch darauf ausgerichtet, somatische Erkrankungen in möglichst kurzer Zeit so effektiv wie möglich zu behandeln (Pinkert and Holle 2012). Vielmehr noch birgt das Akutkrankenhaus für Menschen mit Demenz zahlreiche Risiken wie beispielsweise Delirien und eine erhöhte Mortalität (von Renteln-Kruse et al. 2015). Die Zahl der Krankenhausfälle korreliert eng mit dem Alter, sodass bei den Über-60-Jährigen eine starke Zunahme der Krankenhausfälle nachzuweisen ist (Statistische Ämter des Bundes und der Länder 2010). Darüber hinaus ist das Risiko für eine stationäre Krankenhausaufnahme für Menschen mit einer Demenz bei Alzheimer-Krankheit circa dreifach erhöht (Fong et al. 2012). Allein die stationäre Aufnahme in ein Akutkrankenhaus ist ein Risikofaktor zur Erlangung eines Delirs. Grund hierfür sind unter anderem die mit dem Ortswechsel einhergehenden fremden Routinen und Abläufe (Hewer et al. 2016). Ein Delir kann bei Menschen mit Demenz zu einer erheblichen Verschlechterung der kognitiven Leistungsfähigkeit führen, die auch nach Abklingen des Delirs weiterhin anhalten kann. Aber auch eine stationäre Behandlung ohne durchgemachtes Delir kann zu Komplikationen wie dem Verlust an Selbständigkeit, der Entlassung in eine vollstationäre Pflegeeinrichtung sowie einer erhöhten Mortalität führen (Fong et al. 2012). Daraus lässt sich ableiten, dass es ein Ziel sein sollte, stationäre Krankenhausaufenthalte für Menschen mit Demenz zu vermeiden bzw. zu reduzieren. Selbstverständlich ist nicht für jeden Patienten eine stationsäquivalente Behandlung gleichermaßen geeignet, es gilt hier, die Vor- und Nachteile gründlich abzuwägen und mit dem Patienten sowie ggf. seinem sozialen Umfeld transparent zu besprechen.

Gerade im Hinblick auf den geriatrischen Patienten ergeben sich zahlreiche Besonderheiten, wodurch sich Vor-, aber auch Nachteile dieser Behandlungsform ableiten lassen:

Bei manchen Patienten ist trotz einer akuten Krankenhausbehandlungsbedürftigkeit eine stationäre Einweisung in ein Krankenhaus schwierig bis unmöglich sowie teilweise auch aus medizinischen Gründen nicht immer sinnvoll. Hierzu können beispielsweise Menschen mit einer Demenzerkrankung gehören, die von einer engmaschigen medizinischen Behandlung in ihrem gewohnten Wohnumfeld am meisten profitieren. Gerade bei Menschen mit Demenz und einer Verhaltensstörung bedarf es häufig auch einer Anpassung der häuslichen Umgebung bzw. der Beratung der zu Hause pflegenden Personen bzgl. der Interaktion mit dem Patienten. Diese intensive und individuelle psychosoziale Betrachtung ist im Rahmen einer stationären Krankenhausbehandlung häufig nicht möglich. Darüber hinaus treten manche Verhaltensauffälligkeiten möglicherweise im Krankenhaus nicht mehr auf, die aber sehr wohl nach Entlassung zu Hause wieder eine Problematik darstellen können. Vielfach ist die nicht mehr bewältigbare häusliche Pflege ein Grund, der zu einer Aufnahme in eine vollstationäre Pflegeeinrichtung führt. Durch eine intensive multiprofessionelle medizinische Behandlung kann diese ggf. – zumindest vorübergehend – abgewendet werden. Aus diesem Grund erscheint es naheliegend, dass Konzepte einer intensivierten Behandlung im häuslichen Umfeld, die aufgrund ihrer Komplexität und Flexibilität einer vollstationären Krankenhausbehandlung entsprechen, besonders für Menschen mit Demenz eine wichtige Alternative darstellen (Längle 2018). Falls sich eine vollstationäre Aufnahme nicht verhindern lässt, besteht mit StäB die Möglichkeit, noch nicht vollständig stabilisierte Patienten früher aus der klinischen Behandlung in die Häuslichkeit zu entlassen und dort die Behandlung fortzusetzen. Damit lässt sich nicht nur die Behandlungszeit in der Klinik verkürzen, sondern auch eine flexiblere Auswahl der Behandlungsform umsetzen, die sich an den Bedarfen und Bedürfnissen der Patienten orientiert und die Behandlungskontinuität eher gewährleistet. Zusätzlich können frühzeitige Wiederaufnahmen ggf. verhindert, Rezidiv-prophylaktische Maßnahmen ergriffen sowie der Behandlungserfolg gesichert werden (Horn 2018; DGPPN 2023). Neben der örtlichen Flexibilität ist auch die zeitliche Flexibilität zu nennen. Es ist möglich, sich mehr auf den Lebensrhythmus des Patienten einzustellen. Nicht der Patient muss sich an die Abläufe im Krankenhaus anpassen, sondern das Behandlungsteam passt sich – im Rahmen der Möglichkeiten – an die Tagesabläufe des Patienten an. Insgesamt steht der Patient als Individuum entsprechend eines personzentrierten Ansatzes wieder mehr mit seinen Bedürfnissen im Fokus der Behandlung. Durch das Erleben des Patienten im häuslichen Umfeld können außerdem Symptome ggf. besser verstanden und eingeordnet sowie der kulturelle Hintergrund mehr mit einbezogen werden (Lambert et al. 2017b; Bühring 2017). Die Besonderheit des Behandlungs-Settings ermöglicht »die intensive Arbeit mit der Familie und/oder dem sozialen Netzwerk sowie die Stärkung psychosozialer Fertigkeiten [...]«. Es kann regelhaft eine Psychoedukation der Patienten und im Haushalt lebender Personen stattfinden. Anfragen von Patienten und Bezugspersonen können zeitnah beantwortet und die Frequenz sowie Dauer der Angebote individuell abgestimmt werden (DGPPN 2023). Durch die Erbringung der Hilfe direkt im Lebensumfeld des Patienten können Krisenbewältigungsfähigkeiten außerdem besser gestärkt werden (Lambert et al. 2017b).

Bezogen auf gerontopsychiatrische Patienten ist außerdem ein wichtiger Vorteil die Einzelbehandlung des Patienten mit bekannten und wenigen Bezugspersonen gegenüber einem komplexen Behandlungs-Setting einer gerontopsychiatrischen Akutstation. Nach einem Ortswechsel in die Klinik benötigt der Patient häufig einige Tage, um in der neuen, für ihn unbekannten Umgebung anzukommen und sich an die neuen Strukturen sowie Personen zu gewöhnen. Diese Tage können im bekannten Umfeld bereits diagnostisch und therapeutisch genutzt werden. Gerade der beobachtenden Diagnostik im gewohnten Umfeld wie insgesamt der Milieutherapie kommt in der Gerontopsychiatrie ein besonderer Stellenwert zu (Längle et al. 2019). Grundlage der Behandlung ist ein personzentrierter Behandlungsansatz Auch bei der Fragestellung einer noch ausreichenden Versorgung in der Häuslichkeit bzw. der Notwendigkeit einer vollstationären Pflegeheimversorgung ist die Diagnostik zu Hause mit dem Erleben der Ressourcen und Fertigkeiten der Patienten sehr wertvoll und wird auch dem Betroffenen mehr gerecht als eine eher »künstliche« Krankenhausumgebung. Ein Vorteil, welcher aus Sicht der Patienten formuliert wird, ist beispielsweise die Möglichkeit, Therapieanteile direkt im Alltag auszuprobieren und in Begleitung eines Teammitglieds zu erproben. Auch könnten neue Optionen der sozialen Integration direkt aufgenommen und versucht werden (Längle et al. 2019).

Grundsätzlich ist zudem festzustellen, dass manche Patienten überhaupt erst durch aufsuchende Behandlung einer Therapie zugänglich sind. Trotz bestehenden akutstationären Behandlungsbedarfes lehnen viele Menschen eine Krankenhausaufnahme ab, oft weil sie krankheitsbedingt schwerste Ängste vor Ortswechseln haben, wären aber mit StäB einverstanden. Damit stehen sie aber auch einer ambulanten Behandlung in der Praxis oder Psychiatrischen Ambulanz nicht zur Verfügung und aufsuchende psychiatrische ambulante Behandlung ist abgesehen von der Pflegeheimversorgung in Deutschland höchst selten verfügbar. Hier droht ohne StäB eine schwere Chronifizierung potenziell behandelbarer psychischer Erkrankungen mit der Gefahr einer Vernachlässigung eigener Bedürfnisse, einer ausbleibenden Erkennung und Unterversorgung auch körperlicher Erkrankungen und Verwahrlosung, sodass am Ende bei schwerer Dekompensation ein mitunter gegen den Willen des Betroffenen erforderlicher aufwendiger und kostenintensiver stationärer Behandlungsprozess unausweichlich wird.

Im Zusammenhang mit Vorteilen der StäB ist der Aspekt der mittelbaren Senkung von Kosten im Gesundheitssystem durch frühzeitig aufsuchende Behandlung unbedingt einzubeziehen.

Dem Gegenüber werden als nachteilig bzw. als limitierend immer wieder eine akute somatische Pflegebedürftigkeit, konsiliarische Mitbehandlung bzw. schwerwiegende somatische Komorbiditäten beschrieben (Horn 2018; Lambert et al. 2017b; Längle et al. 2019). StäB ist nicht für alle psychiatrischen Patienten gleichermaßen geeignet. In der Fachliteratur wird die Sorge bzw. Annahme formuliert, dass die täglichen Hausbesuche an sieben Tagen pro Woche für einige Patienten(gruppen) zu hochfrequent sein könnten. Beispielhaft wird ein einzelgängerischer, an einer Psychose Erkrankter skizziert. Aber auch den anderen im Haushalt lebenden Personen könnte die Besuchsfrequenz zu hoch sein. Insbesondere wurde der tägliche Wechsel an Professionellen als negativ erlebt (Längle et al. 2019; Frasch 2018). Die Befürchtungen gehen so weit, dass angenommen wird, unter Umständen nicht genügend Patienten für die stationsäquivalente psychiatrische Behandlung gewinnen zu können, sodass kleinere Kliniken den Arbeitsaufwand nicht stemmen können (Frasch 2018). Die Vertreter der Kassenärztlichen Bundesvereinigung haben sich bislang außerdem eher kritisch gegenüber der mangelnden Einbeziehung der niedergelassenen Vertragsärzte geäußert. Auch merken sie an, dass die ambulanten Ärzte eine solche multiprofessionelle Behandlung nicht organisieren könnten. Der Spitzenverband ZNS bezeichnet das neue Konzept sogar als eine neue Parallelstruktur des stationären Bereichs, ohne dass die »vorhandene Kompetenz des ambulanten Sektors [miteingebunden wird]« (Bühring 2017). Weiterhin wird neben erheblichen personellen Ressourcen für die Patientenbehandlung selbst auch auf die Fahrzeiten als Nachteil verwiesen. Ein Drittel der Gesamtarbeitszeit falle auf die Fahrzeit an. Es müsse deshalb abgewogen werden, ob das Einzugsgebiet reduziert werden müsse oder z. B. ländliche Regionen nicht mit StäB zu versorgen seien. Außerdem könne es zu Wartezeiten kommen bzw. Situationen, in denen ein Patient die Türe beispielsweise auch nicht öffne und der Besuch frustran verlaufe (Frasch 2018). Solche Überlegungen müssen also auch bei der Auswahl der Patienten für StäB entsprechend berücksichtigt werden. Aus der Erfahrung heraus existieren zusätzlich im Hinblick auf die häufig bestehende somatische Komorbidität zusätzliche Herausforderungen. So kann selbstverständlich in der Häuslichkeit des Patienten nur eine begrenzte technische Diagnostik stattfinden. Diese kann ohne Probleme Labordiagnostik, EKG sowie auch einen Bladder-Scan (orientierende Untersuchung der Blasenfüllmenge mit Harn zur Erkennung von Harnentleerungsstörungen etwa bei Harnwegsinfekten) bzw. Ultraschall umfassen. Für jedwede weitere Diagnostik wie beispielsweise eine zerebrale Bildgebung bzw. weitere radiologische Untersuchungen ebenso wie ggf. auch Konsile von anderen Fachbereichen muss ein Transfer des Patienten ins Krankenhaus erfolgen. Das bedeutet häufig einen hohen logistischen Aufwand bezogen auf den Patienten selbst, aber auch auf die Strukturen innerhalb der Klinik. Eine adäquate Begleitung des Patienten ist erforderlich, welche sinnvollerweise durch die bislang bestehende Bezugsperson (Bezugspflege oder Angehörige) erfolgen sollte. Darüber hinaus müssen der Krankentransport und die Diagnostik in der Klinik idealerweise logistisch optimal aufeinander abgestimmt sein. Jeder, der bereits als Mitarbeiter oder auch als Patient einmal in der Klinik war, weiß jedoch, dass das Einhalten von Terminen nicht immer gewährleistet werden kann und Planbarkeit eine der größten Herausforderungen in der Ambulanz bzw. den diagnostischen Abteilungen darstellt. Das kann bedeuten, dass der Patient zur Diagnostik über viele Stunden hinweg in der Klinik verbleiben muss. Während dieser Zeit sind jedoch die Begleitung des Patienten sowie banale Grundbedürfnisse wie beispielsweise Nahrungsaufnahme, Toilettengänge und ggf. auch Reizabschirmung zu gewährleisten. Stellt diese Situation bereits eine Herausforderung für eine elektive Untersuchung dar, lässt sich erst recht die Schwierigkeit gerade in der Notfallsituation – z. B. nach einem Sturz mit anschließender Röntgenuntersuchung in der Klinik – erahnen. Hier gilt es, Strukturen innerhalb des StäB-Teams aber auch der Klinik zu etablieren, zu evaluieren und kontinuierlich anzupassen. Die somatische Komorbidität stellt tatsächlich auch innerhalb der Rufbereitschaft gerade in der Gerontopsychiatrie den größten Anteil akuter Probleme dar. Die Kontakte während dieses Bereitschaftsdienstes finden zum überwiegenden Anteil bzgl. Medikamentenfragen bzw. akuten somatischen Komplikationen statt (z. B. Sturz, akute Hypertonie, Bewusstseinsstörung). Das bedeutet, dass die Mitarbeiter einerseits über die fachliche Kompetenz verfügen müssen, jedoch darüber hinaus auch die Möglichkeit haben müssen, sich entsprechend rückversichern zu können (z. B. auch über die ärztliche Rufbereitschaft).

Ein Fokus soll neben den allgemeingültigen Vor- und Nachteilen der stationsäquivalenten Behandlung im Folgenden auf das Wohnumfeld »Pflegeheim« gelegt werden. Diese Wohnform ist gerade in der gerontopsychiatrischen Behandlung sehr häufig die vorherrschende, welche zusätzliche Vorteile für StäB bietet, aber auch eigene Herausforderungen bereitstellt. Etwa die Hälfte der in der gerontopsychiatrischen StäB am Klinikum Stuttgart Behandelten leben in einem Pflegeheim.

Je nach Studie zeigen bis zu 65 % der Bewohner in der stationären Altenpflege herausfordernde Verhaltensweisen (Bartholomeyczik et al. 2006). Ursachen hierfür sind neben biologischen Faktoren häufig auch soziale Faktoren wie die Umgebung, Pflegepraktiken und biopsychosoziale Ursachen (James 2017). Aufgrund der sehr eingeschränkten Wirkweise der medikamentösen Therapie bei dieser Indikation, mit dem hohen Risiko an möglichen Nebenwirkungen, kommt bei herausfordernden Verhaltensweisen der nicht medikamentösen Therapie mit psychosozialen Interventionen eine besondere Bedeutung zu (Deutsche Gesellschaft für Neurologie und Deutsche Gesellschaft für Psychiatrie und Psychotherapie 2016). Ein Benefit für den aktuell behandelten Patienten kommt mittelfristig auch anderen Patienten zugute. Mitarbeiter in Pflegeheimen haben durch die Zusammenarbeit mit dem multiprofessionellen StäB-Team während der Behandlungsdauer des Patienten die Möglichkeit, ihre eigenen Kompetenzen zu erweitern bzw. in einen engen Austausch mit dem gesamten Behandlungsteam zu gehen. Hierdurch können andere Blickwinkel auf die aktuelle Situation eingenommen werden sowie eine gemeinsame Reflexion, z. B. auch in Rahmen von gemeinsamen Fallbesprechungen, stattfinden. Ein großer Vorteil der Behandlung im Pflegeheim ist für das StäB-Team demgegenüber die gegebene »Eignung des häuslichen Umfeldes« nach § 3 in der Vereinbarung zur stationsäquivalenten Behandlung. Es besteht bereits eine gesicherte Versorgung des Patienten hinsichtlich der Grundbedürfnisse sowie eine gewisse medizinische Überwachung im Rahmen der Möglichkeiten des jeweiligen Pflegeheims. Die Erhebung von Vitalparametern sowie die Beschreibung des Verhaltens sowie der Gemütslage des Patienten sind bereits etablierte Vorgänge bzw. Prozesse in der täglichen Versorgung.

Als Herausforderungen wurden gerade in den ersten Tagen der gemeinsamen Zusammenarbeit mit Kollegen aus den Pflegeheimen eine gewisse Skepsis gegenüber dem StäB-Team erlebt sowie Vorurteile und (unausgesprochene) Sorgen. Das gemeinsame transparente Klären der geplanten Zusammenarbeit, der Arbeitsweise, der Ziele sowie der Kommunikation ist hierbei essenziell. Sorgen und Bedenken seitens der Einrichtung müssen unbedingt ernst genommen und gemeinsam lösungsorientiert diskutiert werden. Es darf nicht vergessen werden, dass schon der übliche Alltag der Altenpflege durch Not und Mangel (an Zeit und Personal) gekennzeichnet ist. Oft bleibt das objektiv Leistbare hinter dem zurück, was man eigentlich leisten möchte. Dies schafft ein hohes Frustpotential und steigert die Gefahr eines Burn-Out. Wenn dabei dann Forderungen an zusätzlich personzentriertes und eng begleitendes Handeln mit gerontopsychiatrischer Evidenz erhoben werden, kann eine Überforderung zu Tage treten. Die Diskrepanz zwischen Anforderungen und Realität schafft eine unüberbrückbare Kluft, aus der heraus StäB abgelehnt wird. In aller Regel gelingt aber durch behutsames Vorgehen eine für alle Seiten – insbesondere für den Patienten – gewinnbringende, bereichernde und sehr befriedigende Situation.

Letztendlich existieren keine eindeutigen nationalen oder internationalen Kriterien für eine vollstationäre oder stationsäquivalente Behandlung. Es bleibt immer eine Entscheidung der Behandler unter Einbezug der individuellen Lebenssituation des jeweiligen Patienten und nach weitgehender Objektivierung der akuten Behandlungsindikation. Es gibt nur wenige Ausnahmen, bei denen ganz klar eine vollstationäre Behandlung indiziert ist – wie beispielsweise eine akute Suizidalität bzw. nicht abzuwendende akute Eigen- oder Fremdgefährdung (Längle et al. 2019; Lambert et al. 2017b). Selbst jedoch bei einer richterlich angeordneten Behandlung gegen den Patientenwillen bleibt zu klären, ob eine stationsäquivalente Behandlung beispielsweise freiwillig durch den Patienten zugelassen werden würde und deshalb der vollstationären Behandlung vorgezogen werden könnte. Längle et al. (2019, S. 76) haben Leitfragen formuliert, die den Entscheidungsprozess bei der Wahl der geeigneten Behandlungsform unterstützen können:

- »[…] ist es sinnvoll, die Patient*innen aus dem häuslichen Umfeld herauszunehmen […]?
- »[…] [sind] krankheitsverursachende Faktoren im Lebensumfeld zu identifizieren und diese unter Einbindung des sozialen Umfeldes zu modifizieren?«
- »Wie groß ist die Wahrscheinlichkeit, dass Therapieerfolge bei der Entlassung, d. h. dem Übergang in die Häuslichkeit, verloren gehen und damit zur Sicherung des Therapierfolges von vorn herein eine Behandlung zu Hause […] sinnvoller erscheint?«

8.6 Das Konzept im Klinikum Stuttgart

Die Klinik für Psychiatrie und Psychotherapie für Ältere im Klinikum Stuttgart etablierte seit dem Januar des Jahres 2018 die Strukturen für eine stationsäquivalente gerontopsychiatrische Behandlung. Diese Behandlungsform steht Patienten ab ca. 65 Jahren mit einer akuten Erkrankung aus dem psychiatrischen Formenkreis, die das Kriterium einer akuten Krankenhausbehandlungsbedürftigkeit erfüllen, offen. Dabei werden sowohl Patienten mit einer Demenzerkrankung und schweren Verhaltensauffälligkeiten behandelt als auch Patienten mit Depressionen oder akuten psychotischen Erkrankungen. Laut dem Konzept erhält jeder Patient eine individuelle Therapieplanung, die gemeinsam im multiprofessionellen Team erarbeitet wird. Dabei ist neben einer engmaschigen Behandlung der Patienten auch die Unterstützung bzw. Entlastung der Angehörigen wichtig. Grundlage der Behandlung ist ein personzentrierter Behandlungsansatz mit vorbehaltsloser Wertschätzung des Patienten, bedingungsloser positiver Zuwendung und Empathie. Dadurch soll es den Patienten ermöglicht werden – ggf. mit Hilfe des StäB-Teams – seine Ressourcen zu nutzen, um eine Stabilisierung der akuten Krankheitsphase zu erzielen. Es wurden bestehende, aufsuchende Behandlungskonzepte einer gerontopsychiatrischen Pflegeheim-Visite aus der Memory Clinic heraus genutzt, grundlegend modifiziert und um den häuslichen Bereich erweitert.

8.7 Umsetzung der gerontopsychiatrischen StäB im Klinikum Stuttgart

Die stationsäquivalente gerontopsychiatrische Behandlung war im Januar des Jahres 2018 mit 3,6 Behandlungsplätzen in die Umsetzung gegangen. Ende des Jahres 2018 war jedoch bereits eine Ausweitung auf acht Behandlungsplätze im Jahr 2019 beschlossen und genehmigt worden. Die Zahl der Behandlungsplätze wurde Ende des Jahres 2019 dann auf aktuell zehn weiter erhöht. Der Aufbau von StäB erfolgte handlungsorientiert aus bereits bestehenden, aufsuchenden Strukturen der Memory Clinic, die insbesondere im Pflegeheimbereich bereits etabliert worden waren. Der Aufbau von StäB erfolgte multiprofessionell unter maßgeblicher Mitarbeit von langjährig erfahrenen gerontopsychiatrischen Fachpflegekräften.

In der Umsetzung wurde die Etablierung durch eine zentrale Anmeldung von Patienten über eine Behandlungskoordinatorin vereinfacht. Hierbei handelte es sich um eine in der Behandlung somatischer wie psychischer Erkrankungen sehr erfahrene Pflegekraft mit intensiven Kenntnissen der Möglichkeiten und Grenzen ambulanter Versorgungsmodelle, die sämtliche stationäre Behandlungen der Gerontopsychiatrie – ggf. in Rücksprache mit dem ärztlichen Dienst – hinsichtlich Dringlichkeit sowie der Zuordnung zu einer Stationsform vornahm. Die Behandlungskoordinatorin konnte somit stationär einweisenden Ärzten in geeigneten Fällen eine stationsäquivalente Behandlung als Alternative vorschlagen und direkt die Voraussetzungen erläutern, die mit einer solchen Behandlung verbunden sind. Kam eine stationsäquivalente gerontopsychiatrische Behandlung grundsätzlich als alternative Behandlungsform in Betracht, erhielten der einweisende Arzt ebenso wie der Patient bzw. die rechtlichen Vertreter weitere detaillierte Informationen über die Behandlungskoordinatorin in Form eines Telefonats sowie schriftlichen Informationsmaterials bis hin zu einem Behandlungsvertrag. Bei einem Patienten im Pflegeheim wurde das Pflegeheim bezüglich der Behandlungsform über diese Wege aufgeklärt. Eine detaillierte Aufklärung über die Behandlungsform selbst sowie über die damit einhergehenden gesetzlichen Voraussetzungen sowie Vorgaben war essenziell. Die Aufklärung erfolgte deshalb neben der Behandlungskoordinatorin auch im Verlauf mehrfach durch das multiprofessionelle Behandlungsteam. Das Behandlungsteam klärte darüber hinaus auch den Erwartungshorizont der Behandlung mit den Patienten sowie ggf. rechtlichen Vertretern sowie weitere Details der Behandlung ab. Von großer Bedeutung sind beispielsweise Fragen zum Verhalten in Notfallsituationen, Medikamentengaben, Einbindung eines Pflegedienstes, weitere fachärztliche Behandlung während der stationsäquivalenten Behandlung etc. Vermeintliche Detailfragen sollten unbedingt im Vorfeld angesprochen und geklärt werden. Es empfiehlt sich zusätzlich, bestimmte Fragen schriftlich zum Nachlesen zu formulieren und beispielsweise in einem Ordner für alle Beteiligten vor Ort beim Patienten zu hinterlegen. Aufgrund der komplexen bzw. umfangreichen gesetzlichen Vorgaben hinsichtlich der Dokumentation und zu erbringenden Nachweisen empfiehlt es sich, innerklinisch mit Checklisten zu arbeiten, um gerade in der Anfangsphase eine Vollständigkeit sicherzustellen. War durch die Behandlungskoordinatorin die Selektion eines Patienten zugunsten der stationsäquivalenten Behandlung erfolgt, wurde der entsprechende Patient dem Behandlungsteam vorgestellt. Die finale Entscheidung hinsichtlich der Durchführbarkeit wurde somit immer durch das multiprofessionelle StäB-Team getroffen. Neben medizinischen Gesichtspunkten wurden darüber hinaus selbstverständlich auch die jeweiligen zur Verfügung stehenden Kapazitäten, die Strukturen und Machbarkeiten aktuell erforderlicher Anfahrtswege berücksichtigt.

Angestrebt wurde im Verlauf eine gemeinsame pflegerisch-ärztliche Patientenaufnahme, um bereits einen umfänglichen Eindruck des Patienten, seiner vorhandenen Ressourcen sowie psychosozialen Faktoren zu erhalten. Gelang der gemeinsame Erstkontakt nicht, erfolgten spätestens innerhalb von zwei aufeinander folgenden Tagen die umfassende Aufnahme durch beide Berufsgruppen in Einzelvisiten. Nach dem Erstkontakt mit dem Patienten sowie seinem sozialen Umfeld wurde der Patient in einer multiprofessionellen Fallbesprechung auch den weiteren Teammitgliedern von StäB vorgestellt sowie ein Vorschlag zur Ergänzung weiterer an der Behandlung teilnehmender Berufsgruppen unterbreitet. Anschließend erfolgte die Erstellung eines gemeinschaftlichen multiprofessionelles Behandlungsplans einschließlich der Visiten sowie Festlegung des Behandlungsziels.

Bei der Etablierung einer stationsäquivalenten Behandlung im gerontopsychiatrischen Bereich stellen sich insbesondere Herausforderungen aufgrund der häufig bestehenden Multimorbidität der Patienten. Diesen gilt es zum Beispiel bei der

Auswahl des notwendigen Equipments Rechnung zu tragen. Ein Benefit der stationsäquivalenten gerontopsychiatrischen Behandlung ist es, jedwede Ortswechsel für die Patienten zu vermeiden. Das bedeutet jedoch auch für die somatische Diagnostik, dass diese so weit wie möglich ebenfalls zu Hause bei den Patienten erfolgen sollte. Zu der Grundausstattung der Untersuchungsmaterialien gehörten deshalb ein mobiles EKG-Gerät ebenso wie ein Bladder-Scan zum Ausschluss eines möglichen Harnverhalts. Blutentnahmen ebenso wie die Messung des Sauerstoffpartialdruckes und der restlichen Vitalparameter erfolgte bereits zuvor standardmäßig im ambulanten Setting und konnte deshalb einfach übernommen werden. Darüber hinaus stellte es sich heraus, dass auch eine Notfalltasche, die insbesondere von den ärztlichen Teammitgliedern bei einer Visite mitgeführt werden sollte, von Vorteil ist. Diese sollte im Idealfall neben Messinstrumenten für Vitalparameter z. B. auch eine Infusionslösung und wenige wichtige Medikamente je nach Zusammensetzung der aktuellen Patientenklientel enthalten.

Sowohl innerklinisch als auch zu externen Stakeholdern gibt es gerade zu Beginn einer gerontopsychiatrischen stationsäquivalenten Behandlung noch weitere wichtige Aspekte zu berücksichtigen. Diese hängen jedoch häufig von dem jeweiligen Aufbau der Abteilung bzw. Einbettung in die Gesamtklinik ab. Da es auf viele dieser Fragen keine pauschalen Antworten gibt, sind im Folgenden einige zentrale Fragen als Orientierungshilfe wichtiger zu berücksichtigender Aspekte aufgelistet:

- Wird eine eigenständige Organisationseinheit für das Laborsystem benötigt?
- Wer soll im Falle von Laborauffälligkeiten durch das Labor informiert werden (während bzw. außerhalb der täglichen Arbeitszeiten)?
- Wer übernimmt die Rufbereitschaft: ist es der ärztliche Dienst oder wird die Rufbereitschaft z. B. über Pflege bzw. weitere multiprofessionelle Teammitglieder übernommen?
- Wird der ärztliche Bereitschaftsdienst eigenständig aufgebaut oder übernimmt der psychiatrische ärztliche Bereitschaftsdienst der Klinik diese Funktion?
- Kann die tägliche Dokumentation der Patientenkontakte im bereits bestehenden Krankenhausinformationssystem (KIS) erfasst werden?
- Kann man im KIS direkt die Abrechnung generieren bzw. die multiprofessionale Behandlung abbilden?
- Welche Fachdisziplinen sind frühzeitig bzgl. StäB zu schulen/zu informieren bzw. in den Implementierungsprozess mit einzubeziehen (z. B. Controlling, Patientenaufnahme etc.)?
- Kann man in die Entlassbriefe einen pflegerischen Behandlungsabschnitt mit integrieren?
- Wie gelingt in einem Krankenhaus mit anderen Fachdisziplinen die Einbettung von StäB in die Gesamtabläufe? Insbesondere: Wie gelingt es, die interdisziplinäre Notaufnahme in diese Abläufe zu integrieren bzw. wie kann StäB in ihre Abläufe integriert werden?
- Wie kann die zuständige Rettungsleitstelle ausreichend darüber informiert werden, dass auch bei einem näher gelegenen Krankenhaus ggf. die entferntere

Klinik angefahren sein sollte, da der Patient sich dort in der stationsäquivalenten Behandlung befindet?
- Sind die Mitarbeiter für StäB prozentual weiterhin auf gerontopsychiatrischen Stationen bzw. zu einhundert Prozent im StäB tätig (für beides gibt es natürlich Vor- und Nachteile)?
- Wie ist der Versicherungsschutz der jeweiligen Mitarbeiter (z. B. bei Überschreiten der Landesgrenze? Bei der Fahrt mit dem eigenen PKW?)
- Wie gelingt es, frühzeitig niedergelassene Neurologen und Psychiater aber auch Hausärzte über das Behandlungskonzept zu informieren und ggf. eine Plattform für Fragen bzw. einen Austausch zu gewährleisten?
- Gibt es Pflegeheimträger, mit denen man in einem übergeordneten Gremium bereits ein Konzept zur gemeinsamen Zusammenarbeit etablieren kann bzw. übergeordnete Themen für mehrere Pflegeheime gleichzeitig gültig besprechen kann?
- Wie gelingt es, allen Anforderungen hinsichtlich des Datenschutzes und der Datensicherheit zu entsprechen bzw. diese in den Ablauf zu integrieren – insbesondere, wenn der Patient oder Angehörige nicht im Krankenhaus vor Ort sein kann und die Aufnahme akut erfolgen sollte?

Es gibt eine Vielzahl von Fragen, auf die sicherlich jedes Haus, das zukünftig eine gerontopsychiatrische stationsäquivalente Behandlung erwägt, für sich individuelle Antworten finden muss. Leider gibt es aufgrund der Diversität der verschiedenen Kliniken keine pauschalen Antworten, vielmehr ist die Beantwortung dieser Fragen häufig zusammen mit anderen Fachabteilungen innerklinisch zu erarbeiten. Für eine gelingende Umsetzung ist es essenziell, diese Schnittstellen bzw. die daraus resultierenden Fragen und Handlungsfelder im Hinterkopf zu haben und zu berücksichtigen.

Bezüglich der Vergütung gibt es einerseits einen festen Sockel aus Basiskosten wie Personalkosten für Verwaltung, technischen Dienst sowie Sonderdienst und Sachkosten wie Wirtschaftsbedarf, Instandhaltung und ähnliches. Diese Basiskosten betragen ca. 70 Euro. Außerdem wird eine Pauschale in Höhe von ca. 50 Euro vergütet für medizinische Infrastruktur und patientenferne Tätigkeiten. Zuletzt wird noch eine Pauschale von 15 Minuten für die Dokumentation entrichtet sowie die Fahrzeit mit pauschal 72,5 Minuten pro Patientenkontakt. Die Vergütung der Patienten-Kontaktzeit nach OPS erfolgt mit einem berufsgruppenspezifischen Multiplikationsfaktor (zwischen 0,66 und 1,08 Euro).

Ein Benefit der stationsäquivalenten Behandlung kann – neben den zahlreichen bereits benannten Vorteilen für den Patienten – außerdem eine gewisse »Gate-Keeper-Funktion« sein, wodurch ggf. eine Entlastung der Akutaufnahmestationen erzielt werden kann. Psychiatrische Akutstationen insbesondere in der Gerontopsychiatrie stehen mehr und mehr unter einem hohen Aufnahmedruck. Stationen sind einerseits häufig überbelegt und haben andererseits eine lange Wartezeit für elektive Aufnahmen. Ziel ist es deshalb, unter anderem den Aufnahmedruck der Akutstationen zu senken sowie ggf. auch die Verweildauer zu verkürzen.

Jeder Patient erhält eine individuelle Therapieplanung, die gemeinsam im multiprofessionellen Team erarbeitet wird. Dabei ist neben einer engmaschigen

Behandlung der Patienten auch die Unterstützung bzw. Entlastung der Angehörigen wichtig.

8.8 Erfahrungsbericht mit Fallbeispielen aus Sicht der Pflegerischen Leitung des StäB-Teams Gerontopsychiatrie am Klinikum Stuttgart

Die pflegerische Sicht auf StäB im Alter war von Anfang an von der Anerkennung des im Vorfeld von vielen Patienten geäußerten Willens geprägt, nach Möglichkeit in ihrer Häuslichkeit behandelt zu werden. Die in die StäB-Tätigkeit mit eingebrachte Erfahrung aus der stationären Behandlung zeigte, dass Wiederaufnahmen sich in manchen Fällen gehäuft hatten. Die vielfältigen Gründe dafür konnten erst in der StäB-Behandlung deutlich werden. Soziale Belastungssituationen, Einsamkeit, ein die Krankheitssymptome triggerndes Wohnumfeld oder dysfunktionales Verhalten von Angehörigen waren nur einige der häufigsten Ursachen. Diese zu erkennen und umgehend abzustellen, legte oft die Grundlage für eine nachhaltige Symptomlinderung. Diese Erfahrung erbrachte aber über die individuelle StäB-Behandlung hinaus wichtige Erkenntnisse für alle Berufsgruppen, die zu einem tieferen Verständnis der Rolle krankheitsfördernder Faktoren beitrugen – mehr als es in der stationären Behandlung fernab des Alltags möglich ist.

Ein unbestreitbarer Vorteil der StäB in der Gerontopsychiatrie ist in der Vermeidung von Delirien durch Ortswechsel in die Klinik zu sehen. Manche Angehörige von Delirpatienten berichteten uns von entsprechenden Vorerfahrungen und waren heilfroh über die Möglichkeit der häuslichen intensiven Behandlung.

Es ist zudem für die zielgenaue Behandlung unabdingbar, die genauen Mechanismen und Umstände der Entstehung oder Verstärkung von Verhaltensauffälligkeiten – wie z. B. Verhaltensstörungen bei Demenz – durch eigene Beobachtungen vor Ort nachzuvollziehen. In der Klinik liegen dazu nur fremdanamnestische Angaben mit nicht auszuschließenden Verzerrungen in der Darstellung vor.

Das folgende Fallbeispiel gibt weitergehende Einblicke in die erfolgreiche und komplexe Arbeit von StäB in der Gerontopsychiatrie.

Fallbeispiel

Ein 82-Jähriger, ehemals selbstständiger erfolgreicher Geschäftsmann mit circa 30 Mitarbeitern im damaligen Betrieb, viel im Rahmen seiner Arbeit in Deutschland unterwegs und im Kontakt mit vielen hochrangigen Geschäftsleuten, wurde in die Behandlung aufgenommen. Seine Ehefrau war mittlerweile verstorben. Er hatte zwei Kinder und eine Schwägerin, welche aktuell im Wechsel am Abend bei der Körperpflege unterstützten. Der Patient selbst lebte bei Aufnahme seit circa einem Jahr im Pflegeheim. Es zeigte sich seit Einzug eine kontinuierliche Verschlechterung im Umgang mit dem Pflegepersonal bei der morgendlichen Versorgung sowie bei der Medikamenteneinnahme beim Frühstück, sodass der Patient dem Pflegepersonal zum Teil den Medikamentenbecher aus der Hand schlug. Durch einen Sprachzerfall im Rahmen seiner Demenz war eine Eigenanamnese nicht mehr zu erheben. Aufgrund seiner Ausstrahlung und Präsenz zeigte sich der Patient im Führungsstil eines Vorgesetzten und verkannte das Pflegeheim als seine Arbeitsstelle, die Pflegekräfte betrachtete er entsprechend als seine ehemaligen Mitarbeiter. Fremdanamnestisch wurde berichtet, dass der Patient sehr viel Wert auf Umgangsformen legt und der eher dominierende Part in der Ehe war. Da er tagsüber viel gearbeitet hatte, kam er oft spät nach Hause (meist um 22:00 Uhr) und ging daher immer abends duschen und meist nicht vor 0:00 Uhr ins Bett. Hobbies waren Fußball und Rennsport, weshalb sein Auto auch immer ein großes Thema war. Der Patient zeigte eine nächtliche Urininkontinenz und ließ eine nächtliche Versorgung nicht zu, stattdessen befahl er dem Pflegepersonal, sein vermeintliches »Haus zu verlassen«.

Durch eine respektvolle Kontaktaufnahme und die Tatsache, dass uns der Patient nicht als Angestellte verkannte, war ein schneller Zugang zu ihm möglich, sodass eine therapeutische Ebene, die zur raschen Behandlung beitrug, etabliert werden konnte. Durch Gespräche mit dem Pflegepersonal über Demenz, Validation, Reizüberflutung, Verkennen von Situationen sowie Medikamenten (Wirkung/Nebenwirkungen/Wirkungsdauer und Bedarfsmedikation) war diesem die Situation des Patienten besser nachvollziehbar. Dies bildete auch die Basis dafür, dass die Pflegenden innerhalb ihrer Arbeitsroutine Ausnahmen schaffen bzw. zulassen konnten. Diese wurden in der Übergabe thematisiert, erfasst, und es wurde ein Protokoll geführt, sodass die Informationen auch weitergegeben wurden. Da der Patient laut Fremdanamnese früher das Frühstück »zelebrierte« und er sich durch die Mitbewohner im Frühstücksraum gestört fühlte, wurde ihm hier ein schöner und von den anderen abgelegener Sitzplatz ermöglicht, sodass er das Frühstück genießen konnte. Er bekam die morgendliche Medikation nun nicht mehr zum Frühstück gebracht, wodurch er sich gestört fühlte, sondern wurde nach dem Frühstück gebeten, sie noch am Dienstzimmer abzuholen, was im Verlauf der Behandlung nach wenigen Tagen gut funktionierte. Die Versorgung verlegten wir in Absprache mit dem Pflegepersonal als höfliches Hilfsangebot in den Abend und in die Form einer Dusche, was vom Patienten wohlwollend angenommen wurde. Die Toilette war um die Ecke im Zimmer, diese wurde sichtbar mit einem Symbol markiert und die Türe einen Spalt offengelassen – nachts mit brennendem Licht – sodass der Patient die Toilette meist finden konnte und der für den Patienten nicht handhabbare Gebrauch einer Urinflasche nicht mehr notwendig war.

Durch den veränderten Umgang mit dem Patienten und seinen präferierten Alltagsroutinen in der oben beschriebenen Weise sowie regelmäßige Einnahme der Medikation konnte binnen drei Wochen ein für Patient und Pflegepersonal zufriedenstellendes Ergebnis erreicht werden. Dabei konnte das Thema Auto und Rennsport, für das er sich immer sehr interessiert hatte, gut zur akuten thematischen Auslenkung in Situationen der Anspannung genutzt werden. Die Kenntnis der Biografie zeigte sich in diesem Fall als besonders wichtig, die Umsetzung von Veränderungen im Umgang mit dem Patienten bedurfte neben einer medikamentösen Anpassung der täglichen Psychoedukation und einer fachpsychiatrisch-pflegerischen Begleitung.

Das Fallbeispiel unterstreicht zudem die Bedeutung einer vertrauensvollen Kooperation zwischen StäB-Team und Altenpflege vor Ort. Es ergaben sich durch StäB Einblicke in die bekanntermaßen extrem fordernde und schwierige Arbeit der dort Pflegenden unter den derzeitigen Bedingungen des Personal- und Fachkräftemangels. Es bedarf zusätzlicher Motivation und Kraft, dann darüber hinaus spezifische Veränderungen im Umgang mit den Bewohnern einzuüben und erfolgreich zu establieren. In o. g. Fall wird deutlich, dass kleine Veränderungen manchmal eine große Wirkung haben.

In einem weiteren Fallbeispiel sollen Grundzüge der Behandlung einer Patientin mit Exazerbation einer chronischen paranoiden Schizophrenie dargestellt werden, bei der zugleich eine mehrjährige Abhängigkeit von Lorazepam und eine arterielle Hypertonie bestanden.

Fallbeispiel

Die Patientin lebte mit zwei Wellensittichen in einer kleinen Einzimmerwohnung. Sie wurde zum Aufnahmezeitpunkt von einem Ambulanten Dienst betreut, der ihr allmorgens den Tagesschieber mit Medikamenten brachte sowie zweimal täglich ihren Blutdruck maß. Einmal wöchentlich unterstützen sie eine Haushaltshilfe sowie ein Einkaufsdienst. Sie hatte einen erwachsenen Sohn und zu diesem telefonischen Kontakt, ebenso einen Enkelsohn von acht Jahren, welchen sie sehr liebte. Die Patientin wurde fachärztlich zugewiesen, da sie unter der lange unverändert bestehenden Medikation eine kontinuierliche Verschlechterung ihrer Symptomatik zeigte und eine dringende Umstellung der Medikation indiziert war. Ein weiterer Anlass stellte der mittlerweile erfolglose zehnte Versuch einer ambulanten Entgiftung von Lorazepam dar. Die Patientin lehnte eine stationäre Behandlung trotz eines hohen Leidensdruckes ab. Sie berichtete, dass sie schon seit vielen Jahren verschiedene Stimmen höre, weshalb sie davon überzeugt wäre, dass sich diese in ihrer unmittelbaren Nähe, meist sogar in den Räumlichkeiten nebenan, befinden würden. Sie berichtete von mehreren kommentierenden Stimmen und einer imperativen Stimme, die alle auch untereinander kommunizierten. Sie brachte zum Ausdruck, sich dadurch den ganzen Tag beeinträchtigt zu fühlen und diverse Ängste zu haben. In der Folge würde sie sich im Zimmer verstecken, viel im Bett liegen oder auch manchmal laut mit den Stimmen schreiend dialogisieren, da die Stimmen alles, was sie tue, kommentieren würden. Sie habe das Gefühl, es nicht mehr aushalten zu können, da die imperative Stimme ihr auch suggeriere, dass sie sich etwas antun solle. Dies würde sie ihrer Aussage zufolge jedoch nicht in die Tat umsetzen, da sie Hoffnung habe, dass sich ihre Situation wieder bessere. Die Suizidalität wurde im Lauf der Behandlung immer wieder überprüft, wobei sich die Patientin jedes Mal glaubhaft davon distanzierte. Das Stimmenhören wurde bedrohlich erlebt – zum Beispiel erlebte die Patientin, dass eine Stimme drohte, zu ihr zu kommen und ihr etwas anzutun, wenn sie gerade schutzlos unter der Dusche stand. Dies führte dazu, dass die Patientin den Tag über fast ausschließlich im Sessel saß oder im Bett lag. Sie ging auch nicht mehr mit dem Ambulanten Dienst zum Einkaufen und auch nicht mehr in den nahegelegenen Park – beides Aktivitäten, denen sie einst gerne nachgegangen war. Die Patientin vernachlässigte ihre Wohnung und ihre Körperhygiene und fühlte sich deswegen zusätzlich schlecht. Außerhalb der Wohnung seien die Stimmen leise, aber dadurch, dass die Personen nebenan sitzen würden (was nicht der Fall war), traute sich die Patientin nicht mehr aus ihrer Wohnung. Die Wohnung selbst war mäßig sauber, die Fenster schmutzig und mit dunklen schweren Vorhängen abgedunkelt. Dadurch, dass die Patientin Raucherin war, zeigten sich die Möbel und Ablagen zum Teil verklebt und mit viel Staub überladen. Wir begleiteten die Patientin über fünf Monate, um eine qualifizierte Lorazepam-Entgiftung und die Umstellung auf das Neuroleptikum Leponex umzusetzen. Der Ambulante Dienst wurde durch regelmäßigen Austausch in die Behandlung einbezogen. Diagnostisch führten wir wöchentlich ein EKG und Laborkontrollen durch. Im Verlauf wurden von unserer Seite eine kognitive Screening-Untersuchung (MMST) durchgeführt und Depressionsskalen erfasst. Wir begannen relativ zügig, die Patientin durch gemeinsame Ausgänge zu aktivieren, was im Verlauf der Behandlung ausgeweitet wurde, sodass die Patientin später in der Lage war, selbstständig für circa 20–30 Minuten in den Park zu gehen und diesen Ausflug auch genießen zu können. Im zweiten Schritt übten wir gemeinsame Einkäufe und gemeinsame Besuche in ihrem Lieblingscafé. Unter der Lorazepam-Entgiftung zeigte sich eine Suchtverlagerung auf Alkoholkonsum. Hier wurde durch Gespräche mit dem Ambulanten Dienst der Einkauf von Alkohol verhindert und über Schulungen der Patientin der Umgang mit Suchtdruck, Alternativen wie Entspannungstechnik, Aromatherapie, Entspannungstees, Nutzung von Baldrian bei Einschlafstörungen und niederpotenter Neuroleptika thematisiert und eingeübt. Die Kontakte wurden mehrwöchig in der akuten Krisenzeit auf zweimal täglich intensiviert, zusätzlich wurden abendliche Telefonate geführt, was der Patientin Sicherheit gab. Da die Patientin ihren Müll nicht entsorgte, kam es im Sommer zu einer Mückenplage in ihrer Wohnung. Wir brachten hier deshalb bei der Patientin unter ihrer aktiven therapeutischen Mithilfe Fliegengitter an. Auch der stressinduzierte Appetitverlust der Patientin wurde dadurch vermindert, dass das Pflegepersonal fortan zumindest mit für die Vorbereitung des Frühstücks sorgte. Durch tägliche Gespräche und positive Verstärkung sowie Spiegelung der Verbesserungen war die Phase des Appetitverlustes nach circa vier Wochen überwunden und die Patientin fing an, wieder selbstständig zu kochen. Die Selbstwirksamkeitserwartung nahm deutlich zu. Da die Patientin allein lebte, war auch schnell erfassbar, dass sie es ablehnte, dass die Stimmen komplett verschwinden, sie wünschte sich vielmehr, dass diese nur leiser werden oder auch nur kurzzeitig verschwinden. Unter unserer wöchentlichen Labordiagnostik mit der vorgeschriebenen Kontrolle des Blutbildes wurde Leponex eindosiert. Es zeigten sich kurzfristig Ängste bei der Patientin, weil das Stimmenhören stundenweise verschwunden war. Im zeitlichen Verlauf jedoch konnte sie dies als Erleichterung und Verbesserung ihrer Lebensqualität sehen. Vom Ambulanten Dienst bekamen wir zusätzlich immer wieder die Rückmeldung, dass schon relativ schnell nach Beginn unserer Behandlung deutlich wurde, dass die Patientin nicht mehr schreie. Gegen Ende der Behandlung war es der Patientin möglich, ihre täglichen Aufgaben wie Haare waschen, duschen, Vogelkäfig putzen etc. wieder allein durchzuführen, was zu einer massiven Verbesserung ihrer Lebensqualität beigetragen hat.

Es zeigt sich für uns immer wieder sehr deutlich, wie viel man innerhalb einer StäB-Behandlung aufgrund des konkreten und individualisierten Zugangs zu Patienten und Krankheitssymptomen erreichen kann und wie wichtig es gerade im Bereich der psychiatrischen Behandlung ist, das Umfeld, Angehörige und Pflegende mit einzubeziehen. Hier gibt es nach unserer Erfahrung viel Potenzial, die Lebensqualität unserer Patienten zu verbessern.

StäB ist auch aus pflegerischer Sicht eine multiprofessionelle, komplexe, individuelle Akutbehandlung eines multimorbiden gerontopsychiatrischen Patienten im eigenen Wohnraum oder auch im Pflegeheim unter besonderer Einbeziehung der Alltagsstrukturen, Alltagsprobleme, Wünsche und Ressourcen des Patienten, seiner Angehörigen, und/oder des Pflegepersonals im Pflegeheim.

Als pflegerische Leitung des StäB-Teams Gerontopsychiatrie am Klinikum Stuttgart blicke ich auf 18 Jahre Arbeit in der Psychiatrie zurück. In Kenntnis der Wirkmöglichkeiten der akutstationären psychiatrischen Behandlung in der Allgemeinpsychiatrie und auch als spätere Leiterin einer Doppeldiagnose-Station (für Patienten mit parallel bestehenden Psychosen und Suchterkrankungen) stellt die 2018 begonnene pflegerische Leitung des StäB-Teams für mich eine besonders erfüllende Arbeit dar, da StäB im Vergleich am patientenzentriertesten ist.

8.9 Literatur

Achberger C, Greve N (2017) Home Treatment in Deutschland. Gemeinsame Stellungnahme. (https://www.dvgp.org/fileadmin/user_files/dachverband/dateien/Intranet/Stellungnahmen/Stellungnahme_Hometreatment_der_DGSP_und_DVGP.pdf, Zugriff am 01.10.2024).

Bartholomeyczik S, Halek M, Sowinski C, Besselmann K, Dürrmann P, Haupt M et al. (2006) Rahmenempfehlungen zum Umgang mit herausforderndem Verhalten bei Menschen mit Demenz in der stationären Altenhilfe. (https://www.bundesgesundheitsministerium.de/fileadmin/Dateien/5_Publikationen/Pflege/Berichte/Bericht_Rahmenempfehlungen_zum_Umgang_mit_herausforderndem_Verhalten_bei_Menschen_mit_Demenz_in_der_stationaeren_Altenhilfe.pdf, Zugriff am 20.10.2024).

Bechdolf A, Skutta M, Horn A (2011) Psychiatrische Akutbehandlung ohne Krankenhausbett – Klinische Wirksamkeit von »Home Treatment« am Beispiel der »Integraditven Psychiatrischen Behandlung (IPB)« am Alexianer-Krankenhaus Krefeld. Fortschr Neurol Psychiat 79: 26–31.

Broker D (Hrsg.) (2019) Tom Kitwood: Dementia reconsidered: The Person Comes First. 2. Aufl. London: Oxford University Press.

Bühring P (2017) Stationsäquivalente psychiatrische Behandlung: Neues Element zur Flexibilisierung. Deutsches Ärzteblatt 114: 1–5.
Deutsche Gesellschaft Für Neurologie, Deutsche Gesellschaft Für Psychiatrie und Psychotherapie (Hrsg.) (2023) S3-Leitlinie Demenzen (https://register.awmf.org/de/leitlinien/detail/038-013, Zugriff am 31.03.2025).
Deutsche Gesellschaft Für Psychiatrie und Psychotherapie (2019) S3-Leitlinie Psychosoziale Therapien bei schweren psychischen Erkrankungen. 2. Aufl. Berlin Heidelberg: Springer.
Deutsche Krankenhausgesellschaft (Hrsg.) (2017) Umsetzungshinweise der Deutschen Krankenhausgesellschaft zur Vereinbarung der Stationsäquivalenten psychiatrischen Behandlung nach § 115d Absatz 2 SGB V sowie ergänzende Informationen. (https://www.dkgev.de/fileadmin/default/2017-12-19_UMSETZUNGSHINWEISE_ZUR_VEREINBARUNG_STATIONSAEQUIVALENTE_BEHANDLUNG.pdf, Zugriff am 31.03.2025).
DGPPN, LIPPS, DFPP, BFLK, Bundesdirektorenkonferenz, ACKPA, DGGPP (Hrsg.) (2017) Positionspapier – Leistungsbeschreibung der stationsäquivalenten psychiatrischen Behandlung bei Erwachsenen. (https://bflk.de/sites/default/files/doku/2017-06-13_stn_dgppn_staeb_fin.pdf, Zugriff am 20.10.2024).
Dilling H (Hrsg) (1991) Internationale Klassifikation psychischer Störungen. ICD-10. Kapitel V (F), Klinisch-diagnostische Leitlinien. Bern: Huber.
Fong TG, Jones RN, Marcantonio ER, Tommet D, Gross AL, Habtemariam D et al. (2012) Adverse outcomes after hospitalization and delirium in persons with Alzheimer disease. Ann Intern Med 156(12): 848–856.
Frasch K (2018) Stationsäquivalente Behandlung (StäB) – Ein großer Schritt in die richtige Richtung – Kontra. Psychiat Prax 45: 123–124.
GKV Spitzenverband, Verband Der Privaten Krankenversicherung, Deutsche Krankenhausgesellschaft (Hrsg.) (2017) Vereinbarung zur Stationsäquivalenten psychiatrischen Behandlung nach § 115d Abs. 2 SBG V.
Greve N (2017) Home Treatment in Deutschland – Konzepte und Modelle der Gemeindepsychiatrie. (https://www.dvgp.org/fileadmin/user_files/dachverband/dateien/Doku_Jahrestagung_2017/Pr%C3%A4sentation_Greve.pdf, Zugriff am 20.10.2024).
Hewer W, Thomas C, Drach L (Hrsg.) (2016) Delir beim alten Menschen. Stuttgart: Kohlhammer.
Horn A (2018) Stationsäquivalente Behandlung – Neue Konzepte im Rahmen von Home Treatment: ein Update. DNP – Der Neurologe & Psychiater 19: 44–49.
James I (2017) Herausforderndes Verhalten bei Menschen mit Demenz. Göttingen: Huber.
Lambert M. Gallinat J, Karow A, Kraft V, Schöttle D (2017a) Stationsäquivalente Behandlung im häuslichen Umfeld – Crisis Resolution Team (CRT). In: Hamburg U (ed.).
Lambert M, Karow A, Gallinat J, Deister A (2017b) Evidenzbasierte Implementierung von stationsäquivalenter Behandlung in Deutschland. Psychiat Prax 44: 62–64.
Längle G (2018) Stationsäquivalente Behandlung (StäB) – Ein großer Schritt in die richtige Richtung – Pro. Psychiat Prax 45: 122–123.
Längle G, Holzke M, Gottlob M (2019) Psychisch Kranke zu Hause versorgen – Handbuch zur Stationsäquivalenten Behandlung, Stuttgart: Kohlhammer.
Pinkert C, Holle B (2012) Menschen mit Demenz im Akutkrankenhaus. Zeitschrift für Gerontologie und Geriatrie 45: 728–734.
Sezgin M, Bilgic B, Tinaz S, Emre M (2019) Parkinson's disease dementia and Lewy body disease. Seminars in Neurology 39(2): 274–282.
Sozialgesetzbuch SGB V (2017) § 115d SGB V Stationsäquivalente psychiatrische Behandlung. (https://www.gesetze-im-internet.de/sgb_5/__115d.html, Zugriff am 20.10.2024).
Sozialgesetzbuch SGB V (2018) § 39 SGB V Krankenhausbehandlung. (https://www.gesetze-im-internet.de/sgb_5/__39.html, Zugriff am 20.10.2024).
Statistische Ämter Des Bundes Und Der Länder (Hrsg.) (2010) Demografischer Wandel in Deutschland. Auswirkungen auf Krankenhausbehandlungen und Pflegebedürftige im Bund und in den Ländern. Wiesbaden: Statistische Ämter des Bundes und der Länder.
Von Renteln-Kruse W, Neumann L, Klugmann B, Liebetrau A, Golgert S, Dapp U et al. (2015) Kognitiv beeinträchtigte geriatrische Patienten. Deutsches Ärzteblatt 112: 103–112.

9 FACT-basierte Zuhause-Behandlung in der Gerontopsychiatrie im Rahmen eines Modellvorhabens nach § 64b SGB V

Fabian Fußer und Stefan Frisch

9.1 Modellvorhaben am Pfalzklinikum und Umsetzung in der Gerontopsychiatrie

Modellvorhaben nach § 64b SGB V bilden den gesetzlich geregelten Rahmen, um innovative Formen der psychiatrischen Versorgung zu entwickeln und zu erproben. Finanzierungsgrundlage ist ein klinikbezogenes Gesamtbudget für eine fest vereinbarte Zahl zu behandelnder Patienten, unabhängig vom Behandlungs-Setting (vollstationär, teilstationär oder ambulant), wodurch eine flexiblere, bedarfsgerechte (gestufte) Versorgung mit größtmöglicher Behandlerkonstanz über die Settings hinweg angeboten werden kann (von Peter et al. 2023). Mit einer Laufzeit von acht Jahren wurde 2020 am *Pfalzklinikum für Psychiatrie und Neurologie AdöR* das damals bundesweit größte Modellvorhaben begonnen. Ein zentrales Ziel ist der Abbau stationärer Betten zugunsten ambulanter Versorgungsangebote, weshalb eine multiprofessionell-aufsuchende *Zuhause-Behandlung*, basierend auf *Assertive Community Treatment* (ACT), in den beteiligten Kliniken aufgebaut wurde. Im Folgenden wird die bisherige Entwicklung und Umsetzung des Modellvorhabens in der *Klinik für Gerontopsychiatrie, Psychosomatik und Psychotherapie* des Pfalzklinikums dargestellt, insbesondere der Zuhause-Behandlung, die mit Beginn des Modellvorhabens Anfang des Jahres 2020 aufgebaut wurde.

9.2 Zuhause-Behandlung in der Gerontopsychiatrie

Der Aufbau der Zuhause-Behandlung stand vor zwei großen Herausforderungen: Zum einen gab es kaum Vorbilder für eine multiprofessionell-aufsuchende Behandlung in der Gerontopsychiatrie, auch keine Vorerfahrungen beispielsweise mit einer Stationsäquivalenten Behandlung (StäB) an unserer Klinik. Zum anderen erschwerten die zeitgleich beginnenden Einschränkungen im Rahmen der Corona-Pandemie Aufbau und zügige Umsetzung der neuen Behandlungsform, waren in gewisser Weise aber auch ein Katalysator, da durch die Hygieneauflagen und Kohortierung des Personals schnell Alternativen zur stationären Behandlung gefunden werden mussten. Ein wesentlicher Orientierungspunkt für die Konzeption waren die Vorerfahrungen mit ACT und StäB bei gerontopsychiatrischen Patienten in anderen Kliniken (Stobbe et al. 2014; Spannhorst et al. 2020). Allerdings bestehen wesentliche Unterschiede zwischen den verschiedenen aufsuchenden Behandlungsformen: Während die Rahmenbedingungen von StäB beispielsweise einen täglichen aufsuchenden Kontakt vorgeben, ist für die laut Modellvertrag des Pfalzklinikums an ACT angelehnte Zuhause-Behandlung nur mindestens ein aufsuchender Kontakt pro Woche vorgeschrieben, und es müssen auch nur mehr als die Hälfte der Fälle in der Häuslichkeit erfolgen. Darüber hinaus sind auch andere Formen des Kontakts möglich – wie beispielsweise Kontakte per (Video)Telefonie oder ambulant in der Klinik. Aufgrund der Möglichkeit eines bedarfsgerechten Ressourceneinsatzes können somit deutlich mehr Patienten behandelt werden als in StäB, außerdem können die Vorteile anderer Behandlungsformen genutzt werden, wie z. B. die von ambulanten Gruppentherapien bei affektiven Störungen. Die spezifischen Vorteile einer aufsuchenden Behandlung für gerontopsychiatrische Patienten sind jedoch mit StäB vergleichbar, wie etwa die höhere Bindung älterer Menschen an ihre gewohnte Umgebung, die speziellen Risiken stationärer Behandlungen bei Älteren (Delir, nosokomiale Infektionen), deren stärkere Abhängigkeit vom Umfeld (das in die Behandlung einbezogen werden kann), sowie die direkte Umsetzung von Therapiemaßnahmen in die individuelle Lebenswelt vor dem Hintergrund einer altersbedingt verminderten kognitiven Flexibilität (Spannhorst et al. 2020; Holthoff-Detto et al. 2021; Frisch et al. 2023; 2025).

Bereits die ersten praktischen Erfahrungen im Jahr 2020 zeigten jedoch, dass statt des klassischen ACT die Weiterentwicklungen des *Flexible Assertive Community Treatment* (FACT) (van Veldhuizen und Bähler 2013) eine bessere Grundlage für die Zuhause-Behandlung in der Gerontopsychiatrie darstellt. FACT erlaubt die Behandlung der Patientengruppe mit *Severe Mental Illness* (SMI), für die ACT seit den 1970er Jahren gedacht war und die ca. 20 % der behandelten Patienten ausmachen. Aber auch die Fortsetzung der Behandlung, beispielsweise nach Entaktualisierung und Teilremission der jeweiligen Symptomatik, ist bei den verbleibenden 80 % mit FACT mit einer weniger intensiven Behandlung möglich (van Veldhuizen und Bähler 2013). Hierdurch wird unter Beibehaltung der Behandlerkontinuität eine individualisiertere und flexiblere Ressourcenzuweisung (insbesondere bei Krisen) im Vergleich zu ACT – aber auch StäB – ermöglicht.

9.3 Organisatorische Rahmenbedingungen

Damit in der Zuhause-Behandlung Anzahl der Kontakte, therapeutische Schwerpunkte der einzelnen Berufsgruppen sowie Intensität, Inhalt und Setting der Therapie individuell festgelegt und im Behandlungsverlauf flexibel angepasst werden können, sind enge organisatorische Absprachen notwendig. Hierzu gibt es (werk-)tägliche Videokonferenzen zu Dienstbeginn (*Dailys*, ca. 15 Minuten), um auf tagesaktuelle Veränderungen (akute Krisen, Personalausfälle etc.) schnell reagieren zu können. Ferner gibt es eine wöchentliche Behandlungsplanung mit (fach)ärztlicher Kurvenvisite aller Patienten, Abgleich der Zielplanung sowie Intervision (*Weeklys*, ca. 180 Minuten). Das 2020 aufgebaute multiprofessionelle Team hatte eine Behandlungskapazität von ca. 30 Patienten mit folgender personeller Ausstattung (Vollzeitäquivalenten/VZÄ): Fachpflege (3,9), Facharzt (0,5), Psychologischer Psychotherapeut (0,3), Ergotherapie (0,4) und Sozialarbeit (0,4), dazu noch ein Backoffice (0,5) für Terminplanung, Fahrzeugzuteilung und Routenplanung etc. sowie eine Leitungsstelle (0,3) (Frisch et al. 2023, 2025).

Einschlusskriterien für die Behandlung sind neben der Altersgrenze (> 65 Jahre) eine psychiatrische Erkrankung mit stationärer Behandlungsindikation sowie Freiwilligkeit und bei betreuten Patienten die Zustimmung der Angehörigen. Auch kann aktuell nur eine Behandlung im Pflichtversorgungsgebiet erfolgen, das sich aus der Südpfalz und Teilen der Vorderpfalz zusammensetzt und einem Gebiet von ca. 2.000 km^2 entspricht. Ausschlusskriterien sind akute Eigen- oder Fremdgefährdung, Z. n. Suizidversuch, schwere, akut behandlungsbedürftige somatische Erkrankung, delirante Syndrome (außer bei ambulant behandelbarer Ursache) sowie Abhängigkeitserkrankungen mit floridem Substanzkonsum (außer bei bereits länger bestehender Low-Dose-Benzodiazepinabhängigkeit). Falls bisher keine ausreichende bzw. aktuelle diagnostische Abklärung vorliegt, wird diese leitliniengerecht in einem kurzen stationären Aufenthalt auf unserer Clearing-Station vor Beginn der Behandlung durchgeführt (insbes. zerebrale Bildgebung, Testpsychologie, Labor, klinisch-pharmakologische Visite etc., siehe Holzberger et al. 2024).

9.4 Erste Ergebnisse

Eine Auswertung der Routinedaten der ersten eineinhalb Jahre (Frisch et al. 2023) ergab, dass die beiden häufigsten Diagnosegruppen in der Gerontopsychiatrie, demenzielle und depressive Erkrankungen, auch in der Zuhause-Behandlung die häufigsten Behandlungsdiagnosen darstellten (über 80%). Die Fachpflege machte sowohl hinsichtlich der durchschnittlichen Anzahl der Behandlungskontakte (ca. zwei Drittel) als auch hinsichtlich deren Dauer (ca. drei Viertel) den mit Abstand größten Anteil an allen Berufsgruppen aus. Das Verhältnis von Behandlungstagen (also Tagen mit therapeutischem Kontakt, nur diese werden abgerechnet) zur gesamten Verweildauer in der Zuhause-Behandlung betrug etwa ein Drittel, es fand also durchschnittlich nur alle drei Tage ein Kontakt statt. Dies ist ein wichtiger Unterschied zur StäB, bei der ein täglicher Kontakt obligatorisch ist. Da nur ca. 13% der Patienten nach Beendigung der Zuhause-Behandlung in weniger als sechs Monaten stationär aufgenommen werden mussten, weisen die ersten Ergebnisse auf eine Nachhaltigkeit der Behandlung hin (Frisch et al. 2023). Die berichteten deskriptiven Daten der ersten anderthalb Jahre stammen zwar aus einer Zeit, in der das Behandlungsangebot erst aufgebaut wurde, und die zudem durch die speziellen Herausforderungen der Corona-Pandemie geprägt war; allerdings zeigen erste Auswertungen eines erweiterten Zeitraums (2020–2023) bisher im Wesentlichen vergleichbare Ergebnisse (Frisch et al. 2025).

9.5 Weiterentwicklungen und Ausblick

Die Zuhause-Behandlung in der Klinik für Gerontopsychiatrie des Pfalzklinikums erwies sich als so erfolgreich, dass das ursprüngliche Team im Sommer 2024 auf zwei neu gegründete Teams aufgeteilt wurde, die störungsspezifischer arbeiten und die eng an die beiden Schwerpunkt-Stationen der Klinik angebunden sind (Frisch et al. 2025). Hierdurch können beispielsweise personelle Ressourcen flexibler zwischen stationärer und Zuhause-Behandlung je nach aktuellem Bedarf zugewiesen werden, außerdem ist eine Setting-übergreifende Behandlerkontinuität besser gewährleistet. Das an die geschützte Station angebundene FACT-Team ist spezialisiert auf die Behandlung von psychischen und Verhaltensstörungen (BPSD) bei dementiellen Syndromen sowie bei Schizophrenien und manischen Syndromen. Es behandelt Patienten insbesondere in Pflegeheimen, um stationäre Aufnahmen (»Drehtüreffekte«) zu verhindern oder zu verkürzen sowie die Neuaufnahme von Patienten mit herausforderndem Verhalten in ein Pflegeheim zu erleichtern. Hierfür stehen ca. 15 Behandlungsplätze zur Verfügung. Das zweite Team ist an die Schwerpunkt-Station für affektive Erkrankungen angebunden und bietet ca. 35 Behandlungsplätze. Insgesamt werden seit 2024 somit ca. 50 Patienten gleichzeitig in der Zuhause-Behandlung behandelt. Im Zuge des Modellvorhabens konnte dadurch die Zahl der stationären Betten von ehemals 64 auf nunmehr 44 Planbetten (seit 2025), also um fast ein Drittel, gesenkt werden. Die stationäre Verweildauer hat sich im selben Zeitraum ebenfalls reduziert: Während vor Beginn des Modellvorhabens die stationäre Verweildauer noch bei durchschnittlich 23 Tagen lag, konnte sie auf nunmehr 15 Tage (Stand 1. Quartal 2025) deutlich gesenkt werden, was parallel zur Bettenreduktion ebenfalls eine Reduktion um gut ein Drittel darstellt. Somit werden aktuell Patienten mit stationärer Behandlungsindikation deutlich kürzer behandelt als vor dem Modellvorhaben, auch werden aktuell mehr Patienten ambulant-aufsuchend in der Zuhause-Behandlung versorgt als vollstationär. Hier wird der Paradigmenwechsel deutlich, wie er im Modellvorhaben nach § 64b SGB V intendiert ist.

9.6 Fazit

Zusammenfassend zeigt die bisherige Umsetzung einer FACT-basierten Zuhause-Behandlung, dass gerade gerontopsychiatrische Patienten mit schweren psychischen Erkrankungen erfolgreich zuhause behandelt werden können. Möglich wurde die Entwicklung des multiprofessionell-aufsuchenden Behandlungskonzepts erst durch die Rahmenbedingungen eines Modellvorhabens nach § 64b SGB V. Eine Stärkung von solchen sektorübergreifenden Versorgungsformen wurde gerade auch in der achten Stellungnahme der Regierungskommission vom September 2023 und der abschließenden 14. Stellungnahme vom März 2025 für die Psychiatrie besonders empfohlen (Bschor et al. 2023, 2025). Auch nach der aktuellen Stellungnahme der *Deutschen Gesellschaft für Psychiatrie und Psychotherapie, Psychosomatik und Nervenheilkunde (DGPPN)* vom 21.06.2024 sind aufsuchende Angebote für eine gestufte und bedarfsgerechte Behandlung unerlässlich, um angemessene Interventionen zu ermöglichen und die bestehenden Ressourcen flexibel einzusetzen.

Erwähnt werden müssen jedoch die Herausforderungen und Problemfelder, die eine bedarfsgerechte Versorgung mit sich bringt: Hierzu gehören beispielsweise die mit der kürzeren stationären Verweildauer verbundenen deutlich höheren Fallzahlen in einem definierten Zeitintervall, ferner die möglicherweise steigende Fallschwere der stationären Fälle. Zudem ist der organisatorische Aufwand für die aufsuchende Zuhause-Behandlung deutlich höher und die höheren Anforderungen an Qualifikation und Eigenverantwortlichkeit der Mitarbeitenden sowie die Notwendigkeit regelmäßiger Team- und Strategieentwicklungen müssen berücksichtigt werden. Nichtsdestotrotz geben die Erfahrungen aus der FACT-basierten Zuhause-Behandlung Anlass zur Hoffnung, dass das Ziel »ambulant vor stationär« in einer für alle Beteiligten (Patienten, Mitarbeitende und Kostenträger) positiven Weise umsetzbar ist und zu einer Verbesserung der Versorgung gerontopsychiatrischer Patienten einen wertvollen Beitrag liefern kann.

9.7 Literatur

Bschor T et al. (2023) Achte Stellungnahme und Empfehlung der Regierungskommission für eine moderne und bedarfsgerechte Krankenhausversorgung. Psychiatrie, Psychosomatik und Kinder- und Jugendpsychiatrie (»Psych-Fächer«): Reform und Weiterentwicklung der Krankenhausversorgung. (https://www.bundesgesundheitsministerium.de/fileadmin/Dateien/3_Downloads/K/Krankenhausreform/BMG_Stellungnahme_8_Psych-Faecher.pdf, Zugriff am 30.09.2024).

Bschor T et al. (2025) Vierzehnte Stellungnahme und Empfehlung der Regierungskommission für eine moderne und bedarfsgerechte Krankenhausversorgung. Krankenhausversorgung in Deutschland 2035: Zielbild der Reformen – zukünftige Aufgaben und Bedeutung der Krankenhäuser. (https://www.bundesgesundheitsministerium.de/fileadmin/Dateien/3_Downloads/K/Krankenhausreform/BMG_Regierungskommission_14te_Krankenhaus_2035.pdf, Zugriff am 07.04.2025).

Frisch S, Stasik E, Holzberger ML et al. (2023) Zuhause-Behandlung Gerontopsychiatrie – eine Idee mit Zukunft?! Nervenarzt 94: 428–432.

Frisch S, Ehrhardt D, Berton R et al. (2025) Modellvorhaben Pfalzklinikum in der Gerontopsychiatrie. Nervenheilkunde 44: 126–131.

Holthoff-Detto V, Nienaber A, Bötel N, Rapp M (2021) Komplexbehandlung bei schweren psychischen Erkrankungen im Alter – eine Positionsbestimmung. Nervenarzt 92: 948–954.
Holzberger ML, Fußer F, Martin K et al. (2024) Multiprofessionelles Clearing in einem Modellvorhaben nach § 64b
SGB V am Beispiel der Gerontopsychiatrie. Psychiatrische Praxis 52: 103–106.
Spannhorst S, Weller S, Thomas C (2020) Stationsäquivalente Behandlung. Eine neue Versorgungsform auch in der Gerontopsychiatrie. Z Gerontol Geriatr 53: 713–720.
Stobbe J, Wierdsma AI, Kok RM et al. (2014) The effectiveness of assertive community treatment for elderly patients with severe mental illness: a randomized controlled trial. BMC Psychiatry 14: 42.
van Veldhuizen JR, Bähler M (2013) Manual: Flexible Assertive Community Treatment. Vision, model, practice and organization. Groningen. Deutsche Version durch V. Niehaus, A. Wüstner, M. Lambert, Universitätsklinikum Hamburg-Eppendorf.
von Peter S, Schwarz J, Brieger P (2023) Psychiatrische Modellvorhaben (nach § 64b) – bereit für die Regelversorgung? Nervenheilkunde 42: 751–755.
Stellungnahme der DGPPN vom 21.06.2024: Versorgung weitergedacht – Weiterentwicklung der psychiatrisch-psychotherapeutischen Versorgung durch das Krankenhaus. (https://www.dgppn.de/_Resources/Persistent/5e4a4c12fa547441b1be3adbad82b57dac17a9d9/20241107_DGPPN_Versorgungsmodell.pdf, **Zugriff am 30.09.2024**).

10 Das Modellvorhaben DynaLIVE der LVR-Klinik Bonn – Neue Behandlungswege in Gerontopsychiatrie und Psychotherapie

Rolf Tüschen, Dirk K. Wolter und Gerthild Stiens

10.1 Klinik und Einzugsgebiet

Die LVR-Klinik Bonn ist Teil des Klinikverbundes des Landschaftsverbands Rheinland, dessen acht psychiatrische Kliniken großen Anteil an der stationären psychiatrischen Versorgung des Rheinlands haben. Mit etwa 600 Behandlungsplätzen deckt sie alle psychiatrischen Fachbereiche ab. Die Abteilung für Gerontopsychiatrie und Psychotherapie verfügt neben einer großen Ambulanz über 118 stationäre und teilstationäre Behandlungsplätze sowie ein Setting für eine ambulant intensivierte Behandlung, dessen Entstehung und Arbeitsweise im Folgenden dargestellt werden soll.

Die Klinik liegt am Rand der Nordstadt (»Altstadt«) Bonns, fußläufig etwa zwanzig Minuten vom Stadtzentrum entfernt, mit einer ambulanten Dependance innenstadtnah. Somit ist sie für eine psychiatrische Klinik ihrer Größe sehr städtisch gelegen, verkehrstechnisch gut angebunden, sowohl für Patienten gut erreichbar als auch guter Ausgangspunkt für aufsuchende Behandlungen.

Die Klinik ist zuständig für große Teile Bonns und für den großflächigen Rhein-Sieg-Kreis, der die Stadt Bonn zu beiden Seiten des Rheins ringförmig umgibt und ihre Einwohnerzahl weit übertrifft (600.000 gegenüber 340.000), sowie die Stadt Wesseling aus dem Rhein-Erft-Kreis mit ca. 35.000 Einwohnern. In der gerontopsychiatrischen Versorgung war die LVR-Klinik Bonn jahrzehntelang einziger stationärer Leistungsanbieter für dieses große Versorgungsgebiet. Seit 2018 hält die Universitätsklinik Bonn ebenfalls ein stationäres, teilstationäres und ambulantes Behandlungsangebot für ältere Menschen vor. Im rechtsrheinischen Rhein-Sieg-Kreis hat das Allgemeinkrankenhaus Troisdorf-Sieglar in den letzten Jahren ein psychiatrisches Zentrum aufgebaut. Somit erweitern sich die Behandlungsangebote für ältere psychisch Kranke in der Region, gleichzeitig entsteht auch eine Konkurrenzsituation zwischen den verschiedenen Kliniken. Spezialisierte Behandlungsformen erhalten so größere Bedeutung.

Im Hinblick auf teilstationäre und ambulante Behandlungsangebote stellt der Rhein-Sieg-Kreis aufgrund seiner räumlichen Ausdehnung eine Herausforderung dar. Von Bonn aus ist der westliche Rand des Rhein-Sieg-Kreises etwa dreißig Kilometer entfernt, der östliche Rand fünfzig Kilometer. Die LVR-Klinik Bonn trägt dem bereits Rechnung, indem sie dezentrale Behandlungszentren geschaffen hat, so in Meckenheim, Eitorf und Wesseling. Trotzdem bleiben zahlreiche spezielle therapeutische Angebote dem Haupthaus in Bonn und seinen Ambulanzen in der Stadt vorbehalten. Aufsuchende psychiatrische Arbeit erfordert aufgrund der

II Erfolgreiche Praxisbeispiele

Entfernungen eine gute Logistik mit räumlicher und zeitlicher Koordination von Hausbesuchen.

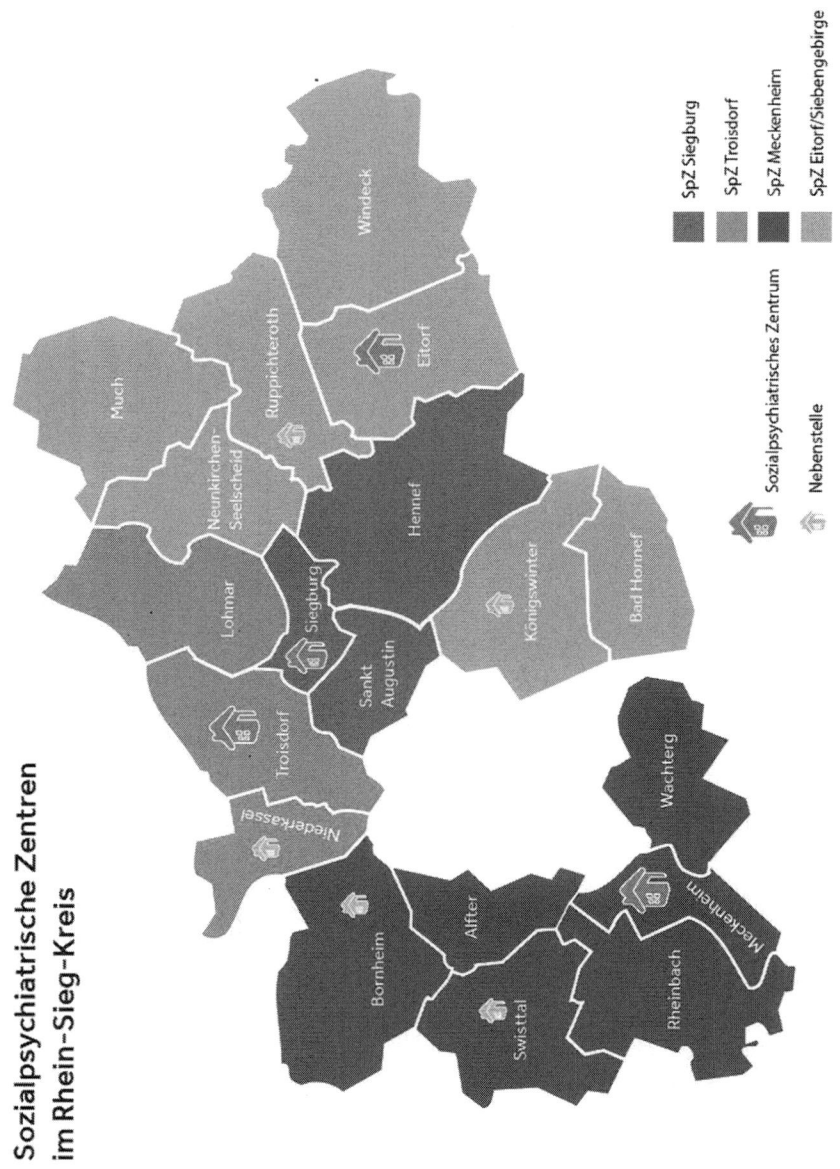

Abb. 10.1: Zuordnung der Sozialpsychiatrischen Zentren im Rhein-Sieg-Kreis (mit freundlicher Genehmigung, © Rhein-Sieg-Kreis)

In Bonn ist der sozialpsychiatrische Dienst beim Gesundheitsamt in der Innenstadt angesiedelt. Der Rhein-Sieg-Kreis hat wegen seiner Größe vier sozialpsychiatrische Zentren (SPZ) geschaffen, die eigenständige gerontopsychiatrische Beratung bieten und mit denen die Klinik eng zusammenarbeitet. Bei der Entwicklung der in diese SPZ integrierten gerontopsychiatrischen Angebote hat das Gerontopsychiatrische Zentrum der LVR-Klinik Bonn in den Jahren 2009 bis 2012 über ein Modellprojekt des LVR mitgewirkt.

10.2 Das Modellvorhaben DynaLIVE

Die Einführung eines pauschalierten Entgeltsystems in der Psychiatrie stellt besondere Herausforderungen und Risiken dar. Die LVR-Klinik Bonn beteiligte sich einerseits als Kalkulationskrankenhaus, versuchte aber auch die vom Gesetzgeber geschaffene Möglichkeit eines Modellvorhabens nach § 64b SGB V zu nutzen. Dieser Paragraf ist Grundlage für Modellvorhaben in der Psychiatrie mit einer Höchstdauer von vorerst acht Jahren unter der Bedingung wissenschaftlicher Begleitforschung. Hiermit wurde eine Basis geschaffen, auf der psychiatrische Versorgung weiterentwickelt werden kann. Es ist davon auszugehen, dass erfolgreiche Versorgungsmodelle Basis weitergehender gesundheitspolitischer Planungen werden.

Die Klinik suchte bei den Krankenversicherungen Partner für ein Modellvorhaben im Sinne des § 64b. Sie konnte dann im Jahr 2016 mit sechs Ersatzkassen (BEK, TKK, DAK, HKK, HEK, KKH – im folgenden Modellkassen genannt) eine entsprechende Vereinbarung abschließen. Bei den beteiligten Krankenversicherungen waren knapp 50 % aller Patienten, die in den Vorjahren in unserer Klinik behandelt worden waren, versichert. Als finanzielle Basis wurde ein Gesamtbudget vereinbart, das von den Behandlungskosten aller im Jahre 2016 behandelten Patienten dieser Krankenversicherungen ausging und alle Behandlungsformen (vollstationär, teilstationär oder ambulant) einschloss. Seit 2024 haben sich nun alle Krankenversicherungen dem Modellprojekt angeschlossen.

Die Intention des Gesetzes ist die Weiterentwicklung der Versorgung psychisch kranker Menschen, insbesondere die sektorenübergreifende Leistungserbringung bis hin zur komplexen psychiatrischen Behandlung im häuslichen Umfeld.

Die Festschreibung des Budgets gab den Kassen die gewünschte Planungssicherheit. Für die Klinik resultierten jedoch finanzielle Risiken, da zunächst unklar blieb, wie sich die Anteile der Patienten aus Modellkassen und Nicht-Modellkassen entwickeln bzw. steuern ließen. Die zunehmende psychiatrische Behandlung im häuslichen Umfeld, wie von der Politik gefordert, deckt sich mit den Wünschen vieler betroffener Menschen und soll nach dem Willen von Politik und Kostenträgern auch mit der Reduktion von Krankenhausbetten einhergehen. Die Forderung nach Bettenabbau war bislang nicht begleitet von finanziell ausreichend gesicherten Handlungsalternativen für die Kliniken. Die wirtschaftliche Existenz der Kliniken setzte stets »gut gefüllte Betten« voraus.

Mitarbeitenden ist schon lange bewusst, dass eine wirksamere psychiatrische Behandlung wesentlich flexiblere Behandlungsmöglichkeiten erfordert. Ziel ist dabei der frühzeitige Wechsel von vollstationärer in tagesklinische und/oder ambulante Behandlung, beziehungsweise die Vermeidung vollstationärer Aufnahmen durch zügige Aufnahme in neue individualisierte Behandlungs-Settings.

Allein die Reduktion stationärer Behandlungstage bedeutet noch keine Qualitätsverbesserung. Psychiatrische Behandlung wird dann wirksamer, wenn sie personalisiert erfolgt. Dafür ist es erforderlich, die Lebenssituation des Patienten stärker zu berücksichtigen. Das gelingt besonders gut durch das Aufsuchen in dessen Lebensumfeld. Diese Zielrichtung spiegelt sich im Namen unseres Modells wider: *Dyna*mische *L*ebensnahe *I*ntegrative *V*ersorgung (DynaLIVE). Im Alltag sprechen wir oft verkürzend von »stationsersetzender« oder »intensiviert-ambulanter« Behandlung. Für die Leistungsdokumentation wurde der Terminus »stationsunabhängige Leistungen« (SUL) eingeführt.

10.3 Umstrukturierungen in der Gerontopsychiatrischen Abteilung

Das DynaLIVE-Modell wurde am 1.10.2016 zunächst in einer der drei allgemeinpsychiatrischen Abteilungen der LVR-Klinik Bonn gestartet, um erste Erfahrungen zu sammeln. Den einzelnen Fachabteilungen wurde in der Folge Spielraum in der Ausgestaltung des Modellvorhabens eingeräumt, um den Bedürfnissen des jeweiligen Fachbereichs und seiner Patienten gerecht zu werden.

Die Abteilung für Gerontopsychiatrie und Psychotherapie umfasste bis zum Beginn des Modells langjährig einhundert stationäre Behandlungsplätze (Betten) verteilt auf fünf Stationen, eine Tagesklinik mit achtzehn Plätzen und die Institutsambulanz. Die anfängliche Planung der Abteilungsleitung der Gerontopsychiatrie sah vor, dass jede der fünf Stationen sowie die Tagesklinik beginnen sollten, einzelne Patienten modellhaft zu behandeln und einzelne Betten in neue Modell-Behandlungsplätze umzuwandeln. Dabei lautete der Plan für die beiden geschützten Stationen, Patienten frühzeitig in ihr häusliches Umfeld oder in ihr Seniorenheim überzuleiten. Behandlungsmaßnahmen, die sich in der Klinik als wirksam erwiesen hatten, sollten so insbesondere an das häusliche bzw. pflegerische Umfeld weitervermittelt werden. Vorbild dafür war die bereits etablierte Psychiatrische Pflegeüberleitung durch die Fachpflegepersonen unserer gerontopsychiatrischen Ambulanz, die aber jetzt mit den Möglichkeiten des DynaLIVE spürbar früher erfolgen sollte. Das Modellvorhaben eröffnet dabei die Möglichkeit, die aufsuchende Behandlung intensiver und flexibler zu gestalten. Patienten der offenen Stationen und der Tagesklinik sollten im vertrauten Setting frühzeitig aus vollstationärer in tagesklinische Behandlung an einzelnen Wochentagen wechseln, zunehmend kombiniert mit einzelnen Behandlungstagen im häuslichen Umfeld.

In dieser gewünschten Form gelang das Vorgehen jedoch nur in wenigen Einzelfällen und nicht auf allen Stationen der Abteilung. Die geschützten Stationen, wesentlich geprägt durch notfallmäßige Aufnahmen und Behandlungen, sahen sich nicht dazu in der Lage, zusätzlich zu der unverändert hohen Arbeitsbelastung in der stationären Arbeit auch aufsuchend tätig zu werden. Von einer Entlastung durch Reduktion der Zahl der stationär zu versorgenden Patienten konnte zunächst auch nicht ausgegangen werden, da der Aufnahmedruck unverändert hoch blieb und ohnehin stets Überbelegungen drohten.

Auf den offenen Stationen, die über je zwanzig Betten verfügen, wurden Modellpatienten zusätzlich zu den stationären Patienten behandelt – bei gleichbleibender Personalstärke. Mit den einzelnen Modellpatienten wurde die Zahl tagesklinischer Behandlungstage individuell vereinbart, was sich als therapeutisch wirksam erwies.

In unserer Tagesklinik mit achtzehn Plätzen wurden einzelne Modellpatienten an weniger als fünf Behandlungstagen pro Woche zusätzlich behandelt. Personelle Reserven für aufsuchende Behandlungen hat die Tagesklinik nicht, möglich sind aber diagnostische Hausbesuche, z. B. durch den Sozialdienst.

Konsequenz aus der Erfahrung, dass es sich als nicht realistisch erwiesen hatte das neue Behandlungsmodell auf fünf verschiedenen Krankenhausstationen und in der Tagesklinik gleichzeitig einzuführen, war die Bildung eines »DynaLIVE-Zentrums«. Die günstigsten Voraussetzungen dafür bot die langjährige Depressionsstation, auf der schon vor dem DynaLIVE-Projekt erprobt worden war, Patienten mit affektiven Störungen frühzeitig aus der stationären Behandlung zu entlassen und danach noch an mehreren Wochentagen tagesklinisch weiter zu behandeln.

Im neu geschaffenen Zentrum für das Modellvorhaben gelang es, die Zahl der stationär behandelten Patienten zu reduzieren, z. B. von zwanzig auf fünfzehn, zudem wurden etwa acht Patienten als »Modell-« oder »DynaLIVE-Patienten« an einem oder mehreren Tagen der Woche ambulant bzw. tagesklinisch behandelt. Inhaltlich überzeugte das Modell, da Patienten frühzeitig aus der stationären Behandlung in die neue Behandlungsform wechselten oder auch Direktaufnahmen in das Modell erfolgten. Der Versuch, stationäre Behandlung und Modellbehandlung auf einer Station zu verknüpfen, erwies sich jedoch wirtschaftlich und organisatorisch als nicht effizient. Für die vollstationären Patienten mussten unverändert Nacht- und Wochenendbesetzungen vorgehalten werden, die bei reduzierter Zahl vollstationärer Berechnungstage nicht mehr finanzierbar waren. Andererseits fehlte durch den »Verbrauch« von Arbeitszeit in Nacht- und Wochenenddiensten das notwendige Personal zur Weiterentwicklung des Modells, insbesondere für die aufsuchende Behandlung.

Die Abteilungsleitung entschied daraufhin, die frühere Depressionsstation gänzlich von stationärer Behandlung zu entbinden. Das bedeutete neben der Reduktion der Zahl stationärer Behandlungsplätze in der Gerontopsychiatrischen Abteilung von 100 auf 80, als Ziel des Modellvorhabens eigentlich längerfristig avisiert, die Schaffung erheblicher personeller Ressourcen für das DynaLIVE-Modell.

10.4 Das DynaLIVE-Zentrum der Abteilung für Gerontopsychiatrie

Somit war nach der ersten Modellphase von vierzehn Monaten die Depressionsstation mit dem Jahreswechsel 2018/19 gänzlich in das DynaLIVE-Zentrum der Gerontopsychiatrischen Abteilung umgewandelt worden. Behandlungen nach dem DynaLIVE-Konzept wurden seitdem auf den verbleibenden Stationen der gerontopsychiatrischen Abteilungen nicht mehr und in der gerontopsychiatrischen Tagesklinik nur noch ausnahmsweise durchgeführt.

Durch die Reduktion der vollstationären Bettenzahl von 100 auf 80 verblieben jeweils 40 Betten auf geschützten und offenen Stationen. Bei anhaltend hoher Nachfrage nach vollstationären Behandlungen ergab sich die Notwendigkeit, Patienten rasch in die Modellbehandlung überzuleiten oder direkt als Modellpatienten aufzunehmen.

Die Umwandlung in ein Behandlungszentrum bedeutete für die entsprechende Krankenhausstation die Veränderung von einem pflegerischen Drei-Schicht-System an sieben Tagen der Woche auf eine Tagschicht von Montag bis Freitag. Es konnten nicht alle pflegerischen Mitarbeiter in das Zentrum übernommen werden, vier von vierzehn Mitarbeitern wechselten auf andere Stationen der Abteilung, wobei persönliche Prioritäten berücksichtigt werden konnten. Einige Mitarbeiter bevorzugten explizit die Tätigkeit im herkömmlichen vollstationären Setting. Es konnten aber mit diesem Schritt ganz erhebliche pflegerische Personalressourcen gewonnen werden, so wurden auch die notwendigen Kapazitäten für aufsuchende Behandlungen geschaffen.

Die weiteren Berufsgruppen des Zentrums gewannen keine Arbeitszeiten hinzu, sondern verloren im Verlauf Zeitressourcen. Die Tätigkeit des DynaLIVE-Zentrums konnte sich jedoch stärker auf die psychiatrisch-psychotherapeutische Behandlung konzentrieren, da die Behandlung körperlicher Erkrankungen bei den Hausärzten oder niedergelassenen Fachärzten verblieb. Notwendige pflegerische Hilfen wurden weiter im häuslichen Umfeld genutzt oder mit unserer Hilfe neu eingerichtet.

Die Veränderung der Arbeitsweise war für alle Mitarbeitenden gravierend. Erfahrung in teilstationärer oder ambulanter Behandlung hatte bis dahin nur der zuständige Oberarzt. Die pflegerischen Mitarbeitenden hatten alle jahrzehntelange gerontopsychiatrische Erfahrung in vollstationärer Behandlung. Aufsuchende Tätigkeit war allen noch fremd.

Das zuvor bereits etablierte Bezugspflegesystem wurde beibehalten und die Beziehungen intensivierten sich deutlich im Modellvorhaben. Während in den Räumen der Klinik ein Team mit rasch erreichbaren Ärzten arbeitet, wird in der aufsuchenden Arbeit der einzelne pflegerische Mitarbeitende zum wesentlichen Akteur.

10.5 Auswirkungen der COVID-19-Pandemie

Einen erheblichen Eingriff in das Modellvorhaben stellte die COVID-19-Pandemie dar. Im Rahmen des Lockdowns mussten alle aufsuchenden und tagesklinischen Angebote umgehend eingestellt werden. Die Räumlichkeiten des DynaLIVE-Zentrums wurden für die stationäre Behandlung von COVID-19-infizierten Patienten benötigt. Der Großteil der pflegerischen Mitarbeitenden wurde wieder in der stationären Pflege tätig und nur ein kleines Behandlungsteam setzte das Modellvorhaben fort. Die therapeutischen Kontakte zu den vorbehandelten Patienten konnten anfangs nur telefonisch gehalten werden, erwiesen sich in der Pandemie jedoch als sehr hilfreich.

Das DynaLIVE-Zentrum verkleinerte sich in der Folge und zog in Räume der Gerontopsychiatrischen Ambulanz im Behandlungszentrum St. Johannes-Krankenhaus nahe der Bonner Innenstadt um. Inhaltlich richtete es sich zunehmend auf eine ambulante intensivierte psychiatrische Behandlung aus.

10.6 Individualisierung der Therapie

Die Besonderheit unseres Modellvorhabens besteht darin, dass die Art und Weise der Behandlung mit allen Patienten individuell vereinbart wird. So gibt es keine Vorgaben für eine bestimmte Anzahl aufsuchender Kontakte. Diese ergibt sich allein aus der jeweiligen Behandlungsvereinbarung. Zudem wird aufsuchende Arbeit meist kombiniert mit Behandlungstagen im DynaLIVE-Zentrum – Wochentag und Frequenz werden nach individuellem Bedarf variabel geplant. Hier nehmen die Patienten spezifische Therapieangebote wahr. Im Behandlungsverlauf gibt es oft den Wechsel aus einer kombinierten Behandlung in eine rein aufsuchende Behandlung oder zu Therapietagen in der Klinik.

Die psychiatrische Behandlung war bislang jeweils ausschließlich stationär, teilstationär oder ambulant erfolgt. Daraufhin wurden neue Versorgungskonzepte geschaffen, die ihrerseits neue Begrenzungen aufwerfen. So schaffen Konzepte für Home Treatment und stationsäquivalente Behandlung (STÄB) zwar Rahmenbedingungen für aufsuchende Behandlungen, sind in den Vorgaben jedoch starr und bleiben ebenfalls auf einen Versorgungssektor begrenzt. Das DynaLIVE-Modell überwindet die Trennung der Behandlungssektoren im Interesse der Patienten.

Die therapeutische Denkweise verändert sich dabei in Richtung eines modularen Vorgehens: Welche Behandlungseinheiten braucht der jeweilige Patient? In welchem Setting können diese am wirkungsvollsten angeboten werden: vollstationär, tagesklinisch, aufsuchend oder in einer Kombination verschiedener Behandlungsorte? Wie können Therapiemodule aus bisheriger vollstationärer Behandlung niederschwelliger, lebensweltnäher implementiert werden? Dazu gehört auch die Identifikation unspezifischer therapeutischer Maßnahmen, die nicht zwingend von der Klinik angeboten werden müssen. Ohnehin ist es langfristig sinnvoll, notwendige therapeutische und psychosoziale Maßnahmen im Sinne einer Netzwerkarbeit frühzeitig im Lebensumfeld des Patienten zu etablieren.

Beispielhaft sei erläutert, wie Patienten mit einer Angststörung im DynaLIVE-Modell behandelt werden: Der Patient kommt an zwei Tagen der Woche zur Behandlung in das DynaLIVE-Zentrum. Er wird zunächst jeweils von seiner Bezugspflegekraft empfangen, die sein aktuelles Befinden erfasst. An diesen beiden Tagen nimmt er an einer psychotherapeutischen Gruppe teil, hat ein psychologisches und ein ärztliches Einzelgespräch, erlernt dazu Entspannung und nutzt ein physiotherapeutisches Angebot. An einem Tag der Woche erfolgt der Hausbesuch durch die pflegerische Bezugspflegekraft, die dortiges vermeidendes Verhalten des Patienten erfasst und bei der Angstexposition unterstützt, so wie es auch in den psychologischen Einzelgesprächen vorbereitet wurde. Mit dem Sozialdienst werden Hilfen im häuslichen Umfeld erarbeitet.

Vergleichbar ist die Behandlung depressiver Störungen strukturiert. Die Patienten nehmen an der Depressionsgruppe teil. Die Behandlung fokussiert initial stark auf den Aufbau positiver Aktivitäten, der auch so weit wie irgend möglich in der Lebenswelt der Patienten stattfinden soll. Verzahnt ist die Behandlung mit den Ambulanzangeboten, sodass z. B. eine Teilnahme an der CBASP-Therapiegruppe für chronisch depressive Patientenmöglich ist. Vergleicht man diese Formen der Behandlung mit einer herkömmlichen vollstationären Therapie, wird deutlich, wie zielgerichtet Behandlung sein kann, bei geringerem Einsatz von Personal und Zeit.

Neben der Frage, wo und wie Behandlung am wirkungsvollsten geschieht, stellt sich die Frage nach der besten zeitlichen Verteilung von Behandlungseinheiten. »Vollstationäres Denken« rechnet in Verweildauern. Dabei gilt: je kürzer, umso besser. Die Reflexion über einen gezielten Einsatz von Klinikressourcen und die langfristige Wirksamkeit von Therapien kommt zu kurz. So stellt sich zum Beispiel die Frage, ob chronisch psychisch kranke Menschen, die wiederkehrend stationär behandelt werden müssen, nicht wirkungsvoller über einen längeren Zeitraum an einem Tag der Woche zuhause besucht werden sollten. Rechnet man die Zeiten und Kosten vollstationärer Behandlungen in solch ein Vorgehen um, so ergeben sich beträchtliche Handlungsspielräume.

10.7 Zuweisung

Je vielfältiger die Behandlungsmöglichkeiten unserer Klinik werden, umso wichtiger wird die frühzeitige Patientenzuweisung in die angemessene Behandlungsform. Die Krankenhauseinweisung durch Hausärzte oder Fachärzte kann schwerlich alle Therapieoptionen der Klinik berücksichtigen. Patienten erwarten oft eine vollstationäre Behandlung, da sie tagesklinische oder aufsuchende Behandlungsalternativen nicht kennen oder unterschätzen. Die LVR-Klinik Bonn bemüht sich, in ihrer Öffentlichkeitsarbeit das DynaLIVE-Modell so bekannt zu machen, dass

Einweisende und Patienten es zunehmend in die Behandlungsplanung einbeziehen.

Unsere Klinik stand lange unter dem wirtschaftlichen Druck, die Möglichkeiten des Modellvorhabens auszuschöpfen. Den Patienten der Modellkassen boten sich stationsersetzende Behandlungschancen, die genutzt werden mussten, um die Behandlung aller Patienten bei reduzierter Bettenzahl zu erreichen. Patienten aus den nicht am Modell beteiligten Krankenkassen benötigten bisher im Vergleich einen höheren Anteil vollstationärer Behandlungstage, da ihnen die Behandlungsmöglichkeiten des DynaLIVE noch vorenthalten waren.

Die Gerontopsychiatrische Abteilung hat nicht die Tradition einer Aufnahmesprechstunde, in der sich Patienten zur geplanten Aufnahme vorstellen. Anfragen ergehen meist telefonisch, mit dem Bemühen, am Telefon die Behandlungsindikation und die notwendigen Behandlungsmaßnahmen zu klären. Etwa drei Viertel aller Aufnahmen erfolgen nicht geplant, sondern sehr kurzfristig bzw. notfallmäßig. Das Bemühen um eine telefonische Indikationsabklärung bleibt oft unzureichend. Sehr häufig stellen sich Patienten ungeplant in unserer Notaufnahme mit dem konkreten Wunsch nach einer stationären Aufnahme oder überhaupt auf der Suche nach therapeutischer Hilfe vor. Ergibt sich in solch einer Situation die Indikation zur Behandlung im DynaLIVE-Zentrum, werden Patienten dort sehr zeitnah vorgestellt. Gibt es Anfragen für Patienten, die erhebliche Mobilitätseinschränkungen aufweisen bzw. absehbar aufsuchend behandelt werden sollen, werden diese zur Klärung zuhause oder im Seniorenheim aufgesucht.

Patienten und deren Angehörige sind oft noch nicht informiert über das Behandlungsspektrum unserer Klinik. Meist reagieren sie überrascht auf Angebote des DynaLIVE-Modells, in vielen Fällen sind sie dankbar, weil sie ihr häusliches Umfeld ungern verlassen wollen. Manche Patienten und Angehörige hatten sich von der Klinik in besonderem Maße Entlastung durch eine vollstationäre Aufnahme erhofft, auch in diesen Fällen kann jedoch in der Regel ein Konsens über die weitere Behandlung erzielt werden.

Gezielte Zuweisung zu aufsuchender Behandlung erfolgt unter anderem durch unsere Institutsambulanz, die eine Klärungssprechstunde betreibt. Reicht die Behandlungsintensität unserer Ambulanz bei einem ihrer Patienten nicht mehr aus, kann er vorübergehend in das DynaLIVE-Zentrum aufgenommen werden. Unsere Institutsambulanz arbeitet bereits multiprofessionell aufsuchend, kann das aber aus Kapazitätsgründen nicht in einem solchen Umfang leisten, wie es in Krisensituationen stationsersetzend erforderlich ist.

10.8 Indikationen für aufsuchende Behandlungen

Übersicht der *Indikationen zur aufsuchenden Behandlung im DynaLIVE-Modell:*

- Behandlung vermeidenden Verhaltens bei Angststörungen/Depressionen
- Aufbau positiver Aktivitäten
- Aufbau von Versorgungsstrukturen bei schweren Alltagsdefiziten
- Kontaktaufbau im Lebensumfeld insbesondere bei wahnhaften Störungen, Förderung der Medikamentenakzeptanz
- Beeinflussung sogenannter Verhaltensstörungen bei Demenz
- Hilfe bei Überforderungen in der häuslichen oder Heimpflege

Aus dieser sehr begrenzten Übersicht wird schon deutlich, dass das ganze Spektrum gerontopsychiatrischer Erkrankungen erfasst wird. Dabei gibt es Leistungen, die sinnvollerweise im häuslichen Umfeld zu erbringen sind. Konflikte im Lebensumfeld – als solche sind auch viele »Verhaltensstörungen« bei Demenz zu verstehen – können vor Ort wirksam behandelt werden. Soziale Isolation und Angst vor Veränderung müssen zuhause überwunden werden. Es nutzt nichts, wenn Patienten in der Klinik befriedigende Kontakte erleben, diese aber nicht in ihrem Alltag finden. Therapeutisch eingeübt werden positive Aktivitäten und Kontakte, die für die oft eingeschränkt mobilen Patienten auch tatsächlich erreichbar sind.

Die Patienten und die Menschen ihres engeren Lebensumfelds müssen mit unseren Besuchen einverstanden sein. Eine Voraussetzung ist zudem die ausreichende Grundversorgung im häuslichen Umfeld, selbstständig oder mit vorhandenen Hilfen. Beim Übergang von der Klinik nach Hause müssen die notwendigen Hilfen organisiert sein. Voraussetzung für deren Finanzierung ist in der Regel die Feststellung eines Pflegegrads. Das DynaLIVE-Team seinerseits hilft den Patienten bei der Einführung weiterer Hilfen wie Medikamentenvergabe, Alltagsbetreuung, Aufnahme in ein Tagespflegehaus oder z. B. dem Kontakt zum Sozialpsychiatrischen Zentrum.

Gegen eine aufsuchende Behandlung sprechen eine akute Eigen- oder Fremdgefährdung. Der Nachtschlaf muss ausreichend reguliert sein. Bei bestehender Abhängigkeitserkrankung erfolgt zunächst eine stationäre Entgiftungsbehandlung.

Somatische Erkrankungen erschweren oft die erfolgreiche psychiatrische Behandlung, sodass die Patienten hierbei im Kontakt zu ihren Hausärzten unterstützt werden. Mitunter werden unsere Mitarbeitenden als erste mit akuten somatischen Störungen der Patienten konfrontiert und veranlassen dann weitere Maßnahmen.

10.9 Einsatz der Personalressourcen

Unsere aufsuchende Arbeit stützt sich bislang ganz wesentlich auf die pflegerischen Mitarbeitenden. Das DynaLIVE-Zentrum in seiner derzeitigen Arbeitsweise ist montags bis freitags von 8:00 Uhr bis 16:00 Uhr geöffnet, zwischenzeitlich ist der Notdienst der Klinik erreichbar. Darauf muss jedoch selten zurückgegriffen werden, noch seltener auf die Möglichkeit einer unmittelbaren stationären Aufnahme, die allen DynaLIVE-Patienten vertraglich zugesichert ist: Die Gewissheit, dass im Notfall Hilfe unkompliziert zu erhalten ist, gibt Sicherheit.

In den ärztlichen, psychologischen Berufsgruppen und im Sozialdienst hat es geringe Reduktionen der Stellenanteile gegeben. Stationsärztin und Oberärztin überprüfen den Behandlungsfortschritt und vereinbaren mit den Patienten die weitere medikamentöse Behandlung. In einer wöchentlichen Teamsitzung werden die Behandlungserfolge der verschiedenen Berufsgruppen zusammengetragen. Die Behandlung ist in der Regel auf 4–6 Wochen angesetzt, kann aber in Ausnahmefällen verlängert werden. Die zeitnahe ambulante psychiatrische Weiterbehandlung wird organisiert und falls nötig durch unsere Institutsambulanz überbrückt.

Von aufsuchender Tätigkeit ausgespart bleiben in der Regel östliche Anteile des Rhein-Sieg-Kreises aufgrund zu langer Fahrzeiten. Diese Regionen liegen im Einzugsbereich der Klinik-Dependance in Eitorf. Die Sektoren wurden in Abhängigkeit der Wohnorte der Mitarbeitenden verteilt, um Fahrzeiten zu verkürzen. Anfahrten dauern bis zu dreißig Minuten, wobei Hausbesuchsrouten erstellt werden, die mehrere Patienten erfassen oder auf dem Heimweg der jeweiligen Pflegekraft liegen. Für die Planung ärztlicher Hausbesuche hat es sich bewährt, feste Zeitkorridore im Wochenplan zu schaffen. Sozialarbeiterisch besteht größere zeitliche Flexibilität für Hausbesuche. Psychologische Hausbesuche werden mit wachsenden personellen Ressourcen ab dem Jahr 2024 bedarfsweise etabliert.

Hausbesuche erfolgen in der Regel durch einen Mitarbeitenden, bei Bedarf auch durch Vertreter mehrerer Berufsgruppen. Patienten, die aus vollstationärer Behandlung in häusliche oder Heimversorgung übergeleitet werden, werden kurz vor Verlassen der Klinik untersucht. Patienten, die aus der ambulanten hausärztlichen oder psychiatrischen Behandlung zu uns kommen, bedürfen oft basaler Diagnostik wie Routinelabor und EKG, daneben sind oft MRT und neuropsychologische Testung erforderlich.

10.10 Schwerpunkte in der aufsuchenden Behandlung

Die aufsuchende Behandlung im Seniorenheim oder im häuslichen Umfeld des Betroffenen richtet sich vorwiegend an Menschen mit kognitiven Störungen. Hierbei stehen die sogenannten Verhaltensstörungen im Vordergrund, die das betreuende Umfeld überfordern. Es handelt sich z. B. um Störungen des Tag-Nacht-Rhythmus, Bewegungsunruhe oder die Ablehnung pflegerischer Hilfen. Dabei werden die Angehörigen bzw. die pflegerischen Mitarbeitenden der Seniorenheime in die Behandlung einbezogen. Neben Patienten mit bekannten kognitiven Defiziten und unstrittigen Einschränkungen ihrer Alltagskompetenzen gibt es eine beträchtliche Zahl von Patienten mit weniger eindeutigen kognitiven Einschränkungen, deren Alltagsressourcen schwer einzuschätzen sind. Die aufsuchende Behandlung kann hierbei zu einer Klärung führen.

Pflegende Angehörige, die über die geleistete Pflege selbst psychisch erkranken, können in ein spezielles Behandlungsangebot unserer Ambulanz vermittelt werden.

Pflegeüberleitung leisten wir im Übergang aus der stationären Behandlung in Seniorenheime oder nach Hause. Die Vorbereitung dazu beginnt mindestens eine Woche vor dem geplanten Entlassungstag, um den Kontakt zu den Patienten und den ambulanten Kontaktpartnern aufnehmen zu können. Der erste Hausbesuch findet direkt am Entlassungstag statt. Die Pflegeüberleitung ist Teil des gesetzlichen Entlassungsmanagements. Im Modellvorhaben stehen dafür größere Zeitkontingente zur Verfügung, sodass sie frühzeitiger erfolgen und somit die stationäre Behandlung verkürzen kann.

Voraussetzung für eine zielgerichtete aufsuchende Behandlung von Patienten ist die Kenntnis ihrer häuslichen Lebensbedingungen. Das gilt auch für die Lebenssituation im Seniorenheim. Es braucht das, was wir im Klinikalltag »häusliche Diagnostik« nennen. Neben einer entsprechenden Anamnese und Fremdanamnese ist ein diagnostischer Hausbesuch oft unerlässlich. Hierbei geht es um wesentliche pflegerische, ergotherapeutische und sozialarbeiterische Aspekte.

Wiederholt haben wir es mit einer Schnittstellenproblematik beim Übergang von Patienten aus der vollstationären Behandlung in die aufsuchende Behandlung des DynaLIVE-Zentrums zu tun. Es stellt sich nicht selten heraus, dass die Probleme im häuslichen Umfeld von den Kollegen im stationären Bereich unterschätzt wurden. Den Patienten werden auf der Station zu viele Alltagsdinge abgenommen, sodass etwaige Defizite oder Konflikte nicht deutlich oder vermieden werden. Das DynaLIVE-Team muss dann verschiedene ambulante Hilfen zeitnah organisieren, um die basale häusliche Versorgung zu sichern.

In der aufsuchenden Arbeit bekommt der Klinikmitarbeitende eine neue Rolle. Er ist Gast im Haus der Patienten. Diesen verhilft das meist zu größerem Selbstbewusstsein. Entscheidungen über die Gestaltung der Therapie werden eher gemeinsam getroffen, zudem können die Ressourcen stärker berücksichtigt werden.

Andererseits erleben die Mitarbeitenden häusliche Konflikte und Spannungen hautnah. Es entstehen somit persönliche Beziehungen, die intensiver sind als in der vollstationären Arbeit. Die Wahrung der professionellen Rolle und die Abgrenzung zu den Wünschen der Patienten sowie der erlebten Hilfsbedürftigkeit ist schwer und bedarf der Begleitung im Team und durch Supervision.

Es entstehen somit ganz neue Herausforderungen für die pflegerischen Mitarbeitenden. Es entwickelt sich eine intensive Einzelbetreuung, die zunehmend psychotherapeutischer Kenntnisse bedarf. Dem muss – und wird bereits – durch zahlreiche Fortbildungen Rechnung getragen.

Die Umwandlung der Bettenstation in ein Behandlungszentrum, das zunächst tagesklinisch und aufsuchend gearbeitet hat, brachte erhebliche Veränderungen der Aufgaben mit sich. Die Bezugspflegekräfte haben eine koordinierende Rolle in der Patientenversorgung gewonnen, verbunden mit der Notwendigkeit zahlreicher Telefongespräche mit den Patienten, Angehörigen, Hausärzten, Apotheken, Pflegediensten, Alltagsbetreuern usw. Schnittstellenprobleme im Versorgungssystem wurden deutlich – beispielhaft seien die Schwierigkeiten genannt, die korrekte Einnahme der Medikation sicherzustellen, ja erst im Dialog mit allen Beteiligten einen Überblick über die tatsächlich eingenommenen Medikamente zu erhalten. Die Korrektur von Medikationsfehlern erfordert beispielsweise einen erheblichen Zeitaufwand. Alle Kontakte müssen dokumentiert werden, sodass eine drastische Zunahme von Schreibtisch- und Computerarbeitsplätzen resultiert. Der pflegerische Arbeitsalltag wird zunehmend strukturiert durch feste Gesprächstermine im Zentrum bzw. Hausbesuchstermine. Daneben bedarf es gesicherter Bürozeiten für die detaillierte Dokumentation.

10.11 Zufriedenheit

Eine systematische Untersuchung der Patientenzufriedenheit im Modellvorhaben hat es bislang nicht geben. Patienten haben an klinikinternen Befragungen teilgenommen.

Sehr viele Patienten sind zunächst dankbar, dass sie nicht in vollstationäre Behandlung gehen müssen. Sie erleben eine gelingende Behandlung unter häuslichen Bedingungen. Der enge Bezug zu der pflegerischen Bezugskraft ist die Basis für die Behandlung. Über die Besuchstage hinaus sind die Mitarbeitenden des Zentrums telefonisch rasch erreichbar, was den Patienten zusätzliche Sicherheit gibt, sich im Alltag zu erproben.

Angehörige erleben oft eine Entlastung in der häuslichen Begleitung. Wünschen sie anfangs oft eine vollstationäre Aufnahme, so zeigt das Modellvorhaben, dass dieses langfristig wirksamer ist. Durch den intensiven Austausch mit unseren Mitarbeitenden erfahren die Angehörigen große Wertschätzung in ihrer helfenden Rolle. Andererseits werden die Grenzen der ambulanten Möglichkeiten oft früher erkannt und benannt.

10.12 Mitarbeitendenzufriedenheit

Viele Mitarbeitende des DynaLIVE-Zentrums äußern wiederholt, dass sie nie mehr anders psychiatrisch arbeiten wollen. Das Ausmaß der Veränderungen in der Arbeitsweise ist allen bewusst, auch die großen persönlichen Herausforderungen, die sie gleichwohl nicht mehr missen wollen. Manchen Kollegen fehlt andererseits der enge Teambezug. Die verstärkte Verantwortlichkeit und intensive Beziehungsarbeit können als Belastung erlebt werden, aber auch endlich als große Wertschätzung ihres persönlichen Einsatzes.

10.13 Weitere Entwicklung

Inhaltlich erfolgte eine immer stärkere Annäherung an die ambulante Arbeit. Wir definieren unsere Tätigkeit jetzt als »intensivierte ambulante psychiatrische Behandlung«, einem Konzept der DGPPN folgend. »Intensiviert« bedeutet dabei, dass Patienten in der Regel an zwei Wochentagen zur ambulanten Behandlung in das DynaLIVE-Zentrum kommen, kombiniert mit aufsuchender Behandlung. Das multiprofessionelle Team behandelt dort mit jeweils einem pflegerischen Gespräch und zwischenzeitlichen Kontakten, einer psychologischen Behandlungseinheit pro Woche (Einzelgespräch, ggf. zusätzlich Therapiegruppe) und einem wöchentlichen Arztgespräch. Der Sozialdienst wird diagnostisch und zusätzlich je nach Bedarfslage tätig. Außerdem gehören Ohrakupunktur und physiotherapeutische Maßnahmen zum Angebot. In der wöchentlichen Teamsitzung wird die individuelle Therapie reflektiert und wenn nötig verändert.

Dieses Behandlungskonzept fokussiert noch stärker als die früheren Therapieansätze des DynaLIVE-Zentrums auf das »psychiatrische Kerngeschäft«. Die Klinik stellt die psychiatrische Behandlung sicher und unterstützt die Patienten bei der Etablierung der mittel- bis langfristig notwendigen häuslichen Hilfen im Alltag, aber sie erbringt diese Leistungen, wo es möglich ist, nicht mehr selbst. Das Behandlungsteam unterstützt die Patienten bei der Suche nach ambulanten Pflegediensten, ärztlichen oder therapeutischen Behandlungsterminen, genauso wie bei Maßnahmen zur psychosozialen Einbindung.

Bis einschließlich 2023 wurde noch unter eingeschränkten personellen und räumlichen Bedingungen gearbeitet. Dennoch gelang es, die Behandlungen sehr flexibel auf die jeweiligen Patienten auszurichten. Aufnahmen aus der (teil-)stationären Behandlung, aber auch aus der ambulanten Versorgung zur Vermeidung der stationären Behandlung sowie die Ausrichtung des Behandlungsangebots an den Bedürfnissen der Patienten in Frequenz, Ort und Inhalt sind gelebte Praxis, auch aufsuchende Psychotherapie sind nun möglich.

Seit 2024 sind nun alle Krankenkassen am Modellprojekt beteiligt, sodass aktuell bei Aufstockung der personellen Ressourcen wieder rund 20 Patienten parallel behandelt werden – in sehr unterschiedlichen und individuell zugeschnittenen Settings.

10.14 Leistungsdaten

Jede therapeutische Maßnahme wird vom jeweiligen Mitarbeitenden mit der entsprechenden Kodierung erfasst, sodass Art und Dauer der Leistung sowie der Ort der Leistungserbringung abgebildet werden. Dabei ist zu beachten, dass alle Leistungen, die in der Klinik erbracht werden, also auch Telefonate mit Hausbesuchspatienten oder solche in deren Auftrag, als stationäre Leistungen zählen.

Entsprechendes gilt für Fallbesprechungen in der Klinik für aufgesuchte Patienten. Daraus resultiert, dass es datentechnisch keine reinen Hausbesuchspatienten gibt.

Um einen Einblick in den Umfang der therapeutischen Leistungen zu bieten, werden im Folgenden die Zahlen des Jahres 2023 berichtet. Es wurden im Verlauf des Jahres 122 Fälle behandelt, wobei es bei einem Drittel der Patienten zur Unterbrechung der Behandlung kam. Mehr als die Hälfte der Patienten (56%) erhielten auch Leistungen im häuslichen Umfeld. Das therapeutische Team erbrachte im Schnitt Leistungen im Umfang von 24 Stunden/Fall (4–76 Stunden), wobei die Dokumentations- und Fahrtzeiten nicht eingerechnet sind.

Jede Schließung von Krankenhausbetten beinhaltet wirtschaftliche Risiken. Das DynaLIVE-Modell bedeutet letztlich eine Deckelung der Behandlungskosten. Das Modellvorhaben bietet aber die Voraussetzung dafür, stationäre Aufnahmen durch aufsuchende oder teilstationäre Behandlungen zu ersetzen oder zu verkürzen. Das Tempo der notwendigen Veränderungen war vorab schwer abzuschätzen und zunächst nicht synchron mit den wirtschaftlichen Erfordernissen. Interne Maßnahmen zur Leistungssteuerung und Behandlungsplanung werden also wichtiger. Übergänge innerhalb der Abteilung werden beschleunigt und somit stationäre Behandlungszeiten verkürzt.

Äußere Faktoren sind schwerer zu beeinflussen. Externe Zuweisende können die größere Vielfalt unserer Behandlungsmöglichkeiten noch unzureichend überblicken, auch weil sich das Angebot in den Abteilungen unserer Klinik unterscheidet. Zudem ist die Zahl der Patienten, die mit Unterbringungsbeschlüssen aufgenommen werden müssen, weiterhin sehr hoch. Schwer abzuschätzen bleibt, ob sich die Nachfrage und Inanspruchnahme gerontopsychiatrischer Behandlungen deutlich verändern wird.

10.15 Ausblick

Das Modellvorhaben DynaLIVE war ursprünglich angelegt auf eine Gesamtdauer von acht Jahren. In den beschriebenen, mehrfach veränderten Arbeitsweisen praktizieren wir das Modell in der Gerontopsychiatrie seit dem Jahreswechsel 2018/19.

Seit dem Jahr 2024 ist das Modellvorhaben nicht nur um weitere acht Jahre verlängert, sondern auch auf alle Krankenkassen ausgeweitet worden. Es ist zu hoffen, dass das Modellvorhaben danach in die Regelversorgung übernommen werden kann.

Durch eine stärkere Bekanntheit wächst die Nachfrage in der Region. Das Modell ermöglicht es, auch bisher nicht versorgten Patienten ein Behandlungsangebot zu machen. Wir erleben, dass stationäre Aufnahmen verhindert oder verkürzt werden können. Dabei sind durch die allgemeine Verschlechterung ambulanter Hilfs- und Behandlungsangebote viele Herausforderungen hinzugekommen. Die Aufmerksamkeit in der Klinik muss auf eine intensivere Entlassungsplanung gelenkt werden, damit Entlassungen in die häusliche Umgebung gut gelingen und so vermieden wird, dass hinsichtlich häuslicher Hilfen unzureichend versorgte Patienten in das Modellvorhaben wechseln.

Es ist davon auszugehen, dass die Nachfrage nach neuen, flexiblen Behandlungsformen, insbesondere nach aufsuchender Behandlung, zunehmen wird. Das Versorgungsgebiet der LVR-Klinik Bonn zeichnet sich durch ein anhaltendes Bevölkerungswachstum aus, die Zahl älterer Menschen steigt weiterhin deutlich an. Wenngleich weitere Kliniken in der Region ihre gerontopsychiatrischen Behandlungsangebote ausweiten, bleibt die Versorgungssicherheit eine große Herausforderung. Niederschwellige, gezieltere Behandlungsangebote müssen da eine Entlastung schaffen. Rechtzeitige Behandlung im Wohnumfeld des Patienten spart Ressourcen, setzt aber die entsprechenden Versorgungsstrukturen und ihre angemessene Finanzierung voraus. Der Mangel an qualifizierten Mitarbeitenden wirkt limitierend auf die allgemeine psychiatrische Versorgung. Unser Modellvorhaben zeigt jedoch, wie die langjährige psychiatrische Erfahrung von Klinikmitarbeitenden, insbesondere aus dem Pflegebereich, effizienter in der ambulanten und aufsuchenden Arbeit genutzt werden kann und dazu mehr Zufriedenheit bei Mitarbeitenden und Patienten mit sich bringt.

11 Memory Teams zur Versorgung von Menschen mit Demenz in Norwegen

Sarah Weller und Stefan Blumenrode

11.1 Grundverständnis des norwegischen Gesundheitssystems

Grundsätzlich lassen sich hinsichtlich der Finanzierung verschiedene Modelle der Gesundheitsversorgung unterscheiden, die einem Gesundheitssystem zu Grunde liegen können: das Semanshko-Modell (Osteuropa), das Bismarck-Modell (u. a. Deutschland) sowie das auf die Armengesetzen basierende Beveridge-Modell, wie es in Norwegen umgesetzt wird. Durch die Finanzierung über Steuern erhalten alle Bevölkerungsgruppen ein gleiches Leistungsangebot. Das Gesundheitswesen befindet sich nahezu komplett in staatlicher Trägerschaft, wobei die Verantwortung für die ärztliche Betreuung, die ambulante häusliche Pflege und die Pflegeheime in der Hand der Kommunen liegt. Das System basiert auf dem Modell des Primärarzt- bzw. Hausarztsystems und damit im Schwerpunkt auf dem ambulanten Sektor. In der Regel schließen die Kommunen Verträge mit den selbstständig arbeitenden Hausärzten ab (rund 90 %), die als primäre Leistungserbringer auch eine Gatekeeper-Funktion einnehmen und bei Bedarf Überweisungen an Fachärzte ausstellen. Letztere arbeiten nur in Krankenhäusern oder Ambulanzzentren (Klauber et al. 2021; Schmeyer 2015).

11.2 Zielsetzung der norwegischen Demenzstrategien und ihre Bedeutsamkeit für zugehende Arbeitsansätze und Interprofessionalität

Das norwegische Ministerium für Gesundheit und Pflege (»Helse- og Omsorgsdepartementet«; *HOG)* reguliert das norwegische Gesundheitssystem mit zentralen Vorgaben und entwickelte dazu 2007 unter anderem einen sogenannten Demenzplan 2015 (»*Dementia Plan 2015 – Making the most of the good days*«). Mit diesem ersuchte Norwegen als erstes Land, das Krankheitsbild Demenz und dessen Herausforderungen ins Blickfeld des politischen Interesses zu rücken und fünf zentrale Handlungsbedarfe zu beschreiben, die mit konkreten Zielsetzungen und Maßnahmen verknüpft unter der Lenkung des nationalen Kompetenzzentrums (»*Aldring og helse*«) bis zum Jahr 2011 umgesetzt werden sollten:

1. Stärkung der Qualitätsentwicklung und Forschung
2. Erhöhung von Pflegekapazitäten und Kompetenzen aller Mitarbeitenden
3. Verbesserung der Koordination vorhandener Angebote
4. Schaffung aktivierender Betreuungsangebote
5. Die Berücksichtigung von Angehörigen in allen sie betreffenden Fragestellungen und eine Sensibilisierung der Gesellschaft.

Ebenso wie die nachfolgenden Demenzpläne fokussiert er Menschen mit Demenz und deren Umfeld und stellt hier insbesondere die Aufklärung über das Krankheitsbild und entsprechende Versorgungsmöglichkeiten in den Mittelpunkt. Er adressiert zugleich auch die Gemeinden als Nahumfeld der Betroffenen und fordert eine Verbesserung deren Versorgungsangeboten. Schließlich richtet er sich aber auch mit dem Ziel einer Sensibilisierung für das Krankheitsbild und dessen Folgen an die gesamte Gesellschaft Norwegens (HOD 2008).

Bereits in diesem ersten Plan wurden an mehreren Stellen zugehende Arbeitsansätze für Menschen mit Demenz als unerlässlich herausgestellt. So beschreibt der Plan etwa die Notwendigkeit einer sektorenübergreifenden Zusammenarbeit im Gesundheitswesen und konkludiert, dass diese für Menschen mit Demenz nur durch eine systematische kontinuierliche Zusammenarbeit, dem Austausch von Fachwissen, der Beratung und der Festlegung gemeinsamer Verfahrensabläufe sowie dem Einsatz mobiler Behandlungsteams umsetzbar ist (HOD 2008).

Im nachfolgenden Demenzplan 2020 (»*Dementia Plan 2020 – A more dementia-friendly society*«) werden die aus dem vorausgehenden Plan gewonnenen Erfahrungen aufgegriffen, erweitert und insgesamt sechs Strategien zur Entwicklung flexibler, qualitativ hochwertiger Dienstleistungen definiert:

1. Ermöglichung von Selbstbestimmung und Beteiligung von Betroffenen und Angehörigen an allen sie betreffenden Entscheidungen
2. Schaffung eines Präventionsangebots unter dem Motto »*What's good for your heart is good for your brain*«
3. Ermöglichung einer frühzeitigen Diagnostik und systematischen postdiagnostischen Betreuung
4. Ermöglichung von Aktivität, Bewältigung des Alltags und Entlastung für Demenzerkrankte und deren Familien
5. Ergänzung des Patientenpflegepfads um ein systematisches Follow-Up und individuell passende Unterstützungsangebote
6. Verbesserung der Kompetenz und des Wissens über Demenz bei Fachakteuren und in der Gesellschaft sowie Förderung der Forschung

Die hier definierten Maßnahmen zielen im Schwerpunkt darauf ab, die Diagnostik zu verbessern und das sogenannten »*Black Hole*« und damit eine Phase zu vermeiden, in der Demenzerkrankte ohne eine postdiagnostische Betreuung und Versorgung sind (HOD 2015).

Der *Dementia Plan 2020* stärkt in vielen Punkten die Bedeutsamkeit von zugehenden Behandlungsteams, hebt jedoch auch neue Aspekte hervor. Er betont etwa, dass Menschen mit Demenz so lange wie möglich in ihrem gewohnten Umfeld leben können sollten und sieht auch hierfür häuslich erbrachte Pflege- und Gesundheitsdienstleistungen als unerlässlich an (HOD 2015). Er hebt insbesondere hervor, dass eine nicht unerhebliche Anzahl an Menschen mit Demenz allein wohnt und unterstreicht insbesondere für diese Personengruppe die Bedeutung einer angemessenen häuslichen Pflege, für die neue Organisationsmodelle entwickelt und erprobt werden sollen. Um das umsetzen zu können, wurde ein Dreijahresprogramm initiiert, um verschiedene Arbeits- und Organisationsformen für die häusliche Pflege zu erproben, die Menschen mit Demenz und ihren Familien zugutekommen (HOD 2015).

Ferner hat es sich der *Dementia Plan 2020* etwa zur Aufgabe gemacht, das Problem der bis dato mangelhaften postdiagnostischen Betreuung von Menschen mit Demenz und deren Familien aufzugreifen. Er betont in diesem Zusammenhang die Möglichkeit, diese über zugehende Angebote zu verbessern, die etwa darauf abzielen können, die Einführung neuer Alltagsroutinen, die Nutzung von Sozialtechnik sowie die Anpassung des häuslichen Umfeldes zu unterstützen (ebd.). Auch dem bislang nicht gedeckten Bedürfnis der Pflegenden nach Unterstützung und Entlastung soll laut dem Demenzplan durch flexible, integrierte und zugehende Angebote entsprochen werden. Letztlich sei erwähnt, dass der *Dementia Plan 2020* auch die Umsetzung präventiver Angebote in einem zugehenden Arbeitsansatz stärken möchte. Er beabsichtigt es, Modelle für präventive Hausbesuche und andere Maßnahmen zu entwickeln und damit Kommunen zu ermutigen, diese Dienste für ihre älteren Einwohner einzurichten, durch die etwa die Sturzrate gesenkt werden soll (ebd.).

Über einen zugehenden Arbeitsansatz sehen beide Demenzpläne jedoch auch eine interdisziplinäre Ausrichtung von Dienstleistungen im Pflege- und Gesundheitsbereich als obligat. Sie bemängeln daher unter anderem die aktuell oft unzureichende Kommunikation zwischen den verschiedenen Diensten und insbesondere eine mangelnde Zusammenarbeit zwischen Hausärzten und häuslichen Pflegediensten, die sich etwa hinderlich auf eine adäquate postdiagnostische Nachsorge auswirkt (HOD 2015). Die Zielsetzung des Demenzplanes 2015 postuliert daher die Notwendigkeit eines koordinierten disziplinenübergreifenden Dienstes, da nur so die medizinischen und interdisziplinären Ressourcen in den Kommunen effektiv für die Betreuung von Menschen mit umfangreichem multiplen Bedarf eingesetzt werden können. Der *Dementia Plan 2020* vertritt die Vorstellung, dass ein Team, das sich aus dem Hausarzt des Patienten und den Mitarbeitenden der Gesundheits- und Sozialdienste zusammensetzt, eine engere und stärker integrierte Betreuung der Patienten und ihrer Familien unterstützen, die Aus- und Weiterbildung erleichtern und Präventionsbemühungen verstärken kann (ebd.).

11.3 Charakteristik und Aufgaben der Memory Teams

In Norwegen ist die Erkennung, Diagnosestellung und Versorgung von Menschen mit Demenz ausdrücklich dem ambulanten Sektor zugeordnet. Da die Sensitivität einer Demenzdiagnose in der primären Gesundheitsversorgung lediglich bei 14–33 % für leichte Fälle und 28–61 % für mittelschwere bzw. schwere Fälle lag (Engedal 2015), forderten die Demenzpläne die Konstitution sogenannter *Memory Teams* in den Gemeinden Norwegens. Diese gelten als Bestandteil der ambulanten Pflege (»Primary Care«) und sollen wesentlich dazu beitragen, die Hausärzte (»*General Practicioners*«, »*GPs*«) bei der Diagnosestellung bei Menschen mit Demenz zu unterstützen und die Betroffenen und deren Familien auch nach der Diagnosestellung weiterführend zu begleiten. Ihre Hauptaufgabe bezieht sich auf die Früherkennung und Diagnose von Demenz, die Aufstellung von individuell angepassten Behandlungsplänen und die Unterstützung bei der Bewältigung von Einschränkungen im Alltag. Ferner bieten sie Beratungs- und Schulungsmaßnahmen für Angehörige und Pflegekräfte an (Engedal 2015).

Ein Memory Team besteht aus Angehörigen verschiedener Berufsgruppen, idealerweise jedoch aus einer ausgebildeten Fachpflegekraft für Demenz und einem Ergotherapeuten. Die erste Untersuchung findet in der Wohnung des Patienten statt und umfasst folgendes: Mini Mental State Examination (MMSE), Uhrentest nach Shulman, Bewertung der funktionellen Fähigkeiten bei den Aktivitäten des täglichen Lebens (ADL) sowie eine Bewertung der Belastung der pflegenden Angehörigen.

Alle Erhebungsdaten werden an den Hausarzt weitergeleitet, der diese in Kombination mit weiteren Untersuchungen bewertet, ggf. weitere Diagnostik in die Wege leitet (u. a. MRT-Untersuchung) und eine abschließende Diagnose stellt. Lediglich bei Betroffenen unter 65 Jahren oder komplexen Diagnosen werden grundsätzlich Memory-Kliniken involviert. Die bislang unzureichende postdiagnostische Betreuung forcierte die Implementierung der *Memory Teams*. Über den gesamten Zeitraum von der Diagnose bis zum Tod finden in regelmäßigen Abständen, mindestens halbjährlich, Hausbesuche statt, um die Unterstützungsmaßnahmen dem Krankheitsverlauf angepasst zu optimieren. Die *Memory Teams* fungieren hierbei als »Lotse« im Angebot der Dienstleistungen, Koordination und individuellen Anpassung der Unterstützungsleistungen und dienen damit als erster Ansprechpartner. Ferner beraten sie zum Krankheitsbild und führen kollegiale Supervisionen von anderen Professionellen im Gesundheitssystem zum Thema Demenz durch (Engedal et al. 2015; Engedal 2018).

11.4 Charakteristik der Patienten und ihrer pflegenden Angehörigen

Eine Studie von Michelet et al. (2020) erlaubt es, diejenigen Menschen genauer zu charakterisieren, die in der norwegischen Primärversorgung durch die *Memory Teams* in Zusammenarbeit mit den Hausärzten auf einen möglichen kognitiven Abbau hin untersucht und nachfolgend begleitet wurden. Insgesamt wurden hierfür in einem Zweijahresintervall 226 zu Hause lebende Patienten mit kognitiver Verschlechterung rekrutiert. Die Daten wurden in einer Zufallsstichprobe von 33 der insgesamt 428 norwegischen Kommunen von erfahrenen *Memory Teams* erhoben. Einzige Einschlusskriterien waren eine Überweisung an ein *Memory Team* durch den Hausarzt und das Einverständnis des Patienten zur Teilnahme.

In Analyse der soziodemografischen Angaben zeigt sich, dass 59,7 % der Patienten weiblich sind und der Altersdurchschnitt bei 81,3 Jahren liegt. Ihre durchschnittliche Ausbildungsdauer beträgt 8,5 Jahre und rund 60 % der Patienten leben allein. In Bezug auf ihren gesundheitlichen Zustand belegt die Studie, dass der Hausarzt bei 174 der Patienten eine demenzielle Erkrankung attestiert und in 144 Fällen (82 %) dabei eine Übereinstimmung zwischen der Diagnose des Hausarztes und der Forschungsdiagnose der Studienexperten besteht. Mit 85,8 % erhält die Mehrheit der Patienten entsprechend den ICD-10-Kriterien die Diagnose Demenz, bei 10,6 % werden *Mild Cognitive Impairments (MCI)* und bei 3,5 % Subjektive *Cognitive Impairments (SCI)* diagnostiziert. Zum Zeitpunkt der Erstdiagnostik ist bei den meisten Patienten die demenzielle Erkrankung bereits fortgeschritten: im *Uhrentest* erhalten 33 % der Patienten einen Score von 4 oder 5 und zeigen damit ein deutlich auffälliges Ergebnis, das sich auch mit einem Summen-Score von 22 (Median) im *Mini Mental Status Test (MMST)* widerspiegelt (Michelet et al. 2020). Dies entspricht in etwa dem durchschnittlichen Score von Alzheimerpatienten, die in europäischen Gedächtnisambulanzen behandelt werden (Hausner et al. 2010). Wie vielfach in anderen Studien belegt (Knapskog et al. 2014) weisen auch die von den norwegischen *Memory Teams* betreuten Patienten nicht nur relativ häufig eine depressive Begleitsymptomatik (Median in der *Cornell Scale for Depression in Dementia (SCDD)* = 7), sondern vielfach auch deutliche Einschränkungen in den Aktivitäten des täglichen Lebens (Median in den *Instrumental Activities of Daily Living (IADL)* = 5) auf.

In Betrachtung der pflegenden Angehörigen der Patienten verweist ein Altersdurchschnitt von 63,1 Jahren darauf, dass hier neben den Ehepartnern vielfach auch die Kinder maßgeblich die Verantwortung tragen. In der Regel charakterisieren die Pflegenden die kognitive Leistungsfähigkeit des Erkrankten als stark beeinträchtigt (mittlerer Score im *Informant Questionnaire on Cognitive Decline in the Elderly (IQCODE)* = 4,15). Sie schätzen sich selbst zugleich als stärker belastet ein, wenn der Patient männlich ist, mit ihnen gemeinsam im Haushalt lebt, ein geringeres Bildungslevel sowie einen stärkeren kognitiven Verfall und mehr Einschränkungen bei den *IADLs* aufweist. Auch das Vorhandensein einer depressiven Symptomatik bei den Patienten geht in Übereinstimmung mit anderen Studien mit einer Zunahme des Belastungsempfindens der Angehörigen einher (vgl. hierzu auch Berger et al. 2005; Orgeta et al. 2017).

Sowohl die Charakteristik der häufig alleinlebenden Patienten mit ihrer oft ausgeprägten Multimorbidität und oftmals bereits fortgeschrittenen demenziellen Erkrankung als auch die hohe Belastung der Angehörigen unterstreicht die Notwendigkeit einer zugehenden sowie koordinierenden und multiprofessionellen Ausrichtung der *Memory Teams* (Engedal et al. 2015).

11.5 Kritische Würdigung der *Memory Teams*

In den letzten Jahren wurden in immer mehr norwegischen Kommunen *Memory Teams* als feste Bestandteile einer gemeindenahen Versorgungsstruktur verankert. Mittlerweile weisen rund 90 % der Kommunen ein *Memory Team* auf (Michelet et al. 2020). Sie gelten nicht nur als essenzieller Zugangsweg für die formale Versorgung von demenzerkrankten Menschen und deren Familien (Bieber et al. 2018), sondern gelten zugleich als wichtiger Bestandteil der integrierten Versorgungsketten für diese Klientel. Mit Blick auf eine integrierte Versorgung können *Memory Teams* wesentlich dazu beitragen, die Diagnostik unter Vermeidung überflüssiger Untersuchungen zu optimieren, eine leitliniengestützte Behandlung zu fördern, stationäre Krankenhausaufenthalte durch die Früherkennung und -behandlung von Krisensituationen zu vermeiden sowie einen möglichst langen Verbleib im familiären Umfeld zu ermöglichen. *Memory Teams* können dadurch einen entscheidenden Anteil an der Verbesserung der Lebensqualität der betreffenden Familien beitragen (vgl. zur Integrierten Versorgung auch DGPPN 2006). Die interdisziplinäre Ausrichtung der *Memory Teams* sowie ihre gute Vernetzung mit den kommunalen Versorgungsdiensten ermöglicht es, der oft hohen Multimorbidität und den damit oft verbundenen umfassenden Hilfebedarfen des Klientels zu entsprechen. Sie spiegeln damit ein essenzielles Kriterium für die Sicherstellung einer fachlich guten (post)diagnostischen Betreuung wider (Bieber et al. 2018). Insbesondere mit Blick auf die Demenzdiagnostik ermöglichen *Memory Teams* die Beurteilung der kognitiven Leistungsfähigkeit eines Menschen in dessen häuslichem Umfeld. Die Betroffenen sind dadurch häufig nicht nur weniger gestresst, auch ihre Fähigkeiten sowie möglichen Veränderungen können im gewohnten Umfeld besser beurteilt und frühzeitiger mit notwendigen Unterstützungsleistungen kompensiert werden. Hinzu kommt der Vorteil, dass zwischen den *Memory Teams* sowie den Hausärzten in der Regel eine gute Zusammenarbeit besteht und die für die Diagnostik notwendigen Informationen von den Mitgliedern der *Memory Teams* aus erster Hand erhoben werden können (Engedal et al. 2014). Mehrere Studien konnten mittlerweile belegen, dass *Memory Teams* bei der Identifizierung von Menschen mit Demenz sowie einer weiterführenden ätiologischen Diagnosestellung eine wichtige Funktion aufweisen (Boise et al. 2010; Engedal et al. 2014; Perry et al. 2008) und auch die Teams selbst empfinden ihre interdisziplinäre sowie teambasierte Ausrichtung als effektiv (Chow et al. 2019). Der teambasierte Arbeitsansatz wird in den *Memory Teams* durch einen einzelfallfokussierten Ansatz ergänzt, da jede Familie einen festen Ansprechpartner aus dem Team zugewiesen bekommt. Die einzelnen Teammitglieder stellen damit nicht nur wichtige Bezugspersonen der betroffenen Familien dar, sie ermöglichen damit auch eine kontinuierliche Begleitung und Beratung und eine hohe Sensibilität für Veränderung im Zustand bzw. Hilfebedarf des Betroffenen und seiner Familie (Sagbakken et al. 2018).

Trotz zahlreicher Vorteile, die Diagnostik und Begleitung eines Demenzerkrankten wesentlich in die Hände der *Memory Teams* in Zusammenarbeit mit den Hausärzten zu legen, wird oftmals grundlegend in Frage gestellt, ob dies von der Primärversorgung überhaupt leistbar ist. Ausgangspunkt bildet die Tatsache, dass jeder Hausarzt nur sieben bis neun neue Demenzfälle pro Jahr behandelt und so in der Regel nicht über genügend Expertise verfügt, leichte kognitive Beeinträchtigungen zu erkennen sowie eine ätiologische Demenzdiagnose zu stellen. Eine Übersichtsarbeit von van den Dungen et al. (2012) belegt hierzu, dass die Sensitivität der Hausärzte erst mit zunehmendem Schweregrad der Demenz ansteigt. Trotz der geschulten *Memory Teams* und ihrer umfänglich erhobenen diagnostischen Informationen ist so eine adäquate Diagnosestellung oft erschwert, die jedoch von entscheidender Bedeutung für die postdiagnostische Unterstützung ist, die ebenso durch die *Memory Teams* geleistet werden soll. Auch durch die altersbedingt zunehmende Komorbidität steht immer wieder in Diskussion, ob eine fachärztliche Beurteilung oder die Ausbildung von Hausärzten mit einschlägigem Wissen nicht angemessener wäre (Michelet et al. 2020). Auch die Pflegekräfte in den *Memory Teams* vertreten die Meinung, dass die Hauptaufgabe der Teams nicht darin bestehen sollte, die Beurteilung der Diagnose in Zusammenarbeit mit den Hausärzten durchzuführen, sondern eher darin, einen Pflegeplan zu erstellen und die Betroffenen und deren Familien zu betreuen (Chow et al. 2019). Eine weitere Herausforderung der *Memory Teams* besteht in der Versorgung von Menschen mit Migrationshintergrund. In den letzten Jahrzehnten verzeichnete das Land einen signifikanten Anstieg zugewanderter Einwohner von etwa 13.000 im Jahr 1987 auf 916.000 im Jahr 2018, was einem Bevölkerungsanteil von 13 % entspricht (Statistics Norway 2018). Die Anzahl derer über 67 Jahre verzehnfacht sich voraussichtlich bis zum Jahr 2050 auf rund 300.000 Personen (Statistics Norway 2013). Eine Befragung der *Memory Teams* verdeutlicht, dass bislang in der Versorgung dieser Personengruppe lediglich sehr begrenzte Erfahrungen und Kompetenzen vorliegen, die einer adäquaten (post)diagnostische Betreuung entgegensteht. Sowohl das mangelnde kulturspezifische Hintergrundwissen als auch die bestehenden Sprachbarrieren und das fehlende Selbstvertrauen in Bezug auf die Kommunikation behindern ein Kennenlernen der erkrankten Person und führen oftmals dazu, dass Anzeichen einer Demenz nicht erkannt oder Thematiken wie die Fahrtauglichkeit nicht diskutiert werden können (Sagbakken et al. 2018).

Dies sind nur einige von zahlreichen Vor- und Nachteilen, die sich in der Arbeit der *Memory Teams* manifestieren. Resümierend ist zu konstatieren, dass sich diese in Norwegen mittlerweile als fester Bestandteil einer integrierten Versorgung von demenzkrankten Menschen und deren Familien etablieren konnten und im

Laufe der letzten Jahre nicht nur in ihrer Anzahl, sondern auch durch eine fortwährende inhaltliche Weiterentwicklung und Bedarfsanpassung in ihrer Fachlichkeit und Spezifizierung gewachsen sind.

11.6 Literatur

Berger G, Bernhardt T, Weimer E et al. (2005) Longitudinal study on the relationship between symptomatology of dementia and levels of subjective burden and depression among family caregivers in memory clinic patients. J Geriatr Psychiatry Neurol 18(3): 119–128.
Bieber A, Stephan A, Verbeek H et al. (2018) Access to community care for people with dementia and their informal carers. Z Gerontol Geriatr 51(5): 530–536.
Boise L, Eckstrom E, Fagnan L et al. (2010) The rural older adult memory (ROAM) study: a practicebased intervention to improve dementia screening and diagnosis. J Am Board Fam Med 23(4): 486–498.
Boustani M, Callahan CM, Unverzagt FW et al. (2005) Implementing a screening and diagnosis program for dementia in primary care. J Gen Intern Med 20(7): 572–577.
Chow A, Morgan D, Bayly M et al. (2019) Collaborative Approaches to Team-Based Primary Health Care for Individuals with Dementia in Rural/Remote Settings. Can J Aging 38(3): 367–383.
Deutsche Gesellschaft für Psychiatrie, Psychotherapie und Nervenheilkunde (DGPPN) (Hrsg.) Integrierte Versorgung Demenz – DGPPN Rahmenkonzept (https://www.dggeriatrie.de/images/Dokumente/06XXXX_Leitlinie_Demenz_Rahmenkonzept_DGPPN.pdf, Zugriff am 07.04.2025).
Engedal K (2010) The Norwegian Dementia Plan 2015 – making the most of the good days. Int J Geriatr Psychiatry 25(9): 928–930.
Engedal K (2019) Norway. In: Burns A, Robert S (Hrsg.) Dementia Care: International Perspectives. Oxford Academic.
Engedal K, Gausdal M, Gjøra L et al. (2013) Assessment of dementia by a primary health care dementia team cooperating with the family doctor – The Norwegian model. Dement Geriatr Cogn Disord 34(5–6): 263–227.
Hausner L, Frolich L, Gardette V et al. (2010) Regional variation on the presentation of Alzheimer's disease patients inmemory clinics within Europe: Data from the ICTUSstudy. J Alzheimers Dis 21(1): 155–165.
Knapskog AB, Barca ML, Engedal K (2013) Prevalence of depression among memory clinic patients as measured by the cornell scale of depression in Dementia. Aging Ment Healt 18(5): 579–587.
Michelet M, Lund A, Strand BH et al. (2020) Characteristics of patients assessed for cognitive decline in primary healthcare, compared to patients assessed in specialist healthcare, Scandinavian J of Prim Health Care 38(2): 107–116.
Norwegian Ministry of Health and Care Services (HOD) (Hrsg.) (2008) Dementia Plan 2015. Making the most of the good days. Oslo.
Norwegian Ministry of Health and Care Services (HOD) (Hrsg.) (2015) Dementia Plan 2020. A More Dementia-friendly Society. Oslo.
Orgeta V, Brede J, Livingston G (2017) Behavioural activation for depression in older people: systematic review and meta-analysis. Br J Psychiatr 211(5): 274–279.
Perry M, Melis RJ, Teerenstra S et al. (2008) An in-home geriatric programme for vulnerable community-dwelling older people improves the detection of dementia in primary care. Int J Geriatr Psychiatry 23(1): 1312–1319.

Sagbakken M, Spilker RS, Nielsen TR (2018) Dementia and immigrant groups: a qualitative study of challenges related to identifying, assessing, and diagnosing dementia. BMC Health Serv Res 18: 910.

Schmeyer S (2015) Das Hausarztsystem Norwegens. In: Trambacz J et al. (Hrsg.) Internationale Gesundheitssysteme im Vergleich. Hamburg: diplomica. S. 43–50.

Statistics Norway (2018) Facts about immigration (Fakta om innvandring). (https://www.ssb.no/innvandring-og-innvandrere/faktaside/innvandring, Zugriff am 12.10.2024).

Statistics Norway (2013) The elders use of health and care services (https://www.ssb.no/en/helse/artikler-og-publikasjoner/eldres-bruk-av-helse-og-omsorgstjenester, Zugriff am 07.04.2025).

Stoppe G, Knoblauch A, Haak S et al. (2007) Physicians' competence regarding the early diagnosis of dementia: differences between family physicians and primary care neuropsychiatrists in Germany. Psychiatr Prax 34(3): 134–138.

Turner S, Iliffe S, Downs M et al. (2004) General practitioners' knowledge, confidence and attitudes in the diagnosis and management of dementia. Age Ageing 33(5): 461–467.

van den Dungen S, van Marwijk HW, van der Horst HE et al. (2012) The accuracy of family physicians' dementia diagnoses at different stages of dementia: a systematic review. Int J Geriatr Psychiatry 27: 342–354.

12 Mobile geriatrische Rehabilitation für Patienten mit kognitiver Einschränkung

Brigitte R. Metz und Ingeborg Cuvelier

12.1 Einleitung

Geriatrische Rehabilitation ist eine gesetzlich verankerte Leistung, um bei multimorbiden älteren Menschen Teilhabe zu erhalten und zu verbessern sowie Pflegebedürftigkeit zu vermeiden oder zu mindern.

Mobile geriatrische Rehabilitation wird als Sonderform der ambulanten geriatrischen Rehabilitation eingegliedert, jedoch als aufsuchendes Angebot. Mobile geriatrische Rehabilitation wird durch ein interdisziplinäres Team unter Leitung eines Facharztes für Innere Medizin, Allgemeinmedizin, Neurologie, Physikalische und Rehabilitative Medizin oder Psychiatrie und Psychotherapie mit zusätzlicher Weiterbildung in Geriatrie im gewohnten Wohnumfeld des Patienten durchgeführt. Sie richtet sich insbesondere an rehabilitationsbedürftige Personen, die sich nur schwer in fremder Umgebung zurechtfinden oder für die die Unterstützung ihrer Angehörigen eine wesentliche Rolle für die Nachhaltigkeit der Reha-Maßnahme spielt. Bei diesen Patienten wäre kein Erfolg in ambulanten oder stationären Rehabilitationseinrichtungen zu erwarten. Mit dem Angebot der mobilen geriatrischen Rehabilitation wird somit eine Versorgungslücke geschlossen.

Die mobile Rehabilitation erfüllt nicht nur die zentralen gesundheits- und sozialpolitischen Forderungen wie »ambulant vor stationär« und »Rehabilitation vor und während der Pflege«, sie ist zugleich ein Gegenentwurf zur etablierten stationären Rehabilitation. Der Patient muss sich nicht in den institutionellen Rahmen einer ambulanten oder stationären Rehabilitation einfügen, sondern das Team der mobilen Rehabilitation fügt sich in die Besonderheiten der sozialen Situation des Betroffenen ein (Schulz et al. 2013).

Bei der mobilen geriatrischen Rehabilitation wird der Patient in der vertrauten Wohnumgebung zu Hause, im Betreuten Wohnen oder in einer (Kurzzeit-)Pflegeeinrichtung rehabilitiert mit der Zielsetzung, einen dauerhaften Verbleib bzw. eine Rückkehr in die häusliche Umgebung zu ermöglichen – angepasst an seinen normalen Tagesablauf. In diesem persönlichen Ambiente kann der Rehabilitand das Erlernte sofort umsetzen, Hilfsmittel können adäquat angepasst und das soziale Umfeld direkt in den Rehabilitationsprozess mit einbezogen werden. Zahlreiche Transferprozesse, die für kognitiv eingeschränkte Personen sehr anspruchsvoll bzw. nicht mehr zu bewältigen sind, werden hier nicht benötigt. Durch die mobile Rehabilitation besteht so die Möglichkeit, Barrieren abzubauen und neue Ressourcen zu erschließen, wodurch die Betroffenen eine höhere Selbstständigkeit und eine bessere Lebensqualität erreichen können.

Zudem können auch deren An- und Zugehörige nicht nur zu einer angepassten kognitiven Aktivierung und sinnvollen Tagesstrukturierung, sondern auch im Umgang und in der Kommunikation mit kognitiv eingeschränkten Menschen angeleitet werden – sie werden zu Co-Therapeuten weitergebildet. Dadurch finden sie Unterstützung und Entlastung bei wichtigen Aufgaben. Der weitere Verbleib der Rehabilitanden zu Hause, die Rückkehr aus einer Kurzzeitpflege nach Hause und das Vermeiden einer dauerhaften Pflegeheimunterbringung werden durch das Team der mobilen Rehabilitation mitbegleitet und können schon in die Zielsetzung mit aufgenommen werden. Durch eine breite Vernetzung vor Ort wird die Nachhaltigkeit der Rehabilitationsmaßnahme gefördert und gefestigt. Bei Patienten, die schon dauerhaft im Pflegeheim wohnen, können die Mobilität und die Alltagskompetenz und damit ein höherer Grad der Selbstständigkeit gefördert werden.

12.2 Entstehung und Entwicklung der mobilen Rehabilitation

Aus einer Versorgungslücke für Menschen, deren gesetzlicher Anspruch auf Rehabilitation bisher nicht erfüllt werden konnte, da nur eine Rehabilitationsmaßnahme in der gewohnten Umgebung erfolgversprechend ist, entstanden Modellprojekte zur Mobilen Rehabilitation in Bad Kreuznach, Karlsruhe (Metz und Cuvelier 2018), Marburg und Woltersdorf. Aufgrund einer positiven Evaluation hat der Gesetzgeber mit dem GKV-Wettbewerbsstärkungsgesetz diese Form der ambulanten Rehabilitation mit aufsuchendem Angebot zum 01.05.2007 in § 40 Abs. 1 SGB V verankert. Zeitgleich haben der GKV-Spitzenverband und die Verbände der Krankenkassen auf Bundesebene in Zusammenarbeit mit dem Medizinischen Dienst des GKV-Spitzenverbandes (MDS) und unter Einbezug der Bundesarbeitsgemeinschaft Mobile Rehabilitation (BAG MoRe) Rahmenempfehlungen zur mobilen geriatrischen Rehabilitation verabschiedet (GKV-Spitzenverband 2021).

Zielgruppe der mobilen Rehabilitation sind multimorbide Patienten mit erheblichen Funktionseinschränkungen und komplexem Hilfebedarf, die bisher nicht in die bestehenden Reha-Einrichtungen aufgenommen werden konnten (GKV-Spitzenverband 2010a; Meinck et al. 2017). Mobile Rehabilitation verfolgt Ziele, wie sie die WHO bereits 1981 formuliert hat: Rehabilitation umfasst den koordinierten Einsatz medizinischer, sozialer, pädagogischer und technischer Maßnahmen sowie Einflussnahmen auf das physische und soziale Umfeld zur Funktionsverbesserung zum Erreichen einer größtmöglichen Eigenaktivität zur weitestgehend unabhängigen Partizipation in allen Lebensbereichen, damit der Betroffene in seiner Lebensgestaltung so frei wie möglich wird (Schmidt-Ohlemann und Schweizer 2008).

Zur Förderung der flächendeckenden Etablierung der mobilen Rehabilitationseinrichtungen auf Bundesebene haben der GKV-Spitzenverband und die Verbände der Krankenkassen 2016 »Eckpunkte für die mobile indikationsspezifische Rehabilitation« verabschiedet (GKV-Spitzenverband 2016). Diese enthalten konkrete Empfehlungen für die Krankenkassen zur besseren Umsetzung des Anspruchs auf mobile Rehabilitationsmaßnahmen sowie Anforderungen an die Leistungserbringer, die diese Maßnahmen anbieten möchten. Ziel war, das Leistungsangebot weiter auszubauen – auch außerhalb der bislang rein geriatrischen Anwendung. Diese vereinfachte Ergänzung der Versorgungsverträge war für eine Anschubphase von fünf Jahren bis zum 31.12.2021 befristet (Moldenhauer 2016).

Am 01.06.2021 haben der GKV-Spitzenverband und die Verbände der Krankenkassen auf Bundesebene in Zusammenarbeit mit dem MDS und der BAG MoRe die »Gemeinsamen Empfehlungen zur mobilen Rehabilitation« verabschiedet (GKV-Spitzenverband 2021). Damit werden die bisherigen Rahmenempfehlungen zur mobilen geriatrischen Rehabilitation von 2007 und die Eckpunkte für die mobile indikationsspezifische Rehabilitation von 2016 ersetzt. Diese Empfehlungen enthalten sozialmedizinische Definitionen, bei denen mobile Rehabilitationsmaßnahmen in Betracht kommen, sowie konkrete Anforderungen an die Leistungserbringer.

Mobile geriatrische Rehabilitationseinrichtungen sind aktuell noch nicht flächendeckend verfügbar. 2017 wurden bundesweit 1.357 mobile geriatrische Rehabilitationsleistungen an 14 Standorten erbracht (Lübke 2019). 2024 gibt es deutschlandweit erst 22 Einrichtungen für mobile geriatrische Rehabilitation.

12.3 Indikationen und Rahmenbedingungen

Primäre Voraussetzung ist, dass es sich um geriatrische Patienten handelt. Nicht jeder ältere Patient ist ein geriatrischer Patient.

Die Gemeinsamen Rahmenempfehlungen zur mobilen geriatrischen Rehabilitation legen die Definition des geriatrischen Patienten der Fachgesellschaften zugrunde. Es handelt sich dann um einen geriatrischen Patienten, wenn die beiden nachfolgend genannten Kriterien erfüllt sind:

- Geriatrietypische Multimorbidität
- Höheres Lebensalter (in der Regel 70 Jahre oder älter)

Der geriatrische Patient im Sinne dieser Definition zeichnet sich durch ein erhöhtes Risiko aus, im Rahmen zusätzlicher Gesundheitsprobleme nachhaltige Beeinträchtigungen seiner Selbstbestimmung und selbstständigen Lebensführung bis hin zur Pflegebedürftigkeit zu erleiden. Grund hierfür sind eingeschränkte Reservekapazitäten. Diese sind durch altersphysiologische Veränderungen oder durch bereits vorbestehende Schädigungen von Körperfunktionen und -strukturen bedingt. Sie führen häufig zu Behandlungskomplikationen/Folgeerkrankungen (z. B. Delir, Infektion, Stürze, verzögerter Rekonvaleszenz) und zusätzlichen Beeinträchtigungen der Aktivitäten und Teilhabe.

Unter Multimorbidität wird das Vorliegen von mindestens zwei chronischen Krankheiten verstanden, die mindestens sechs Monate bestehen oder voraussichtlich anhalten werden. Die sozialmedizinische Relevanz resultiert aus nachfolgenden geriatrietypischen alltagsrelevanten Beeinträchtigungen von Aktivitäten, die für die Teilhabe bedeutsam sind:

- Kognitive Defizite
- Starke Sehbehinderung
- Ausgeprägte Schwerhörigkeit
- Depression, Angststörung
- Sturzneigung und Schwindel
- Chronische Schmerzen
- Sensibilitätsstörungen
- Herabgesetzte Medikamententoleranz
- Inkontinenz (Harninkontinenz, selten Stuhlinkontinenz)
- Störungen im Flüssigkeits- und Elektrolythaushalt
- Dekubitalulcera
- Fehl- und Mangelernährung
- Herabgesetzte körperliche Belastbarkeit/Gebrechlichkeit

Folgen geriatrietypischer Multimorbidität betreffen häufig die Bereiche Mobilität, Selbstversorgung, Kommunikation und Haushaltsführung, insbesondere wenn kognitive Defizite vorhanden sind. Geriatrietypische Multimorbidität führt nicht selten zu Mehrfachmedikation, häufigen Krankenhausbehandlungen und Erfordernis von Hilfsmitteln.

Bei im Vordergrund stehender geriatrietypischer Multimorbidität kann diese das Alterskriterium auf unter 70 Jahre absenken. Bei einem Lebensalter ab 80 Jahren kann auf die Verknüpfung von Alter und geriatrietypischer Multimorbidität verzichtet werden, da bei dieser Altersgruppe bereits aufgrund alterstypisch abnehmender körperlicher und geistiger Reserven eine Anpassung an neu aufgetretene Gesundheitsprobleme oder veränderte Kontextfaktoren erschwert ist, typischerweise häufiger Komplikationen und Folgeerkrankungen auftreten und ein erhöhtes Risiko eines Verlustes an Selbstbestimmung und einer selbständigen Lebensführung besteht.

Hinweise auf eine alterstypisch erhöhte Vulnerabilität können z. B. sein:

- Kognitive Beeinträchtigungen
- Erhöhter Unterstützungsbedarf bei alltäglichen Verrichtungen
- Vorbestehender Pflegegrad
- Hinweise auf Komplikationen während eines Krankenhausaufenthaltes (Delir, Thrombose, Infektion, Stürze u. a.)

Zur Erfassung der gesundheitlichen Gesamtsituation alter Menschen genügt es nicht, lediglich ICD-Diagnosen festzustellen und zu dokumentieren. Notwendig ist vielmehr die Erfassung von Krankheitsauswirkungen, die die Alltagskompetenz des alten Menschen in seinem individuellen psychosozialen Kontext einschränken.

Hierfür ist die ICF (Internationale Klassifikation der Funktionsfähigkeit, Behinderung und Gesundheit, WHO, Version 2015) geeignet. Sie ist ein bio-psychosoziales Modell, das eine Erweiterung der rein medizinischen, diagnosebezogenen Betrachtung durch die Berücksichtigung psychosozialer Aspekte von Krankheit und Behinderung beinhaltet, indem es Kontextfaktoren (Umwelt- und Personbezogene Faktoren) regelhaft einbezieht. Damit werden Krankheitsfolgen und Behinderung auch in Abhängigkeit von der Lebenslage bzw. Situation einer Person eingeordnet. Zentrale Bedeutung haben die Aktivitäten und die Teilhabe der Betroffenen (▶ Abb. 12.1). Die Kenntnis, welche Kontextfaktoren einen fördernden oder hemmenden Einfluss haben, erleichtert sowohl die Erstellung des Rehabilitationsplans als auch die Auswahl geeigneter Interventionsmaßnahmen.

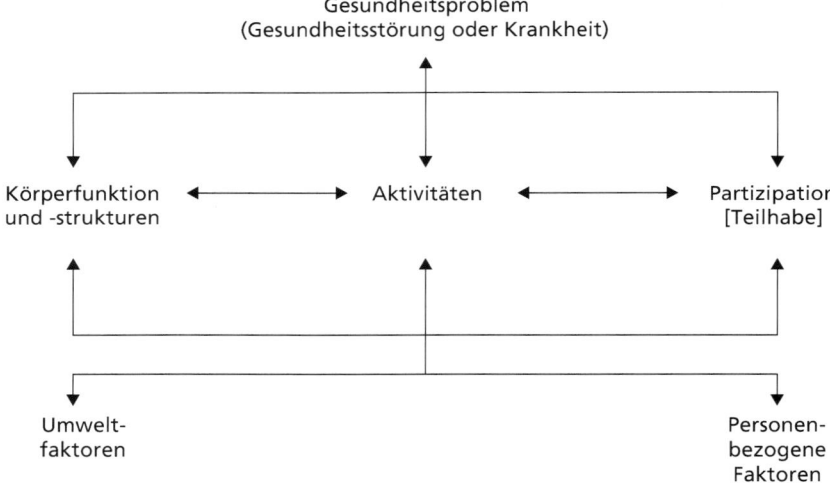

Abb. 12.1: Internationale Klassifikation der Funktionsfähigkeit, Behinderung und Gesundheit (DIMDI 2005)

Sowohl beim alten als auch beim kognitiv eingeschränkten Menschen hängen Wirksamkeit und Effizienz von Rehabilitationsleistungen wesentlich davon ab, ob deren medizinische Notwendigkeit frühzeitig und fachlich fundiert festgestellt werden kann. Diesem Zweck dient die Prüfung folgender Indikationskriterien (GKV-Spitzenverband 2023): Rehabilitationsbedürftigkeit und -fähigkeit sowie Vorhandensein von realistischen Rehabilitationszielen und positiver Rehabilitationsprognose.

12.4 Zuweisungskriterien für die mobile geriatrische Rehabilitation

Gemäß der Gemeinsamen Empfehlungen kommt die mobile geriatrische Rehabilitation insbesondere für solche Rehabilitanden in Betracht, die ihre Teilhabeziele überwiegend durch adaptive Strategien erreichen können. Dies kann von der Anpassung von Hilfsmitteln, über räumliche und sächliche Maßnahmen bis zu Strategien der subjektiven Bewältigung (Coping) und Stützung von Ressourcen der An- und Zugehörigen reichen. Hinweise hierfür können z. B. sein:

- Fortbestehende erhebliche Schädigungen von Funktionen und Beeinträchtigungen von Aktivitäten über die akute Krankheitsphase hinaus (geringeres Restitutionspotential geriatrischer Patienten durch eingeschränkte Reservekapazitäten)
- Bereits vorbestehende oder aufgrund der Schwere eines Akutereignisses absehbare Begrenzung des weiteren Lebensumfelds auf ein umschriebenes soziales und räumliches Umfeld (zentrale Bedeutung dieses konkreten Lebensumfelds für Teilhabeverbesserungen)
- Relevanter Unterstützungsbedarf im ständigen Wohnumfeld durch An- und Zugehörige (Abhängigkeit der selbstbestimmten Teilhabe am Leben von der konkreten Ausgestaltung dieses Unterstützungsarrangements)
- Eine vollstationäre Pflegeeinrichtung als (perspektivisch) dauerhaftes Wohnumfeld

Weiterhin existiert eine spezielle Gruppe geriatrischer Patienten, für die Reha-Fähigkeit und eine positive Reha-Prognose ausschließlich unter mobiler rehabilitativer Leistungserbringung angenommen werden können. Hierzu gehören insbesondere auch Rehabilitanden mit erheblichen Schädigungen mentaler Funktionen, deren Ausprägung und Handlungsrelevanz bei Verlust gewohnter räumlicher und sozialer Bezüge derart zuzunehmen drohen, dass rehabilitative Maßnahmen nur unter Erhalt dieser Bezüge erfolgversprechend erscheinen. Hinweise hierauf können z. B. Ängste, Wahnvorstellungen, psychomotorische Unruhe und Agitiertheit, ein delirantes Syndrom oder schwere Störungen des Schlaf-Wach-Rhythmus im Rahmen eines vorangehenden Akutkrankenhausaufenthalts sein.

Geriatrische Patienten können sich trotz bestehender Indikation häufig nicht zu einer Rehabilitation entschließen, wenn sie hierzu ihr gewohntes Wohn- und Lebensumfeld verlassen müssen. Das Wohnumfeld geriatrischer Patienten, insbesondere beim Vorliegen kognitiver Einschränkungen, stellt dabei nicht selten den einzigen verbliebenen räumlichen und sozialen Schutzraum dar, in dem sie sich auskennen und sicher fühlen. Diesen Schutzraum (z. B. auch nach einem längeren Krankenhausaufenthalt) mit ungewisser Perspektive zu verlassen, ist für viele alte Menschen mit Angst besetzt, sodass ihnen ein solcher Entschluss nicht möglich ist. Dies sollte im Einzelfall als Teilaspekt der gesamten Rehabilitationsprognose bei der Allokationsentscheidung Berücksichtigung finden (GKV-Spitzenverband 2021).

Zusätzlich müssen folgende kontextbezogene Voraussetzungen gegeben sein: Die häusliche Versorgung des Rehabilitanden muss sichergestellt sein, ebenso eine erforderliche medizinische Versorgung sowie ggf. notwendige Grund- und Behandlungspflege.

Weitere Konstellationen, bei denen ggf. eine mobile geriatrische Rehabilitationsmaßnahme infrage kommen kann, sind:

- Patienten mit Behandlung/Trägerstatus multiresistenter Erreger, wenn sie durch einen längeren stationären Aufenthalt und die notwendige Isolation Zeichen eines Hospitalismus oder einer Depression zeigen und davon auszugehen ist, dass sie nur bei Rehabilitation im häuslichen Umfeld (mit entsprechenden Hygieneanforderungen) zur Teilnahme an rehabilitativen Maßnahmen bereit sind
- Patienten mit engen Bindungen an eine Bezugsperson, wenn davon auszugehen ist, dass sie nur bei weitgehender Anwesenheit dieser Person zur Teilnahme an rehabilitativen Maßnahmen in der Lage sind und eine gemeinsame Aufnahme in eine stationäre Einrichtung nicht möglich ist
- Patienten, deren häusliches Umfeld so auf ihre Behinderung angepasst ist, dass dieses als sinnvolles Trainingsfeld genutzt werden muss: Z.B. an verschiedenen Stellen implementierte Hilfsmittel zum Transfer/zur Mobilisierung (Haltegriffe, Handläufe, spezielle Konstruktionen), ein bisher vom Patienten selbst bedienter Treppenlift, an bisher selbstständig rollstuhlmobile Patienten angepasste Küchen- oder Badeinrichtung.

Beispielhafte Indikationen, die in der bisherigen Umsetzungspraxis über die Rahmenempfehlungen hinaus in Einzelfällen eine mobile rehabilitative Leistungserbringung begründen können, sind nach Lübke (2019) u.a.:

- Patienten mit demenzkranken Partnern, um die sie sich zu Hause kümmern müssen
- Patienten, die nach längerer Krankenhausbehandlung depressiv und antriebsschwach geworden sind und primär entlassen werden wollen
- Patienten mit großer Sturzangst
- Amputationspatienten, deren Wundheilung oder Prothesenversorgung sich sehr verzögert einstellt
- Patienten mit unzureichenden Deutschkenntnissen, bei denen ein Angehöriger als Dolmetscher zu Hause vorhanden ist
- COPD-Patienten, die sauerstoffpflichtig sind

Aber auch im Alltag können chronische Erkrankungen fortschreiten und zum Verlust von Fähigkeiten führen, sodass die Teilhabe erheblich beeinträchtigt ist und die Gefahr besteht, die Selbstständigkeit zu verlieren. Dies kann ebenfalls eine Rehabilitationsindikation darstellen.

Patienten einer mobilen geriatrischen Rehabilitation können primär einen deutlich erhöhten Unterstützungsbedarf aufweisen. Der Barthel-Index (Grad der

Selbstständigkeit) bei Aufnahme zeigt oft einen niedrigeren Wert im Vergleich zu Rehabilitanden in stationären Reha-Einrichtungen. Die mobile Reha-Maßnahme ist dennoch über den Gesamtzeitraum betrachtet genau so wirkungsvoll.

Ein zentraler Vorteil besteht darin, dass therapeutische Interventionen in der mobilen Rehabilitation unmittelbar im konkreten Lebensalltag der Betroffenen unter möglichst praxisnahem Einbezug von An- und Zugehörigen ansetzen. Dadurch wird das in diesem Setting Erlernte auch außerhalb der unmittelbaren Therapiezeiten unter den realen Alltagsherausforderungen weiter eingefordert und kontinuierlich trainiert.

Es gelten folgende Ausschlusskriterien:

- Unzureichende pflegerische, medizinische und sonstige häusliche Versorgung
- Fehlende Kooperation der An- und Zugehörigen
- Angewiesen sein auf nicht transportable therapeutische Geräte
- Die Therapie beeinträchtigende Abhängigkeitserkrankungen
- Nicht beeinflussbare Fremd- oder Selbstgefährdung
- Verwahrlosung

12.5 Ablauf der Reha-Maßnahme

Der ganzheitliche Ansatz mobiler geriatrischer Rehabilitation setzt ein interdisziplinäres Team erfahrener, rehabilitativ geschulter Therapeuten und Fachkräfte unter fachärztlicher Leitung und Verantwortung voraus. Das multiprofessionelle Team setzt sich zusammen aus Physio- und Ergotherapeuten, Logopäden, Ernährungsberatern/Diätassistenten, Pflegefachkräften (aktivierend-rehabilitative Pflege), Sozialpädagogen, (Neuro-)Psychologen und Fachärzten mit Zusatzweiterbildung Geriatrie sowie Teilnahme am Grund- und Aufbaukurs der Zusatzweiterbildungen Rehabilitationswesen oder Sozialmedizin. Die Arbeitsweise des Teams ist interprofessionell und transdisziplinär.

Da die Rehabilitanden der mobilen Rehabilitation einen komplexen Hilfebedarf haben, gehört Case Management genauso zu den Aufgaben wie die Erarbeitung eines Konzepts zur Entwicklung und Nutzung der eigenen Aktivitäten des Rehabilitanden und seiner Bezugspersonen. Neben den indikationsbezogenen Therapieansätzen muss das Team der mobilen Rehabilitation auf die Teilhabe am Leben in der Gesellschaft, Probleme der Multimorbidität, der Krankheitsverarbeitung sowie auf die positiv und negativ wirkenden Kontextfaktoren eingehen. Daneben ist auch Beratung, Anleitung und Unterstützung zu einem gesundheitsförderlichen Verhalten sowohl des Rehabilitanden wie seiner An- und Zugehörigen erforderlich.

Struktur- und Prozessstandards sind für die mobile geriatrische Rehabilitation in den Gemeinsamen Empfehlungen (GKV-Spitzenverband 2021) festgelegt: Zu Beginn erfolgen die ärztliche Aufnahme mit Anamnese und körperlicher Untersuchung sowie die Durchführung eines umfassenden geriatrischen Assessments in den Bereichen Selbsthilfefähigkeit, Mobilität, Ernährung, Kognition, Emotion und Sozialstatus durch das multiprofessionelle Team. Nachfolgend werden Therapiepläne und ein Rehabilitationsplan auf der Basis der vereinbarten Therapieziele erstellt. Der Rehabilitationsplan berücksichtigt neben der Art und dem Schweregrad der geriatrietypischen Multimorbidität insbesondere die Beeinträchtigungen alltagsrelevanter Aktivitäten und der Teilhabe des Rehabilitanden, das soziale Umfeld und die weitere Lebensplanung. Er bezieht die berechtigten Wünsche und Rehabilitationsziele des Patienten und ggf. seiner An- und Zugehörigen mit ein. Es finden wöchentliche Teambesprechungen zur Verlaufsbeobachtung und ggf. Anpassung des Rehabilitationsplans statt.

Bei Bedarf werden vom multiprofessionellen Team transportable Therapiegeräte eingesetzt wie Therapieliegen, Rollatoren, Gehbarren, Stepper, Bodenmatten, Lagerungskissen, Polster, Therapiebänder, Hanteln, Bälle, Anziehhilfen, Geräte für Kryo- oder Wärmetherapie oder Pflegehilfsmittel zur Erprobung. Das Reha-Team berät bei der Auswahl von Hilfsmitteln und leitet den Rehabilitanden und seine An- und Zugehörigen im Umgang damit an. Darüber hinaus erfolgt die Einleitung einer an den Erfordernissen des Rehabilitanden orientierten Wohnraumanpassung sowie eine Beratung zur Gestaltung der häuslichen Versorgung und Pflege.

Der Behandlungszeitraum umfasst in der Regel 20 Behandlungstage mit mind. 30 Therapieeinheiten à 45 Minuten. Durchschnittlich werden fünf Therapieeinheiten/Woche erbracht. Je nach Art, Anzahl und Ausmaß der Schädigungen und Beeinträchtigungen der Aktivitäten sowie der Teilhabe sind die individuell erforderliche Dichte und Dauer der Therapie in Abhängigkeit vom Rehabilitationsziel festzulegen und im Verlauf anzupassen. Hinzu kommen Aufnahme- und Entlassbesuch des Arztes, ggf. auch Zwischenvisiten sowie Hausbesuche des Sozialdienstes. Falls erforderlich, kann eine Verlängerung der Rehabilitationsmaßnahme beantragt werden.

Dem Arzt der mobilen geriatrischen Rehabilitation obliegt die Leitung des Reha-Teams und der Teambesprechungen sowie die Sicherstellung des täglichen Kommunikationsflusses im Rehabilitationsteam. Er erstellt einen Entlassbericht mit Angaben zu den Assessment-Ergebnissen, den durchgeführten Rehabilitationsmaßnahmen und zur aktuellen Selbstständigkeit des Rehabilitanden bzw. zum Hilfebedarf bei den Verrichtungen des täglichen Lebens. Er berät die behandelnden Haus- und Fachärzte, deren Aufgaben unberührt bleiben. Der Rehabilitand verbleibt während der gesamten mobilen Reha-Maßnahme in der vertragsärztlichen Versorgung. Im Entlassbericht wird auch Stellung genommen zu erforderlicher Nachsorge und ggf. weiterführenden Maßnahmen zur Teilhabesicherung. Das Reha-Team nimmt mit anderen die Versorgung des Rehabilitanden sichernden oder unterstützenden Einrichtungen und Organisationen, ggf. Selbsthilfegruppen wie z. B. die Deutsche Alzheimer Gesellschaft e. V. Selbsthilfe Demenz, Kontakt auf und leitet die weitere Versorgung ein. Die mobile geriatrische Rehabilitation ist somit ein aktives Bindeglied im Netzwerk der örtlich vorhandenen Strukturen.

12.6 Anmeldung/Zugangswege

Die Zuweisung für die Patienten zur mobilen geriatrischen Rehabilitation kann grundsätzlich auf zwei Wegen erfolgen:

- Antragsstellung durch das Krankenhaus als Rehabilitationsmaßnahme im Anschluss an eine akutmedizinische Behandlung (Antragsformular des GKV-Spitzenverbands mit Singer-Patientenprofil)
- Verordnung durch einen Vertragsarzt (Hausarzt oder Facharzt) mittels Formular 61

12.7 Evaluation und Begleitforschung

Dass mobile geriatrische Rehabilitation bei funktionell und kognitiv eingeschränkten älteren Patienten den Selbsthilfestatus und die Mobilität verbessert, konnte schon mehrfach in Studien gezeigt werden (Janßen 2018; Korczak et al. 2012; Schulz et al. 2013). 2008 wurde eine bundesweite Basisdokumentation der Maßnahmen erarbeitet (Meinck et al. 2017). An dieser Datenerhebung beteiligen sich bis heute alle mobilen geriatrischen Reha-Einrichtungen. Die Online-Dokumentation umfasst patientenbezogene, prozess- und strukturseitige Merkmale, die sich an den Rahmenempfehlungen orientieren und wird dem Kompetenz-Centrum Geriatrie, einer Gemeinschaftseinrichtung der Medizinischen Dienste, übermittelt. Die Auswertung von 1.879 Fällen der Jahre 2011–2014 zeigte eine statistisch signifikante Zunahme der Selbstversorgung mit 18 Punkten im Barthel-Index. Durchschnittlich waren die Rehabilitanden 81 Jahre alt. Die Reha-Maßnahme wurde bei 84% der Patienten nach einer Krankenhausbehandlung über einen Zeitraum von 8 Wochen durchgeführt. Eine nachfolgende Setting-spezifische Auswertung dieser Daten unterschied zwischen Rehabilitanden im Pflegeheim, in der Kurzzeitpflege und im Privathaushalt. Der Zugewinn in der Selbstversorgungsfähigkeit war in allen Settings signifikant und stützt die Annahme einer Wirksamkeit mobiler geriatrischer Rehabilitation (Moldenhauer 2016; Pippel et al. 2017).

12.8 Fazit

Mobile geriatrische Rehabilitation wird als eine besondere Form der ambulanten Rehabilitation im gewohnten oder ständigen Wohnumfeld des Rehabilitanden erbracht. Das multiprofessionelle Reha-Team fährt zu den Betroffenen nach Hause, ins Betreute Wohnen, in die Kurzzeitpflege oder in Pflegeeinrichtungen und führt die Behandlungen im vertrauten Umfeld durch. Relevante Umweltfaktoren können im individuellen Rehabilitationsplan optimal berücksichtigt werden. Der Alltag mit seinen Anforderungen an die praktische Lebensführung wird zum Übungs- und Trainingsfeld, ohne dass Transferprozesse für den Rehabilitanden notwendig werden. Dies ist gerade für kognitiv eingeschränkte Patienten von großem Vorteil.

Ziel ist, alltagsrelevante Beeinträchtigungen der Aktivitäten zu beseitigen oder zu vermindern, um die Teilhabemöglichkeiten und damit den Grad der Selbstständigkeit des Rehabilitanden zu optimieren. An- und Zugehörige können aktiv in die Rehabilitation mit einbezogen und zu Co-Therapeuten angeleitet werden. Dabei wird in hohem Maß auf die Belastbarkeit und Entlastungsmöglichkeiten der Betreuer geachtet, da diese mitentscheidend sind für die Nachhaltigkeit der Reha-Maßnahme und den weiteren Verbleib des Rehabilitanden in seiner gewohnten häuslichen Umgebung. Des Weiteren wird das Versorgungsnetzwerk während der Maßnahme überprüft und bei Bedarf optimiert.

Trotz der positiven Wirksamkeitsnachweise von mobilen geriatrischen Reha-Maßnahmen und mehrerer GKV-Initiativen gibt es noch immer keine flächendeckende Versorgung mit Einrichtungen der mobilen geriatrischen Rehabilitation. Ein positiver Trend ist jedoch erkennbar.

12.9 Literatur

Deutsches Institut für Medizinische Dokumentation und Information (DIMDI) (2005) Internationale Klassifikation der Funktionsfähigkeit, Behinderung und Gesundheit ICF. Inhaltl. unveränd. Nachdr. Bonn: BfArM.

GKV-Spitzenverband (Hrsg.) (2010) Umsetzungshinweise, Übergangsregelungen zur mobilen geriatrischen Rehabilitation vom 01.05.2010. (https://www.aok.de/gp/fileadmin/user_upload/Reha_Vorsorge/Rehabilitation/Geriatrische_Rehabilitation/umsetzungsempfehlungen_zur_mobilen_geriatrischen_reha.pdf.pdf, Zugriff 05.05.2025).

GKV-Spitzenverband (Hrsg.) (2016) Eckpunkte des GKV-Spitzenverbandes und der Verbände der Krankenkassen auf Bundesebene für die mobile indikationsspezifische Rehabilitation, Rundschreiben 2016/229 vom 13.05.2016. (https://bag-more.de/wp-content/uploads/Eckpunkte-f%C3%BCr-die-mobile-indikationsspezifische-Rehabilitation.pdf, Zugriff am 20.10.2024).

GKV-Spitzenverband (Hrsg.) (2021) Gemeinsame Empfehlungen zur mobilen Rehabilitation vom 1. Juni 2021. (https://www.gkv-spitzenverband.de/media/dokumente/krankenversicherung_1/rehabilitation/m_reha/2021_07_12_Gemeinsame_Empfehlungen_Mobile_Reha_v02.pdf, Zugriff am 05.05.2025).

GKV-Spitzenverband (Hrsg.) (2023) Begutachtungsanleitung Vorsorge und Rehabilitation, Richtlinie des Medizinischen Dienstes Bund vom 10.11.2023. (https://www.gkv-spitzenverband.de/media/dokumente/krankenversicherung_1/rehabilitation/richtlinien_und_vereinbarungen/begutachtungs_richtlinie/2023-11-10_BGA_Vorsorge_und_Reha.pdf, Zugriff am 20.10.2024).

Janßen H et al. (2018) Ermittlung des allgemeinen Rehabilitationsbedarf und Evaluation Mobiler Geriatrischer Rehabilitation in stationären Pflegeeinrichtungen und in der Kurzzeitpflege (www.bag-more.de/Materialien, Zugriff am 20.10.2024).

Korczak G, Steinhauser G, Kuczera C (2012) Effektivität der ambulanten und stationären geriatrischen Rehabilitation bei Patienten mit der Nebendiagnose Demenz. HTA Bericht 122. 1. Aufl. Köln: DIMDI.

Lübke N (2019) Mehr als 10 Jahre Mobile Geriatrische Rehabilitation. Recht & Praxis der Rehabilitation 1:12–19.

Meinck M (2003) Rehabilitation im Alter. Eine empirische Untersuchung ambulanter geriatrischer Rehabilitationsmaßnahmen. Dissertation. Technische Universität Berlin.

Meinck M et al. (2002) Wohnortnahe geriatrische Rehabilitation. Evaluation zweier Modelle anhand medizinischer Verlaufskriterien. Rehabilitation 42:45–51.

Meinck M, Pippel K, Lübke N (2017) Mobile geriatrische Rehabilitation in der gesetzlichen Krankenversicherung: Konzeptionelle Ausrichtung und Ergebnisse der bundesweiten Basisdokumentation (Teil 1). Z Gerontol Geriat 59(3): 226–232.

Metz BR, Cuvelier I (2018) Mobile Geriatrische Rehabilitation in Karlsruhe. Kerbe, Bundesverband evangelische Behindertenhilfe Berlin.

Moldenhauer M (2016) Mehr MoRe – GKV Initiative zum Ausbau der mobilen Reha. f&w 10: 962–965.

Pippel K, Meinck M, Lübke N (2017) Mobile geriatrische Rehabilitation in Pflegeheim, Kurzzeitpflege und Privathaushalt – Settingspezifische Auswertung der bundesweiten Basisdokumentation (Teil 2). Z Gerontol Geriat 4:325–331.

Schmidt-Ohlemann M, Schweizer C (2008) Mobile Rehabilitation: Eine Innovation in der ambulanten medizinischen Rehabilitation. Rehabilitation 47:1–11.

Schulz R, Knauf W, Püllen R (2013) Mobile geriatrische Rehabilitation bei funktionell schwer beeinträchtigten Patienten – Untersuchungen zur Effektivität. Z Gerontol Geriat 47:147–152.

Siegert R (2019) Mobile Geriatrische Rehabilitation – Von der Innovation zur flächendeckenden Versorgung? Recht & Praxis der Rehabilitation 1: 5–11.

13 Präventive Hausbesuche bei älteren Menschen in Ulm

Claudius Faul

13.1 Angebotsstruktur und Versorgungslücken

Die Stadt Ulm hält für ihre älteren Bürgerinnen und Bürger ein breites Beratungs- und Unterstützungsangebot vor. Bei all diesen Beratungs-, Unterstützungs- und Teilhabeangeboten handelt es sich um Dienste mit einer ausgeprägten Komm-Struktur.

Seniorinnen und Senioren, die Unterstützung benötigen, sind demzufolge auf Eigeninitiative angewiesen. Nicht immer sind die Hilfsangebote bekannt. Die Chance, durch Beratung und Unterstützung die eigenen Lebensbedingungen zu verbessern, wird häufig nicht erkannt. Hinzu kommt, dass mit dem Nachlassen eigener Ressourcen oder durch Krankheit die Fähigkeit abnimmt, sich selbstständig Rat und Hilfe zu organisieren. All dies führt dazu, dass die vorhandenen Unterstützungsmöglichkeiten oft nicht ankommen, wenn sie benötigt werden.

In der Regel wenden sich ältere Menschen, Angehörige oder Dritte anlassbezogen an die städtischen Anlaufstellen der Altenhilfe. Ein Problem oder ein konkreter Unterstützungsbedarf besteht folglich bereits. Häufig sind die Problemlagen der Betroffenen bereits so groß, dass konventionelle Lösungen kaum noch denkbar sind, pflegende Angehörige sind am Ende ihrer Kräfte. Häufig werden in solchen Fällen stationäre Betreuungs- und Pflegeeinrichtungen anvisiert, da andere Lösungen nicht mehr denkbar erscheinen.

Die Stadt Ulm hat deshalb im Jahr 2012 ein Konzept erarbeitet, um in einem Hausbesuch präventiv und frühzeitig mit ihren älteren Bürgerinnen und Bürgern in Kontakt zu kommen. Das Konzept verfolgt verschiedene kommunale Ziele:

- Für die Stadt Ulm besteht eine standardisierte, nahezu voraussetzungslose Zugangs- und Kontaktform zu ihren älteren Bürgerinnen und Bürgern in Form einer Geh-Struktur.
- Ältere Menschen werden unabhängig von deren Eigeninitiative sowie deren sozialem Status und wirtschaftlichen Verhältnissen erreicht.
- Besonders zu Menschen, die von Vereinsamung bedroht oder bereits sozial isoliert sind, die wenig selbstaktiv sind bzw. kein ausreichendes Hilfesuchverhalten besitzen, erhalten wir Kontakt und bieten Unterstützung an.
- Die städtische Altenhilfe wird für die Bürgerinnen und Bürger als positiver Ansprechpartner für alle Fragen des Älterwerdens etabliert.
- Erwartungen, Wünsche sowie Hilfebedarfe der älteren Menschen werden für die Sozialplanung identifiziert.

Die ältere Bürgerschaft profitiert folgendermaßen:

- Angebote und Hilfe der Altenhilfe in der Stadt werden frühzeitiger in Anspruch genommen.
- Die Menschen können länger in der eigenen Häuslichkeit verbleiben, die Alltagsbewältigung gelingt besser.
- Teilhabemöglichkeiten werden besser genutzt.
- Gesundheit und Mobilität werden erhalten und gefördert.
- Sozialer Isolation und Einsamkeit wird entgegengewirkt.
- Entsteht bei den Besuchten späterer Beratungsbedarf, kann aufgrund der positiven Erinnerung an den Besuch der Zugang zu den kommunalen Beratungs- und Hilfsangeboten leichter und schneller erfolgen.

Um diese Ziele zu erreichen, werden ältere Ulmerinnen und Ulmer in ihrer Wohnung besucht. Anlass ist der 75. Geburtstag. Die Jubilare werden zu deren Geburtstag mit einem Brief des Oberbürgermeisters angeschrieben. Neben der Gratulation erhalten die Angeschriebenen einen Terminvorschlag für den Hausbesuch. Für Personen, die den Besuch nicht möchten, erhält der Brief den Hinweis, wo dieser abgesagt werden kann. Die älteren Bürgerinnen und Bürger müssen folglich selbst aktiv werden, wenn sie den Besuch *nicht* wollen. Bleibt dies aus, erfolgt zeitnah der Hausbesuch.

13.2 Das Projekt PräSenZ – Prävention bei Senioren zuhause

Die Stadt Ulm erhielt im Jahr 2014 mit dem oben beschriebenen Konzept den Zuschlag in einem Förderprogramm des Landes Baden-Württemberg mit dem Titel »Entwicklung und Erprobung eines Konzepts präventiver Hausbesuche für Seniorinnen und Senioren unter besonderer Berücksichtigung von niedrigschwelligen Betreuungsangeboten in drei Modellkommunen in Baden-Württemberg«. Die Stadt Ulm wurde als Vertreterin für die großen Kommunen im Land ausgewählt.

Von Juli 2014 bis September 2017 wurde das Modellvorhaben mit dem Kurztitel »PräSenZ« (Prävention für Senioren Zuhause) für 39 Monate in den drei Modellkommunen durchgeführt. Träger des Projekts und verantwortlich für die wissenschaftliche Begleitung und Evaluation war das Deutsche Institut für angewandte Pflegeforschung e.V. (DIP) aus Köln.

Um die erfolgreich angelaufenen Hausbesuchskonzepte bei PräSenZ inhaltlich weiterzuentwickeln und zu verstetigen sowie die in der ersten Förderphase gewonnenen wissenschaftlichen Erkenntnisse zu vertiefen, wurde vom Ministerium für Soziales und Integration eine zweite Förderphase unter dem Titel »Präventive Hausbesuche als Instrument der Quartiersentwicklung zur Förderung von Teilhabe und selbstständiger Lebensführung bei älteren Menschen« (Kurztitel: PiQ) aufgelegt. Die Grundkonzeption der Ulmer Hausbesuche blieb in PiQ unverändert. Ziel der inhaltlichen Weiterentwicklung in Ulm war u. a., die Reichweite und Nachhaltigkeit der präventiven Hausbesuche zu erhöhen. Zudem sollte ermittelt werden, wie vulnerable Zielgruppen – z. B. kranke oder vereinsamte Menschen, Menschen mit Sprachbarrieren – besser erreicht werden können. Diese zweite Förderperiode dauerte bis zum Oktober des Jahres 2019.

Damit besonders vulnerable ältere Menschen mit einem – vermuteten – höheren Beratungsbedarf besser erreicht werden, wurde versuchsweise ein ergänzendes Zugangskonzept entwickelt. Ausgewählte Kooperationspartner, etwa Ärzte, Apotheker und Physiotherapeuten, sollten solchen Menschen eine Art »Empfehlung« für die PräSenZ-Beratung geben. Wenn die so Angesprochenen einverstanden sind, erhalten sie von dem Kooperationspartner eine Postkarte mit den Kontaktdaten der PräSenZ-Beraterin im Quartier. Dieser Ansatz wurde ab Herbst 2019 mit einigen wenigen Kooperationspartnern erprobt. Belastbare Ergebnisse konnten aufgrund des Aussetzens der präventiven Hausbesuche während der Corona-Pandemie nicht erarbeitet werden. Erfolge über diesen Zugangsweg hängen maßgeblich vom Engagement und der Überzeugungskraft der Kooperationspartner ab. Die ersten Erfahrungen deuteten darauf hin, dass über diesen Weg nur wenige Menschen zu erreichen sind. Die Erwartungen sollten folglich nicht zu hoch angesetzt werden. Dennoch sollte es das Engagement wert sein, um im Einzelfall eine Verbesserung der Lebenssituation zu erreichen.

Um die bei den Hausbesuchen von den Bürgerinnen und Bürgern erhaltenen Informationen und Ansichten standardisiert für die städtische Planungsebene nutzbar zu machen, wurde für das Gesprächsende ein kurz zu beantwortender Fragebogen entwickelt. Die Beantwortung der Fragen war freiwillig, die Auswertung anonym. Gefragt wurde, was im Quartier besonders gefällt, was für ältere Menschen verbessert werden könnte und welche konkreten Angebote vorhanden sein sollten.

Das Modellvorhaben PräSenZ war in allen drei Kommunen sehr erfolgreich. Die Akzeptanz und die Resonanz auf die Hausbesuche waren sehr gut. Seit Aufnahme der präventiven Hausbesuche in Ulm im Juni des Jahres 2015 wurden bis zum Projektende 2019 insgesamt 904 Bürgerinnen und Bürger angeschrieben, bei 499 fanden Hausbesuche statt. Die Teilnahme-Quote lag damit über den gesamten Betrachtungszeitraum insgesamt bei knapp 55 Prozent. Knapp über 30 Prozent der Angeschriebenen sagten den Besuch ab, bei ca. 10 Prozent wurde niemand angetroffen. Bei etwa jedem fünften Besuchten fanden Folgebesuche statt (Gebert et al. 2018; Gebert 2020).

Mit dem Auslaufen der Förderung zum Oktober des Jahres 2019 wurden die präventiven Hausbesuche in den beiden Ulmer Sozialräumen in eigener Regie und auf eigene Kosten der Stadt Ulm fortgeführt. Zum Jahresbeginn 2020 wurden gemäß eines Beschlusses des Ulmer Gemeinderats vom November 2019 die präventiven Hausbesuche in allen fünf Sozialräumen und damit für alle Bürgerinnen und Bürger eingeführt. Hierzu wurde eine zweite Personalstelle geschaffen.

Während der Corona-Pandemie wurden die Hausbesuche aufgrund der Kontaktbeschränkungen und der besonders zu schützenden Personengruppe für gut zwei Jahre ausgesetzt. Wiederaufgenommen wurden die Besuche im Mai des Jahres 2022, nunmehr integriert in den Sozialen Dienst Ältere (SDÄ) der Stadt Ulm. Seitdem teilen sich insgesamt sieben SDÄ-Mitarbeitende die Hausbesuche in den fünf Sozialräumen auf.

Die Erreichungsquote erlangte seit dem Aussetzen während der Corona-Zeit nicht wieder die Werte wie zuvor. Im Kalenderjahr 2023 lag die Erreichungsquote bei 46 Prozent und damit fast 10% unter dem Vorniveau. Über die Gründe kann nur gemutmaßt werden. Änderungen an der Grundkonzeption oder dem Zugangsweg gab es nicht. Möglicherweise sind die älteren Menschen aufgrund der Erfahrungen aus der Corona-Pandemie vorsichtiger und vermeiden eher Kontakte mit fremden Menschen.

13.3 Die Besuche zuhause

Wie beschrieben erhalten Bürgerinnen und Bürger anlässlich ihres 75. Geburtstages einen Terminvorschlag für den Hausbesuch. Terminverschiebungen sind selten. Etwa 30 Prozent der Besuche werden abgesagt. Außer während der Evaluationsphase im Jahr 2017 wurden die Seniorinnen und Senioren niemals nach den Gründen für die Absage gefragt. Diese wird freundlich und kommentarlos akzeptiert. Es soll der Eindruck vermieden werden, dass die Stadt ihre Bürgerinnen und Bürger kontrollieren oder bevormunden möchte. Vielmehr möchte die Stadt Interesse an ihren Senioren zeigen und bei Bedarf Hilfe und Unterstützung anbieten. Viele der Anrufer nennen allerdings aus eigenem Antrieb ihre Absagegründe. Zumeist wird berichtet, dass man noch sehr fit sei, es einem gut gehe und kein Bedarf für den Besuch bestehe. Seltener erzählen die Menschen, dass sie bereits gut informiert oder versorgt sind und die notwendige Unterstützung schon erhalten. Öfters wird abgesagt mit dem Hinweis, keine Zeit zu haben, zum Beispiel wegen anstehender Reisen. Ab und zu sagen die Anrufenden, sie werden sich melden, sobald Bedarf entstehe.

Erfolgt keine Absage, kommt es ca. zwei Wochen nach dem Geburtstag am angegebenen Termin zum Hausbesuch. Die Seniorinnen und Senioren, die angetroffen werden, sind allerdings so unterschiedlich wie das Leben selbst: Von fit und agil bis krank und depressiv, von sportlich bewegt bis pflegebedürftig, von wohlhabend bis arm, von in Ehe oder Partnerschaft lebend bis alleinstehend, von sozial gut eingebunden bis isoliert und einsam. Jeder Besuch ist deshalb anders, obwohl die möglichen Gesprächsinhalte klar umrissen sind.

In der Regel werden die Beraterinnen freundlich begrüßt, nicht selten regelrecht freudig erwartet. Kaffee und Kuchen gehören oft dazu. Sind die Besuchten verheiratet, nimmt häufig der Partner am Gespräch teil. Seltener dabei sind die Kinder oder andere Angehörige. Eher dabei sind Menschen, die mit direkten Versorgungs- oder Pflegeaufgaben betraut sind. Bei fehlenden Deutschkenntnissen der Älteren mit Migrationshintergrund übersetzen entweder die Kinder, oft auch die Enkel oder Nachbarn.

Alle Gespräche beginnen mit der nachträglichen Gratulation zum Geburtstag. Die erste Funktion des Beraters ist die des Gratulanten. Diese Gratulation findet dabei »in Vertretung« des Oberbürgermeisters statt. Für viele ältere Menschen ist dies ein wichtiger Aspekt. Die hier erfahrene Wertschätzung seitens der Stadt wird regelmäßig hervorgehoben.

Im Anschluss an das Begrüßungsgespräch und die Gratulation erfolgt zumeist die schrittweise Übergabe der PräSenZ-Tasche. Hierbei handelt es sich um eine mit dem Logo der Stadt Ulm bedruckte schwarze Stofftasche und ein leicht zu bedienender Flaschenöffner mit dem Logo des Ulmer Pflegestützpunktes sowie wechselnde Gutscheine von Kooperationspartnern wie dem Theater der Stadt Ulm oder aktuell dem Generationentreff Ulm/Neu-Ulm e.V.

Im Anschluss daran werden einige wenige Informationsmaterialien übergeben. Dazu gehört z.B. der Ulmer Seniorenwegweiser, Informationsmaterial der Engagementagentur »Engagiert in Ulm« sowie zwei Präventionsbroschüren der Polizei, welche stets auf großes Interesse stoßen.

Weiteres Informationsmaterial kann je nach Gesprächsverlauf, Bedarf und Interesse überlassen werden. Hierzu zählen zum Beispiel Broschüren über Demenz, Gesundheit, psychologische Beratung, Wohnraumanpassung, Schulden, aber auch Freizeit oder aktuelle Veranstaltungen. Seit Ende des Jahres 2023 werden auf diesem Weg auch Flyer der Altersarmutsstrategie der Stadt Ulm (»Wenn die Rente nicht reicht«) in die Bürgerschaft gebracht.

Der Inhalt der Tasche und die Informationsmaterialien bieten eine gute Grundlage, ins Gespräch zu kommen. Hier kommt es maßgeblich auf das kommunikative Geschick der Beraterinnen an, das Gespräch vom Gratulationsgespräch zu einem Informationsgespräch oder einem Beratungsgespräch werden zu lassen. Die tatsächliche Steuerung darüber liegt bei den Seniorinnen und Senioren. Ist kein Interesse an weitergehender Information oder Beratung wahrzunehmen, beendet die Beraterin das Gespräch.

Die überwiegende Mehrheit der Besuche mündet in mehr oder weniger ausführliche Austausch- und Beratungsgespräche. Neben den mitgebrachten Materialien stehen situativ oft viele weitere Anknüpfungspunkte zur Verfügung. Das kann ein Foto der Familie sein, verbunden mit der Frage, ob diese in der Nähe wohnen. Auch die Wohnsituation kann ein Anknüpfungspunkt sein, ins Gespräch zu kommen, wenn beispielsweise viele Treppen zu überwinden sind, die nächste Einkaufsmöglichkeit weit entfernt ist oder in der Wohnung Stolperfallen zu erkennen sind. Die Frage nach Patientenverfügung oder Vorsorgevollmachten führt häufig zum Thema gelingende Vorsorge allgemein, für das oft großes Interesse besteht.

Die Erfahrung zeigt, dass sich viele Seniorinnen und Senioren recht früh im Gespräch öffnen, von ihrem Leben aber auch von Einschränkungen oder Krankheiten sprechen. Den Beraterinnen wird offensichtlich ein großes Vertrauen entgegengebracht.

In Ulm hat es sich als entscheidend erwiesen, die anfängliche Funktion der Beraterinnen als Gratulantin und Vertreterin der Stadt ohne konkrete, eigene

Agenda eindeutig und unverwässert zu halten. Den Besuchten soll vermittelt werden, dass die Stadt nichts von ihnen »will«. Viele ältere Menschen sind angesichts von häufig berichteten Betrugsversuchen gegenüber Fremden misstrauisch. Psychisch erkrankte Menschen reagieren schnell mit Ablehnung, wenn sie den Eindruck bekommen, dass jemand bestimmte Absichten hat. Erst diese vorbehaltlose Grundhaltung ermöglicht einerseits eine hohe Akzeptanz von PräSenZ, verbunden mit einem Vertrauensvorschuss, den die Senioren den Beraterinnen entgegenbringen. Andererseits ermöglicht genau dieser Vertrauensvorschuss gekoppelt mit dem Gesprächseinstieg über die Inhalte der Tasche sowie der Feinfühligkeit der Beraterinnen für die Situation das Öffnen für tiefergehende Gespräche bis hin zu angesprochenen Problemen und Hilfebedarfen. Die Rolle und Funktion können sich so im weiteren Verlauf vom Besuchenden und Gratulant zum Beratenden und weiter zum Unterstützenden wandeln.

Gemäß des Abschlussberichts »PräSenZ im Quartier« (vgl. ebd., S. 21 ff) haben insgesamt knapp drei Viertel der Besuchten keine nennenswerten Einschränkungen des Allgemeinzustands bzw. des Grads der Selbstständigkeit. In der Gruppe der Menschen mit Migrationshintergrund ist dieser Anteil mit ca. 65 Prozent deutlich geringer. Der Rest der angetroffenen Menschen befindet sich demzufolge in einem Zustand von der Schwelle zur Hilfebedürftigkeit bis hin zu schweren Beeinträchtigungen der Selbstständigkeit. Die wissenschaftliche Untersuchung orientierte sich hierbei an den Kriterien der »Clinical Fraility Scale« nach Rockwood (2005).

13.4 Die Gespräche

Die Seniorinnen und Senioren zeigen sich meist sehr interessiert an allen Informationen, die von den Beraterinnen weitergegeben werden. Je nach persönlicher Situation richtet sich das Interesse mehr auf Freizeit- und Teilhabemöglichkeiten, besonders sozialräumliche Angebote im Umfeld werden gerne und – da oft unbekannt – mit Erstaunen zur Kenntnis genommen. Oder aber das Interesse liegt in der gesundheitlichen Versorgung und bei Pflegefragen. Sehr häufig ist dies der Fall, wenn noch vital wirkende 75-jährige Frauen besucht werden, die ihren Ehemann pflegen (die umgekehrte Konstellation ist äußerst selten). Neben Fragen der Finanzierung von Pflegeleistungen und den Möglichkeiten, die die Pflegeversicherung bietet, ist oft der Umgang mit Demenz ein großes Thema. Dabei stellen die fortwährende Betreuungsnotwendigkeit sowie teilweise wahrgenommene Wesensveränderungen für die pflegenden Angehörigen eine sehr große Belastung dar, welche für die Beraterinnen schnell zu spüren ist. Immer wieder einmal öffnen sich Angehörigen – womöglich erstmalig – in Bezug auf ihre eigene Befindlichkeit und Belastung so weit, dass während des Gesprächs Tränen fließen. Die Beraterinnen versuchen dann, zum einen die Möglichkeiten zur Entlastung auszuloten und zum anderen die Angehörigen zu größerer Selbstachtsamkeit und mehr Selbstschutz zu motivieren.

Mit erstaunlich großer Offenheit sprechen die älteren Menschen über gesundheitliche Einschränkungen und Probleme. Viele berichten freimütig von vorhandenen Diagnosen. Im Zentrum stehen dabei internistische oder orthopädische Krankheiten. Selbst sehr intime Dinge wie Inkontinenz werden hin und wieder angesprochen. Häufig wird berichtet, dass man gelernt habe, mit Einschränkungen zurechtzukommen. Seltener wird von seelischen oder psychischen Befindlichkeiten erzählt, depressive Verstimmungen und traumatische Vorfälle spielen dann eine Rolle.

Dass Angehörige weit entfernt wohnen oder sich kaum bis gar nicht kümmern, wird öfters beklagt. Auf Nachfrage bestätigen viele ältere Menschen, dass sie unter ihrer Einsamkeit leiden. Dann wird versucht, gemeinsam mit der Person auszuloten, ob, wo und auf welchem Wege möglicherweise eine stärkere soziale Anbindung hergestellt werden kann. Selten berichten Menschen davon, dass sie wegen depressiver Verstimmungen oder traumatischer Vorfälle in ärztlicher und/oder therapeutischer Behandlung sind.

Da die älteren Menschen nach den Besuchen ohne Absprache nicht nochmals kontaktiert werden, ist weitgehend unbekannt, inwieweit sie Hinweise auf andere Stellen tatsächlich aufgegriffen haben und aktiv geworden sind. Aus diesem Grund ist es während des Gesprächs wichtig, dass die Beraterinnen die Wahrscheinlichkeit einschätzen, ob dies erfolgen wird. Dies kann z. B. durch eine direkte Frage nach dem weiteren Vorgehen erfolgen. Eventuell kann vereinbart werden, dass die Beraterin sich nochmals telefonisch melden wird, um nachzufragen, was aus der Angelegenheit geworden ist. Wird die Notwendigkeit für weitergehende Aktivitäten durch bzw. für die Betroffenen als hoch angesehen, kann ergänzend angeboten werden, bei dem Zugang behilflich zu sein, etwa durch einen gemeinsamen Anruf. Oder aber die Beraterin vereinbart »in Vertretung« des älteren Menschen direkt einen Termin. All dies erfolgt ausschließlich in Absprache bzw. im Auftrag des Betroffenen. In Ausnahmefällen kann auch ein direktes Begleiten – ein »Hinbringen« – zum Beispiel zum Arzt, zur Pflegeeinrichtung, zu einer Beratungseinrichtung oder zu einer Demenzgruppe der richtige Weg sein. Die Beratenden haben an dieser Stelle die Funktion eines Case Management Gatekeepers.

Fallbeispiel

Beim Besuch der 75-jährigen Frau B. berichtet diese schnell von ihrem 82-jährigen Ehemann, der seit einem Schlaganfall vor einem guten Jahr pflegebedürftig ist, sich stark verlangsamt verhalte und außerdem extrem teilnahmslos sei. Sie wisse nicht mehr, was sie tun solle. Die Gesprächsinhalte bewegen sich darum, ob die Möglichkeiten der Pflegeversicherung etwa für teilstationäre Pflegedienstleistungen bekannt und ausgeschöpft sind. Es wird vorgeschlagen, beim Pflegestützpunkt der Stadt Ulm eine dezidierte Pflegeberatung in Anspruch zu nehmen. Frau B. will sich das überlegen. Während des Gesprächs wird Frau B. zunehmend emotionaler, sie äußert schließlich ihrem Ehemann gegenüber Wut und Verachtung, weil sie sich um ihr Leben betrogen sieht. Ihr Mann sei früher schon nicht einfach gewesen, nun müsse sie alles für ihn machen. Sie hasse ihn und die ganze Situation. Frau B. wird vorgeschlagen, sich an die psychologische Beratungsstelle für Ältere eines kirchlichen Trägers zu wenden, um sich dort über ihre Gefühle klar zu werden und diese auf den Prüfstand zu stellen. Dazu ist Frau B. bereit, sie habe von dieser Möglichkeit nichts gewusst. Dies könne ihr vermutlich mehr helfen als der Pflegestützpunkt.

In Absprache mit dem älteren Menschen kann auch eine direkte Überleitung zu anderen Diensten und Einrichtungen organisiert werden. Dies kann der Pflegestützpunkt der Stadt Ulm sein oder andere Beratungseinrichtungen im Gesundheitswesen oder der freien Wohlfahrtspflege. Oder aber es erfolgt eine Überleitung zum Sozialen Dienst für Ältere der Stadt Ulm, um eine dauerhafte Unterstützung sicherzustellen.

Das Konzept der präventiven Hausbesuche sieht keine eigene, längere Begleitung der Seniorinnen und Senioren vor, damit die Schnittstellen zu den anderen Diensten sauber abgrenzbar bleiben und keine Doppelstrukturen entstehen.

Fallbeispiel

Die PräSenZ-Beraterin besucht die gesundheitlich angeschlagen wirkende Frau S. Der Besuch findet in der zweiten Förderperiode statt. Das Gangbild von Frau S. wirkt unsicher, insgesamt macht sie einen kraftlosen Eindruck. Auf Nachfrage berichtet sie, dass der letzte Hausarztbesuch mindestens drei bis vier Jahre zurückliege, sie sei doch gesund. Die Betroffene und ihre Wohnung wirken leicht verwahrlost, die hygienischen Verhältnisse genügen gerade noch den Mindeststandards. Im Verlauf des Gesprächs fällt auf, dass sie große Schwierigkeiten mit formalen und finanziellen Angelegenheiten hat. Unterstützung von Angehörigen habe sie keine. Sie kramt einige geöffnete und ungeöffnete Briefe hervor. Kognitiv eingeschränkt wirkt Frau S. nicht. Sie freut sich über den Besuch. Sie erzählt von ihrem Leben. Das sei kein schlechtes gewesen, aber nun sei sie meistens allein zuhause. Nach knapp eineinhalb Stunden wirkt Frau S. müde und erschöpft. Sie und die Beraterin vereinbaren einen zweiten Besuchstermin.

In diesem lässt sich Frau S. darauf ein, über ihre gesundheitliche Situation zu sprechen und die Notwendigkeit, regelmäßig einen Arzt zu besuchen. Frau S. kann davon überzeugt werden, dass ein Durchchecken beim Arzt nicht schaden kann und es für die Energielosigkeit möglicherweise eine Erklärung und eine Behandlung gibt. Frau S. sagt zu, sich beim Arzt anzumelden. Die Beraterin bietet ihre Hilfe an, Frau S. reicht es aber aus, dass die Beraterin die aktuelle Telefonnummer des früheren Hausarztes recherchiert und aufgeschrieben hat. Sie sagt zu, hinzugehen. Auch der Umgang mit formalen Angelegenheiten wird nochmals thematisiert. Frau S. zeigt der Beraterin ein Schreiben des Vermieters, das sie nicht versteht und sie beunruhigt. Der Inhalt des Briefes erweist sich als harmlos. Sie wird dahingehend motiviert, bei solchen Dingen Unterstützung anzunehmen. Frau S. fragt, ob die Beraterin dies übernehmen könne. Ein dritter Besuchstermin wird vereinbart.

Frau S. war tatsächlich beim Arzt. Dieser habe nichts Ernstes festgestellt, habe ihr aber zwei Medikamente verschieben, die sie auch einnehme. Sie fühle sich fitter und sei aktiver, sie laufe auch wieder etwas besser. Darüber sei sie sehr froh.

Sie wird nun wieder regelmäßig zum Arzt gehen. Wegen der Hilfe bei formalen Angelegenheiten willigt Frau S. zunächst ein, die zuständige Dame vom Sozialen Dienst für Ältere kennenzulernen, die auch über einen längeren Zeitraum immer mal wieder kommen und helfen könne.

Die Beraterin macht zusammen mit der städtischen Kollegin vom Sozialen Dienst für Ältere einen weiteren, ihren letzten, Hausbesuch. Bei diesem Gespräch wird eine »Übergabe« an die Kollegin vereinbart. Dieser gelingt es im Verlauf des folgenden Jahres, Frau S. davon zu überzeugen, dass eine gesetzliche Betreuung nur für den Bereich der formalen und finanziellen Angelegenheiten eine Unterstützung und Erleichterung und keine Einschränkung der Selbstbestimmung ist.

Mehr als ein Folgebesuch nach dem Erstbesuch ist allerdings äußerst selten. Während der Förderphasen kam es nur in knapp einem Fünftel der Fälle zu Folgebesuchen durch die Beraterinnen. Inzwischen werden Folgebesuche dem originären Aufgabenbereich des Sozialen Dienstes für Ältere zugeordnet.

Die Gesprächsinhalte bei Folgebesuchen vertiefen häufig Themen, die sich bereits während des ersten Gesprächs ergeben haben. Themen wie Krankheit, Demenz, Sucht oder psychische Belastungen, aber auch finanzielle Schwierigkeiten spielen nun eine größere Rolle als Mobilität, Freizeit oder Teilhabe. Die Gespräche gehen mehr in die Tiefe und sind oft von noch größerer Offenheit geprägt.

Das folgende Beispiel zeigt, wie sich hinzugewonnene Teilhabe positiv auf das psychische Befinden vereinsamter Menschen auswirken kann.

Fallbeispiel

Die Beraterin besucht die rüstig wirkende, alleinstehende Frau F. Sie freut sich sichtlich auf den Besuch, sie hat Kaffee gekocht, süße Stückchen besorgt und den Tisch schön gedeckt. Gesundheitlich gehe es ihr recht gut, sie sei halt so oft allein. Ihr Ehemann sei vor drei Jahren unerwartet verstorben, Kinder habe das Paar keine. Die Ehe sei sehr glücklich gewesen, sie hätten viel gemeinsam unternommen, seien viel gereist. Das habe man sich immer leisten können. Das Ehepaar sei vor 15 Jahren nach Ulm gezogen. Freundschaften habe Frau F. hier allerdings keine aufbauen können. Nahezu ihr einziger Kontakt sei der zu ihrer Katze. Sie leide sehr unter dem Verlust ihres Mannes und unter ihrer Einsamkeit. Mehrfach fließen Tränen bei Frau F. Sie freut sich, als ein zweiter Besuchstermin angeboten wird.

Für diesen hat sich die Beraterin vorgenommen, Frau F. von zwei Ideen zu überzeugen bzw. ihr diese »schmackhaft« zu machen. Vorsichtig versucht die Beraterin, das Gespräch in Richtung Trauerbewältigung zu lenken. Ziel ist es, Frau F. zum Trauercafe des Hospizvereins zu vermitteln. Allerdings geht Frau F. darauf nicht ein, daher berichtet die Beraterin von einem neuen Angebot im Quartier namens »Herzenssprechstunde«, das die Beraterin selbst mit initiiert hat. Dort treffen sich unter anfänglicher Begleitung von professionellen Akteuren Menschen aus dem Quartier, um neue Kontakte zu knüpfen, gemeinsame Pläne zu schmieden und sich für persönliche Herzensangelegenheiten zu engagieren. Frau F. zeigt an diesem Angebot Interesse und sagt ihre Teilnahme an einem ersten Treffen zu. Sie ging tatsächlich dorthin und übernahm eine aktive Rolle. Sie blieb bei den nächsten Treffen dabei und trifft sich seitdem regelmäßig mit zwei anderen Teilnehmerinnen der Gruppe. Sie berichtete, dass sie sich weniger einsam fühle und es ihr viel besser gehe.

Die überwiegende Mehrheit der Besuchten fühlt sich noch weitgehend gesund und fit und steht recht gut im Leben. Aber die Beraterinnen treffen auch Menschen an, die von schwierigen seelischen Lebenslagen erzählen. Die oben beschriebenen Beispiele handeln davon. Selten, aber ab und an, kommt die Aussage, dass das Leben nicht mehr lebenswert sei. Auch Überlegungen, sich das Leben zu nehmen, werden geäußert – »Wenn meine Frau ins Heim kommt, bringe ich mich um«. Enttäuschung und Verbitterung sind zu spüren. Die Beraterinnen berichten nach solchen Besuchen davon, dass sie »mal wieder ein trauriges« Gespräch hatten. Immer wieder treffen die Beraterinnen darüber hinaus Menschen, die dringend notwendige Veränderungen nicht annehmen oder nicht umsetzen können. Weitere Unterstützung wird abgelehnt. Dies auszuhalten, ist nicht immer leicht. In diesen Fällen bleibt nur die Hoffnung, dass der Besuch und das Gesagte positiv nachwirken. Eine der Beraterinnen beschrieb dies so: »Heute werden die Samen ausgesät, die morgen eine gute Ernte bringen können.«

Unklarheiten bestehen aus professioneller Sicht, wenn der angekündigte Hausbesuch nicht abgesagt wurde, aber auch niemand angetroffen wird. Die Beraterinnen hinterlassen eine vorbereitete Mitteilung im Briefkasten mit dem Angebot, sich bei Interesse zu melden, um einen neuen Termin zu vereinbaren. Dies geschieht jedoch äußerst selten.

Es liegen keine belastbaren Erkenntnisse vor, warum nicht geöffnet wird, warum nicht abgesagt wurde, um was für Menschen es sich handelt und in welchen Lebenssituationen sie sich befinden. Ein Großteil hat vermutlich schlicht und ergreifend kein Interesse an einem Besuch, keine Zeit, ist möglicherweise verreist und hat es nicht für notwendig erachtet, abzusagen. Einige haben den Termin wohl einfach vergessen. Diese Annahme ergibt sich aus der Erfahrung, dass immer wieder Menschen beim Hausbesuch erklären, dass sie an den Termin gar nicht mehr gedacht hatten. Auf der anderen Seite liegt die Vermutung nahe, dass isolierte Menschen, psychisch kranke Menschen, oder solche, deren Lebensumstände nicht den gängigen gesellschaftlichen Vorstellungen und Konventionen entsprechen oder die sich in prekären Lebenslagen befinden – zum Beispiel in einer verwahrlosten oder vermüllten Wohnung–, weder auf das Geburtstagsanschreiben reagieren noch einen Besuch haben möchten. Solche Menschen werden mit dem Ulmer Konzept der präventiven Hausbesuche nur in Ausnahmefällen erreicht. Laut des Abschlussberichts »PräSenZ im Quartier« liegt dies auch daran, dass prekäre Lebenslagen in der Zielgruppe – mit 75 Jahren im dritten Lebensalter – »(…) eher die Ausnahme als die Regel (…)« (ebd., S. 30) seien. Im Gegensatz dazu werden vulnerable Personen, also »(…) Personen mit sprachlichen, kulturellen, kognitiven oder sonstigen Barrieren, aus denen eine eingeschränkte selbstständige Informations-, Hilfe- und Beratungssuche abgeleitet werden kann (…)« (Gebert 2020, S. 5 ff) mit dem Konzept recht gut erreicht. Um Menschen in prekären Lebenslagen mit

Hilfebedarf besser zu erreichen, bedarf es folglich ergänzender Zugangskonzepte. Erste Ansätze – über Ärzte, Apotheken etc. – wurden weiter oben bereits erwähnt

13.5 Resümee

Zum Abschluss kann festgestellt werden, dass die ursprünglichen Ziele mit den präventiven Hausbesuchen weitgehend erreicht, zum Teil deutlich übertroffen wurden.

Die Akzeptanz des Projekts bei der älteren Bürgerschaft Ulms ist hoch. Nahezu alle Besuchten freuen sich über das ihnen entgegengebrachte Interesse. Die Beraterinnen erfahren bei ihren Besuchen überwiegend Lob. Oft fällt der Satz: »Toll, dass sich die Stadt um uns alte Leute kümmert.« Auch die mediale Aufmerksamkeit ist groß und rundweg positiv. Mit den präventiven Hausbesuchen stellt sich die Stadt Ulm darüber hinaus bei den Seniorinnen und Senioren als ein zuvorkommender, verlässlicher sowie kompetenter Ansprechpartner dar – auch für späteren Beratungsbedarf. Der Image-Gewinn ist sehr groß, Kritik wird äußerst selten geäußert. Darüber hinaus haben die präventiven Hausbesuche positive Wirkungen in Bezug auf Vernetzungseffekte und die sozialräumliche Weiterentwicklung im Quartier.

Wie die Evaluation von PräSenZ durch das Deutsche Institut für angewandte Pflegeforschung e.V. (Gebert et al. 2018) zeigt, bilden sich vier konkrete Wirkaspekte bei der Inanspruchnahme präventiver Hausbesuche heraus: Zum einen erfahren die Besuchten einen konkreten Informationsgewinn zu unterschiedlichen Fragestellungen des Alters und Angeboten für Ältere. Weiter erhalten sie einen bekannten, kommunalen Ansprechpartner, an den sie sich bei Bedarf später wenden können. Drittens wird die ältere Bürgerschaft nicht nur stärker sensibilisiert, sondern durch die Informationen und Materialien auch befähigt, sich im Bedarfsfall Hilfe und Unterstützung selbstständig zu organisieren. Letztlich können bei Bedarf und Einverständnis der Besuchten diese rechtzeitig ins vorhandene Hilfe- und Unterstützungssystem übergeleitet werden. Die Menschen erfahren dadurch konkret und unmittelbar Unterstützung und eine Verbesserung ihrer Lebenssituation.

Darüber hinaus bringen die präventiven Hausbesuche für die Kommune einen Gewinn an Informationen über die Wünsche und Belange ihrer älteren Mitbürger und eine Einschätzung zu vorhandenen, aber auch fehlenden Angebotsstrukturen.

Ein weiterer zentraler Erkenntnisgewinn der wissenschaftlichen Evaluation liegt darin, dass nachgewiesen werden konnte, dass proaktive Zugangswege für präventive Hausbesuche zu besseren Erreichungsquoten in der älteren Bürgerschaft führen. Der Ulmer Zugangsweg über das Anschreiben des Oberbürgermeisters und dem darin festgelegten Besuchstermin erweist sich hierbei als sehr erfolgreich.

Der wesentliche zweite Erfolgsfaktor besteht aus kommunaler Sicht in der den Menschen positiv zugewandten Grundhaltung, welche sich in der Konzeption von

PräSenZ wiederfindet. Wichtig ist ein unvoreingenommenes Zugehen auf die Bürgerinnen und Bürger. Der Verdacht, dass durch die Hausbesuche eine Bevormundung oder gar eine Kontrolle stattfindet, ist unbedingt zu vermeiden, um das gute Image und die damit zusammenhängende gute Erreichungsquote nicht zu gefährden.

13.6 Literatur

Gebert A, Weidner F, Brünett M et al. (2018) Abschlussbericht des Modellvorhabens »PräSenZ« in Baden-Württemberg (2014–2017). (https://katho-nrw.de/fileadmin/media/foschung_transfer/forschungsinstitute/dip/PraeSenZ-DIP-Projektbericht_Endfassung_Druckversion_final.pdf, Zugriff am 11.10.2024).

Gebert A (2020) Abschlussbericht »PräSenZ im Quartier«. (https://katho-nrw.de/fileadmin/media/foschung_transfer/forschungsinstitute/dip/DIP-Abschlussbericht_PiQ_final.pdf, Zugriff am 11.10.2024).

14 Gerontopsychiatrische Beratungsdienste (GerBera) als Beispiel aufsuchender und niedrigschwelliger Unterstützung für gerontopsychiatrisch erkrankte Menschen in Stuttgart

Rosel Tietze

14.1 Entstehungsgeschichte und Historie Gerontopsychiatrischer Dienste in der Landeshauptstadt Stuttgart

Auf der Grundlage der Gemeinderatsdrucksache »Gerontopsychiatrische Dienste« (Landeshauptstadt Stuttgart 2004) beschloss der Gemeinderat der Landeshauptstadt Stuttgart Ende des Jahres 2004 die Einrichtung von acht Gerontopsychiatrischen Diensten (GerBera) mit einem eigenständigen Aufgabenprofil unter dem Dach der acht GPZs in der Landeshauptstadt Stuttgart. Der Auftrag zur Einrichtung der GerBera wurde federführend der Psychiatrieplanung übertragen. Es wurde eine dreijährige Projektlaufzeit vereinbart, in der die Ziele und die Realisierung der Umsetzung geprüft wurden. Die Projektbegleitung erfolgte über eine Projektbegleitgruppe und eine Projektlenkungsgruppe. Nach Abschluss der Modellphase wurde eine Nutzerbefragung im Rahmen der Qualitätssicherung durchgeführt, die zeigte, dass die Dienste wesentlich zur Entlastung der Zielgruppe beitragen. Ziel der Dienste ist die Erhaltung und Förderung sozialer Alltagskompetenzen gerontopsychiatrisch erkrankter älterer Menschen ab 63 Jahren für ein möglichst selbstbestimmtes Leben, die Linderung des Verlaufs und der psychosozialen Auswirkungen gerontopsychiatrischer Erkrankungen, die Verbesserung des Gesundheitszustandes sowie die Verminderung und Behebung seelischer Leidenszustände und krisenhafter Entwicklungen. Daneben stehen die Begleitung, Beratung und Entlastung der Angehörigen im Vordergrund.

Während die Zielsetzung der Dienste in der politischen Diskussion, aufgrund der demografischen Entwicklung und daraus resultierender zu erwartender Versorgungslücken in einer Großstadt relativ schnell konkretisiert werden konnte, umfasste die Diskussion über die Ansiedlung der Dienste einen längeren Zeitraum. Zunächst war eine Ansiedlung im Bereich der Altenhilfe diskutiert worden, die jedoch in Abwägung zur Ansiedlung an die Sozialpsychiatrie wieder verworfen wurde, da diese strukturelle und fachlich optimale Vorraussetzungen aufwies. Die acht GerBeras, angegliedert an und integriert in die GPZ der Landeshauptstadt Stuttgart, wurden daraufhin zum 1.1.2005 eingerichtet. Bis zum Juni des Jahres

2005 wurden alle Personalstellen bei den freien Trägern Evangelische Gesellschaft Stuttgart e.V., Caritasverband für Stuttgart e.V. und Klinikum Stuttgart – Bürgerhospital besetzt.

14.2 Demografische Entwicklung, Rahmenbedingungen und gesetzliche Grundlagen der GerBera

Die Grundlage für die Entwicklung der GerBera war die vorhersehbare demografische Entwicklung und deren Auswirkungen auf die Infrastruktur und die Versorgungssituation einer Großstadt.

Die Versorgungssituation älterer Menschen mit gerontopsychiatrischen Krankheitsbildern ist in den letzten Jahren, aufgrund der demografischen Entwicklung, verstärkt in den Vordergrund getreten. Insbesondere im höheren Lebensalter wächst die Gruppe von Menschen mit einer erhöhten Vulnerabilität für psychische und körperliche Komorbidität. Da die Fähigkeit zu selbstbestimmtem Leben krankheitsbedingt bei vielen Betroffenen eingeschränkt ist, müssen in diesen Fällen Angehörige und/oder gesetzliche Vertreterinnen oder Vertreter in den Betreuungs- und Behandlungsprozess angemessen mit einbezogen werden (Ministerium für Soziales und Integration 2018).

Die demografische Entwicklung in Deutschland ist von einer immer größeren Zahl älter werdender Menschen gekennzeichnet. Ende des Jahres 2013 lebten in Deutschland 81 Millionen Menschen. Davon waren etwa 17 Millionen Personen 65 Jahre oder älter. Damit gehörte ungefähr jeder Fünfte in Deutschland zur Generation 65+ (Statistisches Bundesamt 2015). Nach Prognosen des Statistischen Bundesamts soll der Anteil dieser Generation an der Gesamtbevölkerung im Jahr 2030 bereits 28% erreichen. Auch Stuttgart ist von dieser Entwicklung betroffen.

Mit höherem Lebensalter nimmt die Pflegebedürftigkeit zu. Ende des Jahres 2013 waren 2,2 Millionen Menschen ab 65 Jahren pflegebedürftig im Sinne des Pflegeversicherungsgesetzes (Sozialgesetzbuch XI). 1,4 Millionen Pflegebedürftige (66%) waren 80 Jahre und älter. Von den Jahren 1999 bis 2013 wuchs die Zahl der Pflegebedürftigen ab 65 Jahre von 1,6 Millionen auf 2,2 Millionen an. Der Grund für die Zunahme war die gestiegene Zahl älterer Menschen. Während 1999 in Deutschland noch 2,9 Millionen Menschen lebten, die älter als 80 Jahre waren, waren es 2013 bereits 4,4 Millionen (Statistisches Bundesamt 2015). Diese Entwicklung schlägt sich in Stuttgart auch im zukünftigen Bedarf an ambulanter Versorgungsinfrastruktur und Pflegeheimplätzen nieder.

Mit zunehmender Lebenserwartung hat sich zugleich die Zahl demenzkranker alter Menschen erhöht. Liegt die Prävalenz von demenziellen Erkrankungen bei den 65- bis 69-Jährigen bei ca. 1%, steigt sie bei den über 90-Jährigen bereits auf 28% bis 40% an (Deutsches Zentrum für Altersfragen 2002).

Insbesondere in Ballungsräumen wie der Landeshauptstadt Stuttgart, die durch einen hohen Anteil von Single-Haushalten geprägt ist, wächst der Bedarf an Unterstützung gerade für diese Menschen.

Für die Einrichtung der GerBeras auf kommunaler Ebene gibt es explizit keine rechtlich bindenden Grundlagen. Korrespondierende bzw. tangierende Gesetze sind das SGB XI, SGB V sowie das SGB I, hier insbesondere § 1 kommunale Daseinsvorsorge sowie gegebenenfalls entsprechende Ausführungen in der jeweiligen Ländergesetzgebung zu Psychisch-Kranken-Hilfe-Gesetzen. Insofern handelt es sich um eine Freiwilligkeitsleistung der Kommunen zur Sicherung der Versorgung im Rahmen der kommunalen Daseinsvorsorge unter Wahrung des Subsidiaritätsprinzips.

14.3 Zielsetzung und Eckdaten der GerBera

Ziel der GerBera ist der Erhalt und die Förderung der Alltagskompetenzen gerontopsychiatrisch erkrankter älterer Menschen ab 63 Jahren für ein möglichst selbstbestimmtes Leben sowie die Begleitung, Beratung und Entlastung der Angehörigen.

Zielgruppe der GerBera sind in erster Linie Menschen,

- die an demenziellen Erkrankungen,
- Veränderungen der Stimmungslage, wie z. B. Depressionen,
- Verkennungen der Realität, z. B. wahnhafte Störungen im Alter oder Ängste, und anderen psychosozialen Beeinträchtigungen leiden.

Ausgestattet wurden die Dienste zunächst mit zehn, später 14 und zuletzt 18 Fachkraftstellen, sowie einer Fachberatungsstelle für die GerBera und den »Besuchsdienst der Vierten Lebensphase« mit insgesamt zwei Fachkraftstellen (Qualifikation: Dipl. Sozialarbeiter, Dipl. Sozialpädagoge (BA oder FH) bzw. vergleichbarer Abschluss, examinierte Kranken- und Altenpflegekräfte). Die Finanzierung erfolgt durch Mittel der Landeshauptstadt Stuttgart und Eigenmittel der Träger.

Die Dienste sind angegliedert an die GPZs der Landeshauptstadt Stuttgart. Diese Ansiedlung bietet aus versorgungspolitischer und sozialplanerischer Sicht folgende Vorteile:

- Regionalisierte, flächendeckende, wohnortnahe und aufsuchende Versorgung
- Sektorübergreifende Kooperation
- Synergieeffekte

Die GPZs als Teil des Gemeindepsychiatrischen Verbunds übernehmen hierbei eine Versorgungsverpflichtung für die Bürgerinnen und Bürger der Landeshauptstadt. Folgende Einrichtungen und Dienste sind in einem GPZ integriert (▶ Abb. 14.1):

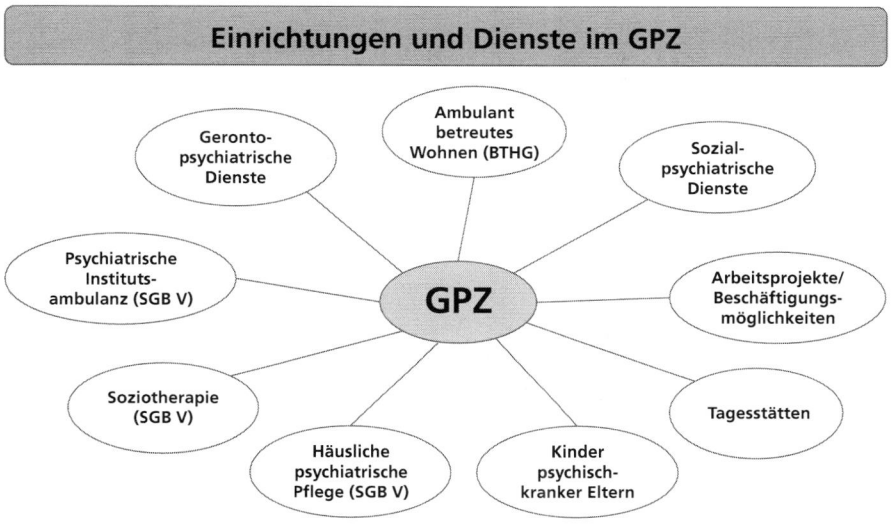

Landeshauptstadt Stuttgart | Sozialamt | Rosel Tietze

Abb. 14.1: Einrichtungen und Dienste im GPZ

14.4 Umsetzung: wissenschaftlicher Projektbeirat – Integration in den GPV-Kooperationen

Nach Abschluss der dreijährigen Projektphase 2005–2008, in der die Ziele und die Realisierung der Umsetzung geprüft und evaluiert wurden, hat die Projektbegleitgruppe und die Projektlenkungsgruppe, bestehend aus Psychiatrieplanung, Amtsleitungen, klinischen Vertretern aus der Gerontopsychiatrie, Krankenkassen und freien Trägern, folgendes festgestellt:

- Die Einrichtung der acht GerBeras an den GPZs ist erfolgreich verlaufen. Die Dienste erreichen ihre Zielgruppe.
- Die Integration in die jeweiligen Stadtteile ist gelungen, die Kooperation mit fachlich involvierten Diensten verläuft erfolgreich.
- Die Projektbegleitung durch die Projektbegleitgruppe und die Projektlenkungsgruppe endet mit Abschluss der Modellphase.

- Insgesamt ist darauf zu achten, dass sinnvolle Kooperationen mit Angeboten der Altenhilfe weiter ausgebaut werden, ohne Doppelstrukturen für den Personenkreis gerontopsychiatrisch erkrankter Menschen aufzubauen.
- Die GerBeras wurden erfolgreich in die GPZs integriert und profitieren von den vorhandenen Kooperationen im Sozialraum sowie dem klinischen Bereich.

Nach Abschluss der dreijährigen Projektphase wurden die Dienste durch Beschluss des Stuttgarter Gemeinderats in den Regelbetrieb übergeleitet. Die Struktur und Anbindung der GerBera wurde dauerhaft installiert (Landeshauptstadt Stuttgart 2008).

In der Projektgruppe wurde u. a. eine differenzierte Leistungsbeschreibung der GerBeras erarbeitet und abgestimmt. Sie liefert einen umfassenden Überblick über die Leistungsbereiche und -arten der GerBeras. Die Leistungsbeschreibung ist eine Grundlage der Weiterentwicklung und Qualitätssicherung der Dienste im Rahmen von turnusmäßigen Zielvereinbarungsgesprächen.

Die Integration der GerBeras in den GPV Stuttgart auf der Grundlage des PsychKHG Baden-Württemberg ist nach Ansicht der Autorin eine unabdingbare Vorraussetzung, um Kooperationen und Synergieeffekte entsprechend zu sichern.

Von großer Bedeutung ist dabei die aufsuchende Tätigkeit der GerBera, um sich ein realistisches Bild der häuslichen Situation zu machen, den Hilfebedarf zu erheben und schließlich passgerechte Hilfen anbieten zu können. Die Zielgruppe der gerontopsychiatrisch erkrankten Menschen ist häufig von Einsamkeit und Isolation bedroht. Bedingt durch die Erkrankung und Komorbiditäten sind erforderliche Hausbesuche der Dienste einerseits zeitaufwendig, andererseits aber effizient und notwendig.

Die flächendeckende und sektorübergreifende Versorgung in der Landeshauptstadt Stuttgart mit GerBera stellt sich wie folgt dar (▶ Abb. 14.2):

14 Gerontopsychiatrische Beratungsdienste (GerBera)

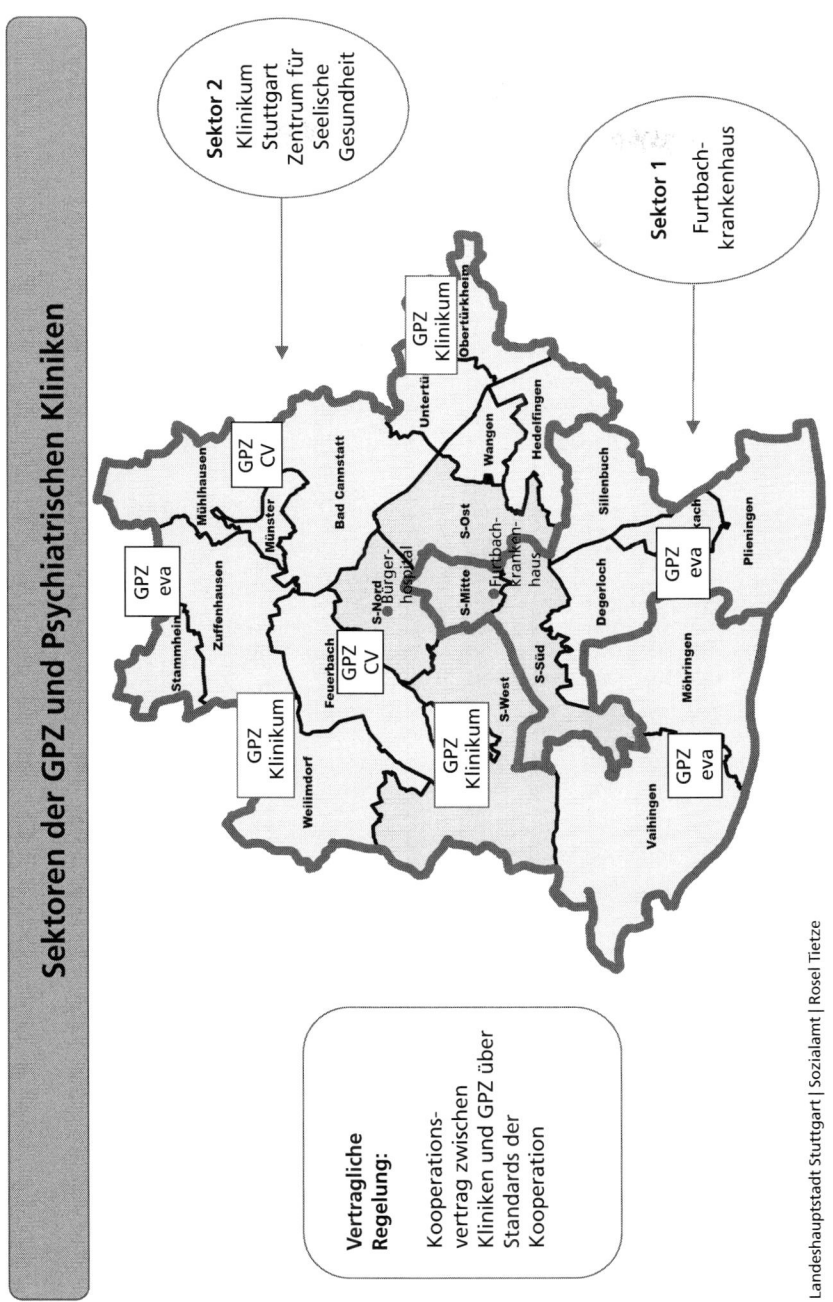

Abb. 14.2: Sektoren der GPZ und Psychiatrische Kliniken

14.5 Evaluation: Fallzahlen/Diagnosen/soziodemografische Daten/zuweisende Dienste/Zugänge/Verbleib

Die GerBeras wurden seit Aufnahme ihrer Tätigkeit mit folgenden Kriterien evaluiert, um mit dem entwickelten Dokumentationssystem sowohl die Struktur der Klientinnen und Klienten als auch die Arbeitsweise der Dienste transparent darzustellen und auf Veränderungen reagieren zu können. Neben den Kontaktdaten der Klienten wurde die Anzahl der Kontakte, differenziert nach kurzen (< 4 Kontakte) und langfristigen (> 4 Kontakte), indirekten Betreuungen, die Anzahl der Hausbesuche und soziodemografischen Daten erhoben, außerdem wurden Zugangswege und Verbleib evaluiert.

Die Fallzahlen der Dienste haben sich in den letzten Jahren wie folgt entwickelt:

Tab. 14.1: Fallzahlen in den letzten Jahren (Landeshauptstadt Stuttgart 2022)

	2019	2020	2021
Längerfristige Betreuungen (über 4 Kontakte) Unter »Betreuung«, wird in Zusammenhang mit der Dokumentation und Statistik die Beratung, fachliche Begleitung und Hilfekoordination für die Klienten verstanden.	1.192	1.159	1.231
Direkte Kurzbetreuungen (1–4 Kontakte)	263	215	244
Indirekte Kurzbetreuungen (1–4 Kontakte), ausschließlich im Umfeld der älteren Klientinnen und Klienten, z. B. Angehörige, andere Dienste usw.)	453	386	428
Gesamtzahl Klientinnen und Klienten	**1.908**	**1.760**	**1.903**
Anzahl Hausbesuche	3.832	3.278	3.650

Dies entspricht im Durchschnitt 112 Betreuungen pro Fachkraftstelle. Im Jahr 2021 sind 45 % der Klienten und Klientinnen erstmalig mit GerBera in Kontakt getreten. Der Rückgang der Fallzahlen 2020 zeigt die Auswirkungen der Corona-Pandemie.

Die soziodemografischen Daten wie Lebensalter, Geschlecht, Familienstand, Herkunft und finanzieller Hintergrund zeigen seit Beginn der Arbeit der Dienste keine signifikanten Veränderungen. Die Lebenssituation der Klientinnen und Klienten spiegelt die typische Realität gerontopsychiatrisch erkrankter Menschen in einer Großstadt wider und zeigt sowohl die Notwendigkeit der professionellen Unterstützung als auch deren Komplexität. Ca. 20 % der Klientinnen und Klienten haben einen Migrationshintergrund und sind nicht in Deutschland aufgewachsen. Der Anteil der Klientinnen und Klienten mit Migrationsanteil hat Einfluss auf die Arbeitsweise der Dienste hinsichtlich migrationsspezifischer Ansätze, notwendiger Kooperationen und einer anzustrebenden Mitarbeiterschaft, die idealerweise ebenfalls Fachkräfte mit einem Migrationshintergrund aufweisen sollte.

Die Anzahl der Menschen, die keinen Pflegegrad haben bzw. einen Pflegegrad unterhalb von Pflegegrad 3, lag bei 80%. Hier gilt es, durch die Tätigkeit der GerBera eine mögliche (Neu-)Einstufung zu forcieren und somit zusätzliche Ressourcen für die Betroffenen zu erschließen. Nach wie vor ist eine Einstufung in höhere Pflegrade mit starken körperlichen Beeinträchtigungen verbunden. Im Jahre 2021 lag der Anteil derjenigen mit Pflegegrad 4 und 5 lediglich bei 7%.

Es zeigt sich nach wie vor deutlich, dass der Hilfebedarf der Klientinnen und Klienten in vielen Fällen nicht mit einem hohen somatischen pflegerischen Hilfebedarf verbunden ist. GerBera berät und vermittelt Betreuungsangebote, die auch ohne körperlichen Pflegebedarf genutzt werden können. Für gerontopsychiatrisch erkrankte Menschen ist Betreuung sehr wichtig und bleibt auch bei zunehmendem Pflegebedarf ein wichtiger Unterstützungsaspekt. Der Anteil der hochaltrigen Klientinnen und Klienten von über 80 Jahren lag 2021 bei 44%. 68% der Klientinnen und Klienten waren Frauen, 66% sind alleinlebend. Hinsichtlich der finanziellen Situation waren 15% auf Grundsicherung oder Sozialhilfe angewiesen.

Bei den Krankheitsbildern ist der Anteil der Personen mit demenziellen Erkrankungen, depressiven Erkrankungen und psychotischen Erkrankungen weitestgehend gleichgeblieben (demenzielle Erkrankung: 44%, depressive Erkrankung: 39%, schizophrene Erkrankung: 11%). Die Multimorbidität älterer Menschen dagegen ist angestiegen und macht deutlich, dass eine enge Zusammenarbeit mit Ärzten und Pflegekräften und deren jeweiligen Institutionen erforderlich ist (ebd., S. 5)

Bei den Zuweisungswegen sind ebenso keine wesentlichen Veränderungen im Verlauf der Jahre zu verzeichnen. Im Wesentlichen erfolgt der Zugang über Angehörige und Nachbarn (36%), über die Betroffenen selbst, den Bürgerservice »Leben im Alter«, Pflegedienste, psychiatrische Kliniken, andere Krankenhäuser, niedergelassene Ärzte und Sozialpsychiatrische Dienste.

Veränderungen sind hingegen in den letzten Jahren in den GerBera hinsichtlich des Anstiegs der Altersarmut und der Zunahme des Anteils von älteren Migrantinnen und Migranten zu verzeichnen. Dieser besonderen Situation muss in der Arbeit der Dienste Rechnung getragen werden.

Die Pflege von Kooperationskontakten zur Altenhilfe und zum medizinischen Versorgungssektor sowie eine offensive (sozialräumliche) Öffentlichkeitsarbeit sind dauerhafte Aufgaben der GerBera, da Menschen oft erst dadurch Unterstützungsangebote wahrnehmen und auf sie aufmerksam werden.

14.6 Aktueller fachlicher Diskurs

An dieser Stelle soll in einem Exkurs auf die Herausforderungen der Corona-Pandemie eingegangen werden. Im Vordergrund stand dabei die Anpassung der Dienste an die jeweilige, durch die aktuellen Corona-Verordnungen vorgegebenen Regelungen. Kontaktbeschränkungen waren für die Zielgruppe der Dienste besonders schwirig. Hinzu kam die Angst vor Ansteckungen. Daher haben die Mitarbeitenden auch in dieser schwierigen Zeit weiterhin Hausbesuche durchgeführt bzw. telefonisch Kontakt gehalten. Für die überwiegend alleinlebenden Menschen war dies ein wichtiger Bestandteil der Aufrechterhaltung von Kontakten. Auch die Möglichkeit, Leistungen der Stationsäquivalenten Behandlung (StäB) im Notfall in Anspruch zu nehmen, war angesichts dieser besonderen Situation für Klienten und Mitarbeitende hilfreich.

Die Einrichtung und Umsetzung der GPZs innerhalb der Gemeindepsychiatrischen Verbünde auf kommunaler Ebene sind im PsychKHG Baden-Württemberg seit 2015 gesetzlich geregelt. Diese Strukturen bilden durch die Funktionsbereiche und die wohnortnahe, aufsuchende und regionalisierte Versorgung gute Vorraussetzungen für die Anbindung der GerBeras. Einen landesweiten Überblick über die Gemeindepsychiatrischen Verbünde bietet hier die Dokumentation des Kommunalverbandes für Jugend und Soziales, Städte- und Landkreistag Baden-Württemberg 2021 (KVJS 2021).

Die Personengruppe der gerontopsychiatrisch erkrankten Menschen findet im PsychKHG keine Erwähnung. Im Landespsychiatrieplan Baden-Württemberg 2017 ist jedoch dazu ausgeführt: »Eine Angliederung gerontopsychiatrischer Dienste an die Gemeindepsychiatrischen Zentren ist sinnvoll. Die damit einhergehenden erforderlichen Kapazitätserweiterungen bedürfen allerdings zusätzlicher Mittel« (Ministerium für Soziales und Integration Baden-Württemberg 2017)

In seinen Empfehlungen verweist der Landespsychiatrieplan auf den erforderlichen Ausbau gerontopsychiatrisch qualifizierter Versorgungsangebote vor dem Hintergrund »altersassoziierter erhöhter Vulnerabilität für psychische und körperliche Komorbidität« (ebd., S.123) und die Bedeutung spezieller Patientengruppen, wie z. B. Migrantinnen und Migranten. Auch die zunehmende Bedeutung von »Aktivitäten im Sozialraum« vor dem Hintergrund eines »wachsenden Anteils hochaltriger, multimorbider sowie alleinstehender Menschen« (ebd., S. 124) findet Erwähnung.

Aus kommunaler Sicht wird die gesamte Versorgungsproblematik zunächst im (groß-)städtischen Raum evident. Dies zeigen die Beispiele der GerBera in Stuttgart und dem Sozialpsychiatrischen Dienst für alte Menschen (SOFA) in Esslingen, die zwischenzeitlich auf lange Erfahrungen und entsprechende Expertise zurückblicken können. Mittlerweile zeigt die aktuelle Erhebung des KVJS, dass es erfreulicherweise in fast einem Viertel der 44 Stadt- und Landkreise Baden-Württembergs Beratungsdienste für ältere Menschen mit psychischer Erkrankung oder Demenz gibt.

14.7 Fazit und Ausblick

Angesichts der demografischen Entwicklung und des damit einhergehenden steigenden Bedarfs an gerontopsychiatrischer Versorgung sind aufsuchende Gerontopsychiatrische Dienste in der eigenen Häuslichkeit, die im Sozialraum verankert sind und durch Synergieeffekte mit anderen Funktionsbereichen in einem GPZ verbunden sind, ein wesentlicher Bestandteil der Versorgungsstruktur. Das trifft nicht nur für den großstädtischen, von Single-Haushalten geprägten Sozialraum zu, sondern auch für den ländlichen Raum. Diese Dienste sichern aus kommunaler Sicht die Daseinsvorsorge für den Personenkreis der gerontopsychiatrisch erkrankten Menschen und tragen dazu bei, Aufnahmen in Pflegeheime zu verzögern bzw. zu vermeiden und Lebensqualität zu verbessern. Sie ersetzen dabei nicht den notwendigen Ausbau der Infrastruktur, wie z.B. den Ausbau von Tagespflegeplätzen und betreuten Wohnformen, Pflegeheimplätzen und Kurzzeitpflegeplätzen. Aber sie tragen dazu bei, dass sich der erforderliche Anstieg in Grenzen hält.

Aktuell leidet die Versorgung gerontopsychiatrisch erkrankter Menschen auch unter dem Fachkräftemangel und dem dadurch entstehenden Zeitdruck in Pflegediensten und in Diensten der hauswirtschaftlichen Versorgung. In vielen Fällen stellen die Dienste außerdem eine nicht ausreichende Versorgung mit Hausbesuchen durch niedergelassene Fachärzte mit gerontopsychiatrischer Kompetenz fest. Die GerBera können nur in dringenden Fällen durch die ärztliche Kompetenz im Rahmen der PIA-Sprechstunden in den GPZs zurückgreifen.

Große Hoffnungen bestehen hinsichtlich der Stationsäquivalenten Behandlung für gerontopsychiatrisch erkrankte Menschen (StäB-Ger), § 115d SGB V. Mit der Einführung von StäB kann eine neue, weitere Brücke zwischen dem stationären und dem ambulanten Sektor im Sinne der Weiterentwicklung der sektorenübergreifenden Versorgung angestrebt werden. Hierbei ist die enge Vernetzung der verschiedenen Funktionsbereiche u. a. in einem GPZ aber auch mit psychiatrischen und somatischen Pflegediensten sowie hauswirtschaftlichen Hilfen Vorrausetzung. Die Regionalisierung der Dienste und die Kenntnis der gerontopsychiatrisch erkrankten Menschen im Sozialraum sind dabei gute Voraussetzungen, um StäB-Ger umzusetzen. Für die Klienten bedeutet dies eine Verbesserung der häuslichen Situation, die Sicherung des Verbleibs in der Häuslichkeit durch das Case Management der Dienste, psychosoziale Beratung und langfristige Begleitung von Betroffenen und Angehörigen im Sinne von Auftragsklärung, Zielbestimmung, Ressourcenanalyse und gemeinsamer Hilfeplanung mit dem Klienten und den Angehörigen.

Die steigende Anzahl von Beratungsdiensten für ältere Menschen mit psychischer Erkrankung oder Demenz in Baden-Württemberg in mittlerweile fast einen Viertel der 44 Stadt- und Landkreise zeigt sowohl den wachsenden Bedarf als auch eine positive Weiterentwicklung der Infrastruktur für diesen Personenkreis.

Fallbeispiel aus dem Alltag der GerBera

Die Tochter von Herrn P. meldet sich bei GerBera. Ihr Vater, 74 Jahre alt, sei seit dem Tod der Mutter vor zwei Jahren nicht mehr wiederzuerkennen: Er sei immer so niedergeschlagen und traurig. Den Haushalt schaffe er nicht selbständig und sein Äußeres vernachlässige er. Er habe den Tod seiner Frau, die über mehrere Jahre an Krebs erkrankt war, bis heute nicht überwunden. Sie wisse nicht, was sie mit ihrem Vater noch anstellen solle, sie bekämen meist nur noch Streit miteinander, weil sie ihn zu nichts bewegen könne.

Der GerBera-Mitarbeiter stellt bei seinem ersten Hausbesuch fest, dass Herr P. einerseits sehr höflich, aber auch sehr mutlos wirkt. In seiner Wohnung will Herr P. ganz bewusst nichts verändern, was seine Frau seiner Befürchtung nach in Vergessenheit geraten lassen könnte. Bei den folgenden Kontakten ist Herr P. bereit, mit dem GerBera-Mitarbeiter über den Verlust seiner Ehefrau zu sprechen. Seine Gefühle hierüber äußern zu dürfen, tut ihm sichtbar gut, was er auch verbal äußert. Herr P. lässt sich schließlich nach vier Kontakten überzeugen, eine Fachärztin für Neurologie und Psychiatrie in Anspruch zu nehmen. Diese stellt bei ihm eine mittelschwere Depression fest. Sie setzt eine medikamentöse Behandlung an. Es soll baldmöglichst auch eine psychotherapeutische Behandlung erfolgen, wozu Herr P. sich jedoch derzeit nicht im Stande fühlt. Herr P. und der GerBera-Mitarbeiter vereinbaren, bis zum Beginn der Psychotherapie regelmäßig Gespräche zu führen: Hierbei geht es u. a. neben der Trauer um seine verstorbene Ehefrau auch darum, dass Herr P., der in dem Haus, in dem er wohnt, bis vor drei Jahren hauptberuflich Hausmeister war, nun nicht mehr im Haus gefragt wird. Dies sei für ihn eine permanente Kränkung. Zudem geht es in den Gesprächen um die Entwicklung einer Tagesstruktur und darin um regelmäßige Kontakte zu anderen Menschen, aber auch schlicht um die Aufrechterhaltung der Grundversorgung (Essen, Kochen, Wäsche waschen etc.).

Der ihm wichtige, aber oft frustrierende Kontakt zu seiner Tochter wird hierbei ebenso thematisiert wie auch die Kontakte zu weiteren Bekannten, die mittlerweile – auch weil sie das depressive Klagen von Herrn P. kaum mehr ertragen – den Kontakt zu Herrn P. meiden. Parallel zur beratenden Unterstützung des Herrn P. finden zwei beratende Gespräche mit der Tochter bezüglich eines sinnvollen Umgangs mit dem Vater statt.

14.7.1 Aufgaben der GerBera-MitarbeiterInnen

Die Mitarbeiter arbeiten gemeinsam mit dem älteren Menschen heraus, welche Veränderungen möglich sowie gewünscht sind und welche Unterstützung hierfür benötigt wird. Häufig nimmt GerBera eine »Lotsenfunktion« im sozialen Netzwerk ein und koordiniert die eingeschalteten ärztlichen, pflegerischen oder hauswirtschaftlichen Hilfen. Darüber hinaus bleiben die Mitarbeiter längerfristig mit den älteren Menschen im Kontakt, motivieren diese beispielsweise zu einer ärztlichen Behandlung, begleiten sie zu Kontaktangeboten oder tragen durch ihr Kontakt- und Gesprächsangebot zur psychischen Stabilisierung, Entlastung und Entwicklung bei. Ziel von GerBera ist es, die betroffenen älteren Menschen und deren soziales Umfeld so zu unterstützen, dass sie die bestehenden Belastungen besser tragen können, eigene Veränderungspotentiale und fremde Hilfen besser nutzen können und die Älteren möglichst lange in ihrem häuslichen Umfeld leben können (Evangelische Gesellschaft Stuttgart e. V., Caritasverband für Stuttgart e. V. und Klinikum Stuttgart 2020).

14.8 Zusammenfassung

Gerontopsychiatrische Dienste tragen dazu bei, die Lebensqualität gerontopsychiatrisch erkrankter Menschen in einer Kommune nachhaltig zu verbessern und den Verbleib in ihrem gewohnten Umfeld so lange wie möglich zu gewährleisten.

Unverzichtbar ist eine geregelte und verbindlich vereinbarte Kooperation mit Diensten und Einrichtungen der Altenhilfe, der Psychiatrie, der Gemeindepsychiatrischen Zentren (GPZ) sowohl im klinischen als auch im extramuralen Bereich.

Eine Anpassung der Hilfen an vorhandene kommunale Strukturen ist ebenso notwendig wie die Einbindung aller Akteure in die Entwicklung Gerontopsychiatrischer Dienste.

Angesichts einer sektorübergreifenden Arbeitsweise und der Kosten eines solchen Hilfesystems ist eine Steuerung durch die Kommune von großer Bedeutung.

Eine entsprechende konzeptionelle und monetäre Unterstützung der Kommunen durch gesetzliche Regelungen könnte angesichts der demografischen Entwicklung in der Bundesrepublik Deutschland die Entwicklung Gerontopsychiatrischer Dienste befördern.

14.9 Literatur

Deutsches Zentrum für Altersfragen (Hrsg) (2002) Expertisen zum Vierten Altenbericht der Bundesregierung. Hannover: Vintzentz.

Evangelische Gesellschaft Stuttgart e. V., Caritasverband für Stuttgart e. V., Klinikum Stuttgart (Hrsg.) (2020) Jahresbericht GerBera. (https://www.domino1.stuttgart.de/web/ksd/KSDRedSystem.nsf/0/FC8E2C9F04E63702C125877A002C2A26/$File/E264C6258D300BFAC125873400316FD0.pdf?OpenElement, Zugriff am 11.10.2024).

Kommunalverband für Jugend und Soziales, Städte- und Landkreistag Baden-Württemberg (Hrsg.) (2021) Dokumentation Gemeindepsychiatrischer Verbund 2021. (https://www.kvjs.de/fileadmin/publikationen/soziales/GPV_Bericht_2021_BF.pdf, Zugriff am 11.10.2024).

Landeshauptstadt Stuttgart (Hrsg.) (2004) Gemeinderatsdrucksache »Gerontopsychiatrischer Dienst«, GRDrs 959/2004. (https://www.domino1.stuttgart.de/web/ksd/KSDRedSystem.nsf/fd321a0810eb96ecc1257f7e00359de5/e893cbac1dec1cb7c12581800047b091?OpenDocument, Zugriff am 10.10.2024).

Landeshauptstadt Stuttgart (Hrsg.) (2008) Gemeinderatsdrucksache »Abschlussbericht Entwicklung Gerontopsychiatrischer Dienste, GRDrs 320/2008. Stuttgart.

Landeshauptstadt Stuttgart (Hrsg.) (2015) Gemeinderatsdrucksache »Aktuelle Situation der Gerontopsychiatrischen Dienste (GerBera) in der Landeshauptstadt Stuttgart«, GRDrs 727/2015. (https://www.domino1.stuttgart.de/web/ksd/KSDRedSystem.nsf/fd321a0810eb96ecc1257f7e00359de5/0eb7351e7083ae07c12581800047b08e?OpenDocument, Zugriff am 11.10.2024).

Landeshauptstadt Stuttgart (Hrsg.) (2022) Gemeinderatsdrucksache »Gemeindepsychiatrischer Verbund Stuttgart (GPV) Gerontopsychiatrische Dienste (GerBera) – Sachstand 2021«, GRDrs 534/2022. (https://www.domino1.stuttgart.de/web/ksd/KSDRedSystem.nsf/

0/FC8E2C9F04E63702C125877A002C2A26/$File/E264C6258D300BFAC125873400316FD0.pdf?OpenElement, Zugriff am 10.10.2024).

Ministerium für Soziales und Integration Baden-Württemberg (Hrsg.) (2018) Landesplan der Hilfen für psychisch kranke Menschen in Baden-Württemberg. (https://sozialministerium.baden-wuerttemberg.de/fileadmin/redaktion/m-sm/intern/downloads/Publikationen/Landesplan_Hilfen_psychisch_kranke_Menschen_Landespsychiatrieplan_2018_bf.pdf, Zugriff am 11.10.2024).

15 Kultursensible aufsuchende Arbeit

Tanja Beier

15.1 Einleitung

Die demografische Entwicklung spiegelt sich auch in einer wachsenden Anzahl von älteren Menschen mit Migrationshintergrund wider und birgt neue Herausforderungen für Gesundheits- und Versorgungssysteme. Für alternde Migrantinnen und Migranten ergibt sich dabei eine Kombination aus den Schwierigkeiten des Migrationsprozesses, gepaart mit den spezifischen Belastungen des Alterns. Um eine optimale Behandlung älterer Menschen mit Migrationshintergrund zu gewährleisten, sind u. a. interkulturelle Öffnung und die Anpassung von Versorgungsstrategien notwendig (BAMF 2012).

15.1.1 Entstehung kultureller Vielfalt

Als Migration wird eine auf Dauer angelegte räumliche Veränderung des Lebensmittelpunkts einzelner Personen oder von Personengruppen bezeichnet und ist häufig an politische oder wirtschaftliche Umstände in den Ursprungsländern gekoppelt (BMI Lexikon). Bereits 1966 wurde ein sog. Push-Pull-Modell beschrieben, in dem der Migrationsgrund (Push) im Ursprungsland zu finden ist (z. B. politische Unruhen, Armut) und im Verlauf ein Sog (Pull) entsteht, der durch bessere Umstände (z. B. Bildung, Sicherheit) im Zuwanderungsland besteht (Aigner 2017, S. 40). Kolonialisierungen und Entkolonialisierungen sowie Weltkriege führten zu internationalen Wanderungen durch Vertreibung, Massenflucht und der Suche nach besseren wirtschaftlichen Bedingungen. Aus verschiedensten Migrationsphasen des letzten Jahrhunderts entstanden so Gruppen von über 65-Jährigen unterschiedlichster Herkunft und Kultur. Mit der boomenden Wirtschaft ab den 1950er Jahren wurden z. B. Arbeitskräfte aus südlichen Staaten (Italien (1955), Spanien und Griechenland (1960), der Türkei (1961), Marokko (1963), Portugal (1964), Tunesien (1965) und Jugoslawien (1968) nach Deutschland angeworben (Steinert 1995, S.139–310). In den 1990er Jahren zogen vermehrt Flüchtlinge aus dem ehemaligen Jugoslawien nach Deutschland und mit der deutschen Wiedervereinigung kam es im Rahmen des Familienzuzugs und der Aufnahme der Gastarbeiter aus der ehemaligen Sowjetunion zur Aufnahme weiterer Migranten in Deutschland (Butterwegge 2005). Wirtschaftliche und politische Umstände wie Unruhen und Kriege wie zuletzt der seit dem Jahr 2022 wütende Ukraine-Krieg ließen die Anzahl der Asylsuchenden in Europa in den letzten Jahren weiter ansteigen. Diese Umstände veränderten die Gesellschaft in Deutschland nachhaltig. Von den insgesamt knapp 81,9 Millionen Menschen, die in Deutschland in einem Privathaushalt leben und statistisch erfasst sind, haben aktuell rund 21 Millionen Menschen einen Migrationshintergrund. Hierzu werden Personen gezählt, die selbst oder von denen mindestens ein Elternteil die deutsche Staatsangehörigkeit nicht durch Geburt besitzen (Destatis 2019).

15.1.2 Begriffsannäherung: Kultur, Kultursensibilität und Akkulturation

Vereinfacht beschrieben ist Kultur in diesem Zusammenhang als die Gesamtheit einzigartiger geistiger, materieller, intellektueller und emotionaler Aspekte zu sehen, die eine Gesellschaft oder eine soziale Gruppe kennzeichnen (UNESCO 1982). Die darin übermittelten und erlernten Werte und Normen beeinflussen Verhalten und Denken zugehöriger Personen und stellen einen sich ständig wandelnden Prozess dar (Bertelsmann Stiftung & Fondazione Cariplo 2008).

Als Kultursensibilität oder kultursensible Haltung wird die kritische Reflexion der eigenen kulturspezifischen Vorstellungen und Bedürfnisse und deren Auswirkungen auf andere Individuen beschrieben (Friese 2019). Sie beinhaltet u. a. eine respektvolle und feinfühlige Aufmerksamkeit im Umgang mit kulturellen Prägungen und Bedürfnissen in unterschiedlichsten Bereichen (z. B. Ethik, Religion, Sprache) und Merkmalen (z. B. Geschlecht, sexuelle Identität, persönliche Lebensentwürfe, politische Orientierung etc.). Kultursensibilität basiert u. a. auch auf der Einsicht der Kulturgebundenheit, der eigenen Wahrnehmung und des eigenen Handelns (Knipper und Bilgin 2009).

Diversität (aus engl. »Diversity«) wird neben der kulturellen Heterogenität angewandt, um »menschliche Vielfalt in allen erdenklichen Erscheinungsformen« zu beschreiben (Herrmann und Kätker 2009, S 31). Dabei sollen alle Aspekte berücksichtigt werden, die zur Entwicklung einer Persönlichkeit führen (Herrmann und Kätker 2009).

Wechselseitige Beeinflussungen bzw. die einseitige Angleichung unterschiedlicher Kulturen und das Hineinwachsen eines Menschen in eine kulturelle Umwelt wird als Akkulturation bezeichnet (Stangl 2021). Hierunter zählen auch Anpassungsprozesse von Migrantinnen und Migranten, die aus ihrem Ursprungsland in eine neue Gesellschaft kommen. Nach dem Konzept des kanadischen Psychologen und Migrationsforschers John W. Berry bestehen vier Formen angewandter Akkulturationsstrategien (Berry et al. 1997). Diese umfassen Integration (Bemühen um die Aufnahme fremdkultureller Merkmale bei gleichzeitigem Bewahren der Werte der Herkunftsgesellschaft), Assimilation (Aufgabe der Werte der Herkunftsgesellschaft und Übernahme der Werte der neuen Gesellschaft), Segregation (Beibehaltung der Werte der Herkunftsgesellschaft und keine Übernahme der Werte der neuen Gesellschaft) und Marginalisation (Aufgabe der Werte der Herkunftsgesellschaft und keine Übernahme der Werte der neuen Gesellschaft) (Machleidt et al. 2018). Zudem wird unterschieden, ob die kulturelle Identität der

Herkunftsgesellschaft oder der Kontakt zur dominanten (Mehrheits-)Gesellschaft im Vordergrund steht (ebd.).

15.2 Lebensumstände älterer Menschen mit Migrationshintergrund

Ein Großteil der älteren Menschen mit Migrationshintergrund lebt seit mehreren Jahrzehnten in Deutschland (Destatis 2019). Diese Personengruppe ist u. a. bedingt durch Unterschiede in Herkunft, Migrationsmotiv, Bildungsstand und Aufenthaltsdauer sehr heterogen. Zu den generellen Schwierigkeiten des Alterungsprozesses kommen bei ihnen zusätzliche Herausforderungen im Alltag hinzu.

15.2.1 Sozioökonomische Bedingungen älterer Menschen mit Migrationshintergrund

Die gesundheitliche Situation wird auch durch den sozioökonomischen Status bestimmt (Deutscher Ethikrat 2010). Chancen auf Teilhabe und Zugang zu Leistungen von gesundheitlicher und pflegerischer Versorgung werden maßgeblich beeinflusst durch Einkommen, Bildung und beruflichen Status (BMFSFJ 2017). Aus den Veröffentlichungen des »Bundesamts für Migration und Flüchtlinge« geht hervor, dass Personen mit Migrationshintergrund im Alter seltener über eine ausreichende finanzielle Absicherung verfügen. Bedingt durch geringere berufliche Qualifikation und ungünstigere Anstellungsverhältnisse ist das Haushaltseinkommen geringer als das von Einheimischen. Höheres Lebensalter und Zugehörigkeit zur Migrantenpopulation bedingen ein höheres Risiko für Altersarmut (BMGS 2005). Diese Situation spiegelt sich auch in der Wohnsituation wider: Ältere Menschen mit Migrationshintergrund leben häufiger in Mietwohnungen, besitzen seltener Wohneigentum, die Wohnungen von zugewanderten Berenteten sind im Mittel kleiner und weniger altersgerecht (BGMS 2005). Bei der aufsuchenden Tätigkeit ist es wichtig, diese Faktoren in der Beratung z. B. bzgl. häuslicher, pflegerischer und finanzieller Möglichkeiten zu berücksichtigen. Eine finanzielle Notlage ist für die Betroffenen häufig mit Scham, eigenem Versagens- und Schuldgefühl verbunden und wird meist nicht direkt thematisiert. Es bedarf Einfühlungsvermögen, Verständnis und Geduld, um mögliche Hilfen zu unterbreiten und dabei die Würde des Gegenübers zu wahren.

15.2.2 Gesundheit

Es gibt keine »objektive Gesundheit«, vielmehr ist sie ein subjektives Empfinden, das teilweise objektiv dargestellt werden kann (Deutscher Ethikrat 2010, S. 8).

Ungünstigere Lebens- und Arbeitsbedingungen und migrationsspezifische psychische Belastungen führen bei älteren Migrantinnen und Migranten zu einer erhöhten Vulnerabilität des Gesundheitszustands mit häufigeren gesundheitlichen Beeinträchtigungen und erhöhtem Hilfebedarf (BAMF 2012). Programme zur Prävention werden vor allem von der älteren Migrantenbevölkerung weniger genutzt (Land Nordrhein-Westfalen 2010). Dies trifft sowohl für psychische als auch für somatische Erkrankungen zu.

15.2.3 Psychische Erkrankungen bei älteren Migranten

»Unter allen Veränderungen mit denen ein Mensch während seines Lebens konfrontiert wird, sind wenige so umfassend und komplex wie die, die sich im Laufe der Migration vollziehen.« (Machleidt et al. 2018). Stressfaktoren, welche im Verlauf eines Migrationsprozesses auftreten, werden als Akkulturationsstress bezeichnet (ebd.). Hierzu zählen u. a. traumatische Erlebnisse vor oder während der Migration, Verlust von familiärem, muttersprachlichen Umfeld und des sozialen Netzwerks, Konfrontation mit anderen Sitten und Gebräuchen sowie Ablehnung im Aufnahmeland (ebd.). Diese Faktoren können zu Überlastung der bis dahin erworbenen Anpassungsfähigkeiten und Problemlösungsstrategien führen. Nach der »Migrations-Morbiditäts-Hypothese« haben Migrantinnen und Migranten ein hohes Risiko für die Entwicklung von psychischer Morbidität (Notch und Bozorgmehr 2016). Zu den psychischen Störungen, die häufig mit Migration in Verbindung gebracht werden, zählen vor allem Depressionen, psychosomatische Beschwerden, Somatisierungsstörungen und posttraumatische Belastungsstörungen (Machleidt et al. 2018).

15.2.4 Depression bei älteren Migranten und Hilfe durch aufsuchende Arbeit

Auch im Alter sind depressive Störungen häufig und folgenschwer (Machleidt et al. 2007). Bei Diagnostik und Behandlung sind kulturabhängige Unterschiede bezüglich Bedeutung und Benennung depressiver Symptome entscheidend (Aichberger et al. 2008). Die Auswertung einer in zehn Ländern Europas durchgeführten multizentrischen Studie bzgl. sozialen Netzwerken, Gesundheit und sozioökonomischem Status zeigte eine erhöhte Prävalenz für depressive Erkrankungen bei Migranten über 50 Jahren (Aichberger et al. 2014). In »Home Treatment«-Studien wurde eine multidisziplinäre aufsuchende Behandlung, gekoppelt mit psychiatrischer und psychologischer Behandlung durchgeführt, was u. a. zu einer »Reduktion der Depressivität« und »Verbesserung der Funktionalität und Lebensqualität« sowie zu verminderten Pflegekosten führte (Gühne et al. 2014). Auch wenn diese Studie nicht speziell für ältere Personen mit Migrationshintergrund durchgeführt wurde, kann ein übertragbarer positiver Effekt auf diese Gruppe vermutet werden.

15.2.5 Demenz bei älteren Migranten und Hilfe durch aufsuchende Arbeit

Die zunehmende Anzahl älterer Personen mit Migrationshintergrund gepaart mit demenziellen Erkrankungen stellt ebenfalls eine wichtige Zielgruppe der aufsuchenden Arbeit dar. In »von Aufklärung und Rationalismus geprägten Gesellschaften« wird das Selbst der Menschen durch die kognitive Leistungsfähigkeit bestimmt. Durch deren Verlust sind die Betroffenen in besonderer Weise von »sozialem Ausschluss« bedroht (Klie, nach Heuser 2017, S. 13). Eine Demenz kann zusätzlich zu vorbestehenden sprachlich bedingten Schwierigkeiten zu weiteren Verständigungsproblemen führen. Ein sprachlich kompetenter zugehender Kontakt kann hier zu einer Entlastung des Betroffenen, zur Überwindung von Hürden in Diagnostik und Therapie und zur Vermeidung von Missverständnissen beitragen.

Nicht selten treten bei dieser Erkrankung auch Verhaltensauffälligkeiten sowie erhöhte pflegerische und soziale Bedarfe auf, welche das gemeinsame Leben der Familie erschweren und professionelle Hilfe erfordern. In der Versorgung von Demenzerkrankten mit und ohne Migrationshintergrund ist die Einbeziehung der Angehörigen ein wichtiger Aspekt. Es gilt, dabei kulturspezifische Bewältigungsmuster und Unterschiede zu beachten (Machleidt et al. 2018).

15.2.6 Somatische Erkrankungen und Versorgung älterer Migranten

Mit steigendem Alter nimmt das Risiko an einer körperlichen Erkrankung zu leiden zu. Je nach Ursprungsland und Versorgung im Kindes- und Jugendalter sind bei älteren Migrantinnen und Migranten Risiken für spezielle Erkrankungen (z. B. Tuberkulose) erhöht (BAMF 2012). Diese Erkrankungen können zu gesteigertem Unterstützungs- und Pflegebedarf führen, wobei die aufsuchende Arbeit den Behandlungs- und Genesungsprozess durch persönlichen Kontakt, Beratung von Betroffenen und Angehörigen bzgl. bestehenden Versorgungs- und Therapiemöglichkeiten erleichtern. Idealerweise kann so eine Verknüpfung von zugehenden Diensten und familiärer Versorgung geschaffen werden, welche eine Behandlung im häuslichen Umfeld mit Aufrechterhaltung von Teilhabe und Selbstbestimmung ermöglicht.

15.2.7 Soziale Netzwerke

Wichtiger protektiver Faktor für Gesundheit und Lebenszufriedenheit ist es, in ein soziales Netzwerk wie z. B. Familie, Freunde, Vereine und Glaubensgemeinschaften integriert zu sein (Deutscher Ethikrat 2010). Familie stellt in vielen Kulturen ein sehr wichtiges Solidaritätspotenzial dar. Menschen mit Migrationshintergrund sind häufig sowohl mit den eigenen Eltern als auch den Kindern sehr eng verbunden und leben sogar häufiger mit ihren bereits erwachsenen Kindern zusammen

(BAMF 2012). Durch die Einbeziehung und Ergänzung dieser bestehenden Netzwerke durch weitere Hilfeprogramme kann eine erhebliche Erleichterung im Alltag von Betroffenen und Angehörigen erzielt werden. Die zugehende Arbeit kann hier eine koordinierende Rolle einnehmen. Andere Gemeinsamkeiten, z. B. eine gemeinsame Glaubensgrundlage, können zudem zur Verminderung von Einsamkeit und zur Rückbesinnung für ältere Menschen sehr bedeutsam sein. Im Rahmen der aufsuchenden sozialen Arbeit besteht durch Kenntnis der Glaubens- und Wertvorstellungen des Klienten oftmals eine gelingende Möglichkeit der vertrauensvollen Kontaktaufnahme.

15.3 Überwindung von Barrieren durch zugehende Arbeit

Ältere Migrantinnen und Migranten haben häufig trotz Hilfebedarf in psychosozialen, pflegerischen und finanziellen Bereichen weniger Kontakt mit Gesundheits-, Hilfe- und Sozialsystemen als Einheimische (BAMF 2012). Die aufsuchende Arbeit kann helfen, Zugang zu diesen Systemen zu vereinfachen.

Durch die zugehende Arbeit wird das Treffen in den unmittelbaren Lebensbereich der aufzusuchenden Personen verlegt und stellt somit eine sehr niederschwellige Hilfemöglichkeit auch für wenig sozial vernetzte Personen oder bei eingeschränkter Mobilität dar.

Eine bestehende Sprachbarriere erschwert die Kommunikation und den Informationsfluss in allen Lebensbereichen. Durch kompetente Sprachkenntnisse zugehender Personen oder Einsatz von Hilfsmitteln wie computerunterstützten Übersetzungsprogrammen kann diese Hürde minimiert werden.

Mangelnde Informationen über Ansprüche und Zugangsmöglichkeiten stellen eine weitere Hürde dar. Zugehende Kontakte können zur Überwindung dieser durch Vermittlung von passendem Informationsmaterial in der Muttersprache, Herstellung von Kontakten zu speziellen Beratungsstellen und Behandlungsmöglichkeiten sowie durch aktive Begleitung beitragen.

Einsamkeit und sozialer Rückzug älterer Personen mit und ohne Migrationshintergrund nehmen in unserer modernen Gesellschaft stetig zu (BIöG). Durch aufsuchende Tätigkeit besteht die Chance, durch regelmäßige Kontakte und den Aufbau einer vertrauensvollen Basis der weiteren Isolation entgegenzuwirken. Darauf aufbauend können gemeinsam mit den Migrantinnen und Migranten Verbindungen zu weiteren Personen, Personengruppen und Aktivitäten geschaffen werden. Im Verlauf erlernte Strategien zur Bewältigung von psychischen oder sozialen Problemen können direkt im gewohnten Umfeld umgesetzt werden.

In Familien mit Migrationshintergrund besteht oft der Wunsch, die Versorgung der betroffenen Person innerhalb der Familie zu bewältigen, was zu überfordernden Situationen für Betroffene und Angehörige führen kann. Durch das Aufsuchen vor Ort können Ressourcen eingeschätzt und mögliche die bestehenden Strukturen ergänzende und entlastende Hilfsstrukturen vorgestellt werden.

Die zugehende Arbeit kann helfen, bzgl. einer Frage oder eines Problems Wissen oder Bewältigungsstrategien zu entwickeln. Die Thematik kann dabei vielschichtig sein und z. B. kognitive, soziale oder organisatorische Themen umfassen.

15.3.1 Kommunikation und Kontaktgestaltung kultursensibler (aufsuchender) Kontakte

Bei der Gestaltung von Kontakten kann u. a. hilfreich sein:

- vor dem Besuch Basisinformationen über die zu besuchende Person in Erfahrung zu bringen,
- über die formale Kontaktaufnahme im Herkunftsland informiert zu sein (z. B. wer wem auf welche Weise die Hand reicht, ob Blickkontakt gesucht werden soll etc.),
- die Muttersprache des Aufzusuchenden zu beherrschen oder vor dem Besuch eine verlässliche Übersetzungshilfe zu organisieren (Übersetzer, zweisprachige Angehörige, notfalls computerbasierte Unterstützung),
- im persönlichen Gespräch Nachfragen zur Biografie zu stellen, um ein Vertrauensverhältnis aufbauen zu können (das zeigt Interesse an der Person und ermöglicht es, hilfreiche Informationen zu prägenden Lebensereignissen, Bildung und Grundeinstellungen zum Leben zu erheben),
- situationsabhängig zu entscheiden, ob Fragen zu belastenden Lebensereignissen direkt gestellt werden können oder besser schützend damit umgegangen wird,
- offene Fragen anzuwenden (dies ermöglicht Klient/innen, zu entscheiden welche Inhalte er/sie mitteilen möchte),
- eine abwartende, nicht drängende Haltung im Gespräch unter guter Beobachtung der nonverbalen Kommunikation einzunehmen, was Vertrauen vertiefen kann sowie
- nach der Zustimmung des Aufzusuchenden zu fragen, die engen Sozialpartner im Verlauf in die Gespräche einzubeziehen, was zur Herstellung eines stabilen vertrauensvollen Kontakts oft hilfreich ist.

15.4 Fazit – Kultursensible zugehende Arbeit bei älteren Menschen mit Migrationshintergrund

Die zugehende Arbeit stellt gerade bei älteren Personen mit Migrationshintergrund einen wichtigen Bestandteil der Unterstützung und Versorgung sowohl im sozialen als auch im gesundheitlichen und pflegerischen Bereich dar. Durch ein kultursensibles Vorgehen können Barrieren zu Gemeinschaften und Einrichtungen leichter überwunden und Kenntnisse über verfügbare Hilfsangebote und Unterstützungsmöglichkeiten nachhaltig vermittelt werden.

15.5 Literatur

Aigner P (2017) Migrationssoziologie. Eine Einführung. Wiesbaden: VS Springer.
Aichberger MC, Schouler-Ocak M, Rapp MA, Heinz A (2008) Transkulturelle Aspekte der Depression. Bundesgesundheitsblatt 51: 436–442.
BAMF (Hrsg.) (2012) »Ältere Migrantinnen und Migranten – Entwicklungen, Lebenslagen, Perspektiven«. BAMF Forschungsbericht Nr. 18 Autoren: Schimany P, Rühl S, Kohls M. (https://www.bamf.de/SharedDocs/Anlagen/DE/Forschung/Forschungsberichte/fb18-aeltere-migranten.html?nn=403976, Zugriff am 27.09.2024).
BIöG Bundesinstitut für öffentliche Gesundheit, Ältere Menschen mit Migrationshintergrund und Einsamkeit, https://infodienst.bzga.de/migration-flucht-und-gesundheit/im-fokus-gefluechtete/aeltere-menschen-mit-migrationshintergrund-und-einsamkeit/, Zugriff am 13.04.2025
BMI Lexikon M-Migration (https://www.bmi.bund.de/DE/service/lexikon/functions/bmi-lexikon.html?lv3=9398188&lv2=9391116#doc9398188, Zugriff am 13.04.2025).
BMFSFJ (Hrsg.) (2017) Gelebte Vielfalt: Familien mit Migrationshintergrund in Deutschland. Berlin. (https://www.bmfsfj.de/blob/116880/83c02ec19dbea15014d7868048f697f2/gelebte-vielfalt-familien-mit-migrationshintergrund-in-deutschland-data.pdf, Zugriff am 27.03.2024).
BMGS (Hrsg.) (2005) Lebenslagen in Deutschland. Der 2. Armuts- und Reichtumsbericht der Bundesregierung. BMGS, Berlin. (https://www.armuts-und-reichtumsbericht.de/DE/Bericht/Bisherige-Berichte/Der-zweite-Bericht/zweiter-bericht.html, Zugriff am 27.09.2024).
Berry JW, Sam DL (1997) Acculturation and Adaptation. In: Berry JW, Segall MH, Kagitcibasi C (Hrsg.) Handbook of Cross-Cultural Psychology. Bd. 3: Social Behavior and Applications. Boston: Allyn & Bacon. S. 291–326.
Bertelsmann Stiftung, Fondazione Cariplo (2008) Intercultural Competence – The key competence in the 21st century? (https://www.bertelsmann-stiftung.de/fileadmin/files/BSt/Presse/imported/downloads/xcms_bst_dms_30238_30239_2.pdf, Zugriff am 27.03.2024).
Butterwege C, Hentges G (2005) Massenmedien, Migration und Integration. 2. korr. u. akt. Aufl. Wiesbaden: VS Springer.
Destatis (Hrsg.) (2019) Bevölkerung und Erwerbstätigkeit Bevölkerung mit Migrationshintergrund – Ergebnisse des Mikrozensus 2019 (https://www.statistischebibliothek.de/mir/servlets/MCRFileNodeServlet/DEHeft_derivate_00062789/2010220197004_korr24112020-4.pdf, Zugriff am 13.04.2025).
Deutscher Ethikrat (Hrsg.) (2010) Tagungsdokumentation Migration und Gesundheit Kulturelle Vielfalt als Herausforderung für die medizinische Versorgung. (https://www.ethikrat.org/fileadmin/Publikationen/Dokumentationen/DER_TD2010_Online.pdf, Zugriff: 27.09.2024).
Deutsche UNESCO-Kommission (1982) Schlussbericht Weltkonferenz über Kulturpolitik 1982 in Mexiko-Stadt. (https://unesdoc.unesco.org/ark:/48223/pf0000232342, Zugriff am 20.10.2024).
Friese P (2019) Kultur- und migrationssensible Beratung. Weinheim: Beltz Juventa.
Gühne U, Luppa M, König HH, Riedel-Heller SG (2014) Kollaborative und aufsuchende Ansätze in der Behandlung depressiver alter Menschen. Nervenarzt 85: 1363–1371.

Herrmann E, Kätker S (2009) Aspekte der Einführung von Diversity Management als Querschnittsaufgabe in Gesundheitseinrichtungen. In: Gransee C et al. Diversitymanagement in den Pflege- und Gesundheitswissenschaften. Berlin: LIT.

Hahn K (2016) Soziale Arbeit mit älteren Menschen mit Migrationshintergrund: Plädoyer für eine lebenslagenorientierte und differenzsensible Praxis, SI:SO – Analysen, Berichte, Kontroversen 21(2): 32–36.

Heuser S (2017) Wo das Selbst geborgen ist. Theologische Überlegungen zur Begleitung von Menschen mit Demenz, Pflegen – 4/2017. Evangelischer Fach- und Berufsverband für Pflege und Gesundheit e.V. Wiesbaden: 13–20.

Katho NRW (2018) Modulhandbuch Kultursensibilität im Gesundheitswesen. (https://www.mags.nrw/system/files/media/document/file/modulhandbuch_kultursensibilitaet_im_gesundheitswesen.pdf, Zugriff am 27.09.2024).

Land Nordrhein-Westfalen (2016) Migrationssensible Seniorenarbeit und Altenhilfe. Eine Rahmenstruktur für die Erstellung eines integrierten kommunalen Handlungskonzeptes. (https://www.integration-me.de/files/pdf/migrationssensible_seniorenarbeit.pdf, Zugriff am 20.10.2024).

Machleidt W, Behrens K, Ziegenbein M, Calliess IT (2007) Integration von Migranten in die psychiatrisch-psychotherapeutische Versorgung in Deutschland. Psychiatrische Praxis 34(7): 325–331.

Machleidt W, Kluge U, Sieberer M, Heinz A (Hrsg.) (2018) Praxis der interkulturellen Psychiatrie und Psychotherapie. München: Elsevier.

Nutsch N, Bozorgmehr K (2020) Der Einfluss postmigratorischer Stressoren auf die Prävalenz depressiver Symptome bei Geflüchteten in Deutschland. Analyse anhand der IAB-BAMF-SOEP-Befragung 2016. Bundesgesundheitsblatt 63: 1470–1482.

Stangl W (2021) Stichwort: Akkulturation. (https://lexikon.stangl.eu/2031/akkulturation, Zugriff am 27.09.2024).

Steinert JD (1995) Migration und Politik: Westdeutschland – Europa – Übersee 1945–1961. Osnabrück: Universität Osnabrück.

16 Die Arbeit der Pflege im multiprofessionellen Team in der zugehenden gerontopsychiatrischen Behandlung

Margit Mahler und Ewa Funaro

Im vorliegenden Kapitel wird der Part der psychiatrischen Pflege im multiprofessionellen gerontopsychiatrischen Behandlungsteam in der aufsuchenden Behandlung im Klinikum Stuttgart (KS) beschrieben. In der Klinik für Psychiatrie und Psychotherapie für Ältere (KPPÄ) gibt es zwei zugehend arbeitende multiprofessionelle Teams in unterschiedlichen Behandlungs-Settings: ambulant in der gerontopsychiatrischen Institutsambulanz (g-PIA) und in der gerontopsychiatrischen stationsäquivalenten Behandlung (StäB-Ger) (▶ Kap. 8). Die Konzeptionen der Teams unterscheiden sich zwar, jedoch sind die pflegerischen Konzeptionen in ihren Grundsätzen weitgehend identisch. Die Pflegenden beider Teams sind fast nur zugehend tätig und stehen unter ärztlicher Leitung. So gehören dem gerontopsychiatrischen StäB-Team neben dem Oberarzt mit 0,4 Vollzeitkraft-Stelle (VK) sowie dem Assistenzarzt mit 0,8 VK 6,15 VK der Pflege und je 0,4 VK sowohl der Ergotherapie als auch der psychologischen Psychotherapie an.

Welchen Beitrag leistet die aufsuchende gerontopsychiatrische Pflege zum Erreichen des Behandlungsziels? Wie ist die spezifische Perspektive der Pflege auf den Patienten? Um dies zu verdeutlichen, werden nachfolgend zentrale Elemente der Pflege, der psychiatrischen Pflege und der aufsuchenden psychiatrischen Pflege vorgestellt.

16.1 Grundverständnis von Pflege

In den beiden aufsuchenden Teams wird das Grundverständnis von Pflege der vermutlich weltweit am meisten verwendeten Pflegedefinition der ANA (American Nurses Association) zugrunde gelegt: »Pflege befasst sich mit menschlichen Erfahrungen, Bedürfnissen und Reaktionen in Zusammenhang mit Lebensprozessen, Lebensereignissen und aktuellen oder potenziellen Gesundheitsproblemen« (Sauter et al. 2018, S. 44). Pflege wird beschrieben als »Diagnose und Behandlung menschlicher Reaktionen auf vorhandene oder potenzielle Gesundheitsprobleme« (ebd).

Der Frage nachgehend, wie sich die spezifische Perspektive der Pflege vom Blickwinkel der Medizin abgrenzen lässt, kann diese Definition hilfreich sein. Die Pflege fokussiert die Feststellung von Krankheitsfolgen, Reaktionen auf Krankheit, gesundheitliche Gefährdungen, Vulnerabilität und deren Beeinflussungsmöglichkeit durch pflegerische Interventionen. Die Aufgabe der Pflege besteht darin, gemeinsam mit dem Patienten Lösungen zu finden, um ihn auf diesem Weg zu unterstützen und zu begleiten (Sauter et al. 2018).

Nicht nur die Frage nach der spezifischen Perspektive der Pflege – also die Frage nach dem »Was« – auch die Frage nach der benötigten Haltung – nach dem »Wie« – ist für die Arbeit mit gerontopsychiatrischen Patienten essenziell wichtig. Als Grundlage für die Ausübung eines pflegerischen Berufs wird während der Ausbildung der ICN-Ethikkodex (Internatinal Council of Nurses) vermittelt. Dieser besagt unter anderem, dass bei der beruflichen Tätigkeit immer die Menschenrechte, die Gewohnheiten und die Religion des zu pflegenden Menschen respektiert und bewahrt werden sollen und jegliche Handlung nie gegen den Willen eines Patienten ausgeführt werden darf. Zudem sind die Pflegekräfte dazu verpflichtet, ihre fachliche Kompetenz durch regelmäßige Fortbildungen auf dem neuesten Stand der Wissenschaft zu halten, um somit eine evidenzbasierte Berufsausübung zu gewährleisten. Fachwissen macht Handlungen und Entscheidungen begründbar, gleichzeitig müssen die Ressourcen des Patienten im Pflegeprozess berücksichtigt werden. Professionelles Handeln bedeutet in der Praxis, dass das allgemeine Fachwissen auf die individuelle Situation des jeweiligen Patienten bezogen wird. Die Handlungen der professionell Pflegenden sind daher nur begrenzt standardisierbar, es werden stets fallbezogene Entscheidungen getroffen, die persönlich gerechtfertigt werden müssen (Sauter et al. 2018, S. 48).

16.1.1 Grundverständnis von psychiatrischer Pflege

Psychiatrische Pflege unterscheidet sich von der somatischen Pflege, da sie nicht nur unmittelbar helfend in den Handlungsbedarf eingreift oder einzelne ärztliche Verordnungen wie Verbandswechsel umsetzt. Sie hilft darüber hinaus dem Patienten, Selbstfürsorge und Beziehungsgestaltung zu entwickeln. Psychiatrische Pflege stärkt die Selbstpflegekompetenz des Patienten (BAPP 2008). Die spezifische Perspektive der psychiatrischen Pflege definiert ihre Aufgaben und grenzt sie von anderen Professionen im Behandlungsteam ab. Sie sollte durch eigene pflegerische Konzepte und Rahmenbedingungen und nicht durch konkrete Tätigkeiten beschrieben werden (Sauter et al. 2018, S. 48).

16.1.2 Grundverständnis von aufsuchender psychiatrischer Pflege

Da die Patienten in ihrer jeweiligen Häuslichkeit aufgesucht werden, unterscheiden sich die Rahmenbedingungen der psychiatrisch Pflegenden erheblich von denen auf einer Station. Meist sind die psychiatrisch Pflegenden allein vor Ort und müssen die Situation selbständig differenziert einschätzen, reflektieren und situationsbezogen sowie nachvollziehbar entscheiden. Dies erfordert ein hohes Maß an Eigenverantwortlichkeit und Fachkompetenz. Darüber hinaus fordert es von den

Pflegenden, ihre eigenen Defizite und Fähigkeiten reflektiert betrachten zu können und sich kontinuierlich weiterzuentwickeln.

Ebenfalls zu den Rahmenbedingungen gehört, dass die psychiatrisch Pflegenden im direkten Lebensumfeld der Patienten tätig sind und sie daher unterschiedlichen und manchmal auch ungewöhnlichen Lebensentwürfen gegenüberstehen. Dies fordert eine akzeptierende Grundhaltung, die sich reflektiert mit dieser Situation auseinandersetzt und den Patienten weder abwertet noch bevormundet, sondern seine individuellen Bedürfnisse berücksichtigt.

Zum Grundverständnis der aufsuchenden psychiatrischen Pflege gehören ein respektvoller und reflektierter Umgang mit Nähe und Distanz sowie die Gestaltung einer vertrauensvollen Beziehung zum Patienten und seinen Angehörigen (siehe hierzu auch das Unterkapitel »Arbeit mit Angehörigen« weiter unten).

Ein weiterer wichtiger Punkt hierbei ist die veränderte Rolle von Patienten und professionell Pflegenden. Der Patient hat in seinem häuslichen Umfeld das Hausrecht, die Pflege ist bei ihm zu Gast. Der Patient kann in seinem eigenen Zuhause sein Selbstbestimmungsrecht leichter durchsetzen als dies bei einer stationären Behandlung der Fall wäre (Hemkendreis & Haßlinger 2014, S. 10). Dies führt dazu, dass Pflege und Patient gemeinsam aushandeln, welche Interventionen als zielführend erachtet werden und wie sie umgesetzt werden (Bapp 2008, S. 5).

Laut Bundesinitiative Ambulante Psychiatrische Pflege e.V (Bapp) (2003) umfassen die Tätigkeiten der aufsuchenden psychiatrischen Pflege unter anderem die Datenerfassung, wie die Informationssammlung beim Erstgespräch, Krankenbeobachtung und Hilfebedarfsfeststellung. Sie plant den Pflegeprozess und stimmt Maßnahmen ab. Die Pflegekraft unterstützt bei der Medikamenteneinnahme, bei der Strukturierung des Tages- und Wochenablaufs sowie im Umgang mit beeinträchtigenden Gefühlen, Wahrnehmungen und Verhaltensweisen. Zudem bietet sie kognitives, psychisches und Training von Alltagsfertigkeiten an. Sie interveniert bei Krisen, sorgt für Sicherheit bei Eigen- oder Fremdgefährdung und reduziert akute psychische Belastungen im Alltag. Wichtige Elemente dieses Tätigkeitsfelds sind auch die Beziehungsgestaltung, die Zusammenarbeit mit Familienangehörigen sowie die Kontaktaufnahme und Kooperation mit anderen Diensten, Fachpersonal und Institutionen (Anderl-Doliwa 2017).

16.2 Verständnis der Grundlagen und Kompetenzen der gerontopsychiatrischen Pflege in der zugehenden Behandlung

Der berufsgruppenspezifische Beitrag zum Erreichen des Behandlungsziels orientiert sich auch an der Sinnhaftigkeit von zugrunde liegenden theoretischen Bezugsrahmen und Grundlagen. Einige sind durch die Verortung im Unternehmen vorgegeben, wie im vorliegenden Fall beispielsweise das im KS angewandte Pflegemodell. Andere sind durch Konsens und Implementierung verschriftlichte Orientierungsrahmen für Entscheidungen, die vor Ort getroffen werden müssen. Sie erlauben Handlungssicherheit und gewährleisten, dass die Pflegenden dieselben Entscheidungsgrundlagen anwenden.

16.2.1 Theoretischer Bezugsrahmen: Pflegemodell nach Roper-Logan-Tierney

Der Pflegedienst im KS arbeitet nach dem Pflegemodell nach Roper, Logan und Tierney. Dieses Modell betrachtet Pflege als Unterstützung bei der Bewältigung akuter Probleme, der Linderung unlösbarer Herausforderungen und dem positiven Umgang mit unvermeidbaren Schwierigkeiten. Es betont die Individualität der Lebensaktivitäten, berücksichtigt die Lebensspanne sowie den Grad der Abhängigkeit und Unabhängigkeit des Menschen. Dabei werden biologische, psychologische, soziokulturelle, umgebungsabhängige und wirtschaftspolitische Faktoren einbezogen. Der Pflegeprozess wird individuell angepasst. Pflege nach diesem Modell hilft Patienten, Fähigkeiten zu entwickeln, um mit den Herausforderungen des Lebens und der Erkrankung umzugehen (Roper et al. 2002, S. 99).

16.2.2 Konzeptionelle Grundlagen: Evidence-Based-Nursing

Um nicht Gefahr zu laufen, durch das Befolgen von Leitlinien und Standards die Bedürfnisse und Ressourcen des Patienten außer Acht zu lassen, ist die Anwendung von Evidence-Based-Nursing (EBN) von grundlegender Bedeutung. Dieses bezieht sich auf »die Nutzung der derzeit besten wissenschaftlich belegten Erfahrungen Dritter im individuellen Arbeitsbündnis zwischen einzigartigen Pflegebedürftigen oder Pflegesystem und professionell Pflegenden« (Behrens & Langer 2016, S. 25). EBN wird weniger als Methode verstanden, sondern vielmehr als »alltägliche, professionelle Pflege in Verantwortung für ihre eigenen Wirkungen« (ebd.). Die Grundlage von EBN ist die gemeinsame pflegerische Entscheidungshandlung, die Probleme erkennt, Lösungen sucht und erst dann Entscheidungen trifft. Diese basieren auf der Expertise der Pflegenden, den Umgebungsbedingungen, Forschungsergebnissen und den Vorstellungen des Patienten. Erst wenn die Folgen einer Entscheidung eingetroffen sind, kann beurteilt werden, ob die Entscheidung zuvor richtig war (Behrens & Langer 2016, S. 28). Die Evaluation des Ergebnisses ist sehr wichtig. Die »gemeinsame Entscheidungspraxis« umfasst sechs Schritte: Auftrag klären, Fragestellung formulieren, Literatur recherchieren und bewerten, in die Praxis umsetzen und evaluieren (Behrens & Langer 2016, S. 23 ff).

16.2.3 Theoretische Grundlagen und Modelle für die tägliche Arbeit

Die folgenden theoretischen Grundlagen für die in diesem Setting täglich angewandten pflegerischen Interventionen bieten lediglich einen Einblick. Gemeinsam ist ihnen, dass sie aufgrund der aktuell besten nachgewiesenen Wirksamkeit in Betracht gezogen werden.

Verstehende Diagnostik anhand des NDB-Modells

Eine zentrale Zielgruppe der aufsuchenden Behandlung sind Menschen mit Demenz. Insbesondere im fortgeschrittenen Stadium tritt herausforderndes Verhalten häufig auf und belastet Angehörige sowie Pflegende erheblich. Da jedes Verhalten seine Ursachen hat, liegt der Fokus auf deren Ergründung. Das sogenannte NDB-Modell (Need Driven Dementia Compromised Behavior Model) eignet sich hierfür und wird als bedürfnisorientiertes Verhaltensmodell bei Demenz verstanden. Anhand der Systematik des Modells können häufig die Gründe und die Auslöser für herausforderndes Verhalten verstanden werden. Es eignet sich im pflegerischen Alltag sehr gut für den Einsatz bei der Behandlung von herausforderndem Verhalten bei Menschen mit Demenz, aber auch bei Fallbesprechungen und in Angehörigenberatungen (BMG, S. 61 ff).

Assessment-Instrumente

Um subjektive Fehleinschätzungen zu vermeiden, werden auch geeignete Assessment-Instrumente zur pflegerischen Diagnostik angewendet, also eine standardisierte Beurteilung wichtiger Merkmale des Zustands eines Menschen (BMG 2006, S. 74). Einige wesentliche Instrumente werden im Unterkapitel »Umsetzung in der Praxis« aufgeführt.

Kommunikationsstrategien

Der Umgang von Angehörigen mit Menschen mit Demenz im häuslichen Umfeld ist häufig unabsichtlich nicht adäquat und folgt häufig nicht dem Ziel, dem Menschen mit Demenz einen möglichst stressarmen Alltag mit möglichst vielen positiv besetzten und identitätsstützenden Begegnungen zu ermöglichen. Ein wichtiger Teil zugehender psychiatrischer Pflege besteht also darin, den Angehörigen Kenntnisse über geeignete Kommunikationsstrategien, wie z. B. Integrative Validation nach Nicole Richard, zu vermitteln. Die Kenntnis von Kommunikationsansätzen ist Bestandteil des Symptommanagements in der Akutbehandlung und dient auch der langfristigen Prävention herausfordernder Verhaltensweisen (BMG 2006, S. 89). Mit anderen Worten: Gelingende Kommunikation kann Symptome lindern und dazu beitragen, dass konflikthafte Situationen künftig möglichst vermieden werden.

Kognitive Verfahren

Besonders geeignet erscheint hier zum ersten die Reminiszenz-Therapie (Aktivierung von Altgedächtnisinhalten in Verbindung mit positiven Emotionen durch

Biografie-bezogenes Arbeiten) und die kognitive Stimulation, die eine angenehme Aktivität mit sozialer Interaktion für den Menschen mit Demenz schaffen soll und die Elemente von Reminiszenz-Therapie enthalten kann (DGPPN/DGN 2023, S. 150).

Leitlinien

Aktuelle Leitlinien der psychiatrischen Fachgesellschaft bilden die Grundlage für die tägliche Arbeit und dienen als Empfehlung für die angemessene Behandlung von Patienten. Als Zielgruppe der Leitlinien sind auch Pflegende benannt (DGPPN/DGN 2023, S. 7).

Pflegerelevantes Wissen über Psychopharmaka und nicht pharmakologische Interventionen

Besonderheiten der Pharmakokinetik und -dynamik beim älteren Menschen müssen der Pflegefachkraft in diesem Setting bekannt sein, ebenso ein grundlegendes Verständnis über somatische Medikamente und Psychopharmaka (Hemkendreis & Haßlinger 2014, S. 37). Hilfreich ist auch die PRISCUS-Liste (Dreher 2019, S. 198) mit der Übersicht über potenziell inadäquate Medikation im Alter. Kenntnisse über Zielsymptome, erwartete Behandlungseffekte, Wirkungsweisen und Nebenwirkungen der eingesetzten Psychopharmaka sind pflegerelevantes Basiswissen. Dieses Wissen ist nötig, damit im Rahmen des Gesamtbehandlungsplans eine qualifizierte Krankenbeobachtung und pflegebezogene Patienten-/Angehörigenberatung erfolgen kann (Sauter et al. 2018, S. 496ff.).

Das Wissen, wann nicht pharmakologische Interventionen eingesetzt werden sollten und wann pharmakologische Interventionen zwingend nötig sind, ist grundlegend. In der Akutbehandlung z.B. sollte beim psychiatrischen Notfall des Erregungszustands zuerst ein beruhigendes Gespräch oder auch die Reizabschirmung versucht werden (Dreher 2019, S. 209). Psychosoziale Interventionen sollen gemeinsam mit pharmakologischen Interventionen bei der antidementiven Behandlung eingesetzt werden (DGPPN, DGN 2023, S. 149).

Arbeit mit Angehörigen

Die Information, Motivation und Psychoedukation des Patienten und der Angehörigen ist die Basis der Behandlung. Dies gilt für alle Erkrankungen im gerontopsychiatrischen Bereich, so ist z.B. bei der Akutbehandlung von schädlichem Gebrauch und Abhängigkeit eine Motivationsbehandlung wichtig, d.h. es muss zunächst eine motivierende Beratung zur Veränderung des aktuellen Konsumverhaltens erfolgen (Benkert 2019, S. 697). Auch bei schwer depressiven Patienten ist im häuslichen Umfeld die Psychoedukation der Angehörigen besonders wichtig, da die Patienten nicht überfordert werden dürfen. »Gut gemeinte »Ablenkungsversuche« durch Angehörige wie eine Urlaubsreise, Tanzabend oder Theaterbesuch können im Einzelfall schädlich sein und eine Depression eher noch verstärken (Laux, Dietmaier 2013, S. 49).

Auch die Rolle der Angehörigen in einer gelingenden Delirbehandlung und -Prävention im häuslichen Umfeld ist wichtig. Angehörige haben oft Schwierigkeiten, mit den durch das Delir veränderten Verhaltensweisen umzugehen, insbesondere der schweren Orientierungsstörung, Wachheitsschwankungen und Wahnsymptomen. Gleichzeitig kann sich das Verhalten der Angehörigen Delir-begünstigend oder -verstärkend auf den Betroffenen auswirken, wenn z. B. gut gemeinte »ablenkende« Ortswechsel das Delir verstärken. Für den Behandlungserfolg ist neben einer umgehenden Ursachensuche und -Ausschaltung sowie symptomatischen Psychopharmakotherapie eine intensive Psychoedukation über das Krankheitsbild Delir nötig (Hewer et al. 2016, S. 221). Multikomponenteninterventionen mit Beratung, Anleitung, Vermittlung von Informationen und Skills sowie Resilienzstärkung können die Belastung der Angehörigen reduzieren (DGPPN/DGN 2023, S. 235).

16.3 Umsetzung in der Praxis

Die berufsgruppenspezifische Perspektive der psychiatrischen Pflege in der aufsuchenden Behandlung zeigt sich in den folgenden Tätigkeitsschwerpunkten: Umgebungserkundung, Krankenbeobachtung, Beziehungsaufbau und -gestaltung, Problemdefinition, Ressourcenanalyse, Beratung von Angehörigen und Pflegekräften zur Krankheit und Situation, enge Beobachtung von pflegerelevanten Nebenwirkungen und Wirkungen von Psychopharmaka, Umgang mit speziellen Situationen, Tagesstrukturierung sowie Beratung zu ambulanten Hilfen und Therapieangebote. Dazu werden jeweils geeignete Assessments genutzt, die den kognitiven Zustand des Patienten erfassen, dazu gehören u. a. der Mini-Mental-Status-Test (MMST), der Uhren-Test nach Shulman und das Montreal Cognitive Assessment (MOCA), ein Delir-Screening wie die Confusion Assessment Method (CAM), die Geriatrische Depressionsskala (GDS), Schmerz-/Sturzrisiko- und Ernährungserfassung sowie die (modifizierte) Cohen-Mansfield-Skala, die Art und Häufigkeit von Verhaltensstörungen erfasst. Als weiteres Beispiel sei die differenzierte Exploration psychiatrischer Symptome in der Krankenbeobachtung genannt.

Zur Dokumentation wird dabei auch ein standardisierter Bogen, in Anlehnung an die AMDP-Systematik, ausgefüllt. Das Expertengremium der »Arbeitsgemeinschaft medizinische Dokumentation in der Psychiatrie (AMDP) verfolgt mit seiner einheitlichen und umfassenden Systematik einen sehr weiten, deskriptiven psychopathologischen Ansatz, um bei der Befunderhebung keine wesentlichen Symptombereiche auszusparen (AMDP 2018, S. 5ff). Es weist jedoch auch darauf hin, dass die Erfassung des psychopathologischen Befunds nach AMDP Erfahrung und Expertise benötigt, die idealerweise in AMDP-Schulungen erworben wird.

Nachdem die Informationen gesammelt und die genaue Diagnose im multiprofessionellen Team gestellt wurde, findet eine Planung der Maßnahmen mit dem Patienten und seinen Angehörigen oder Pflegenden statt. Dazu gehören, je nach aktuellem Bedarf, unter anderem das Training von Alltagsfertigkeiten, eine gezielte Tages- oder Wochenstrukturierung, kognitives Training und Hilfe beim Umgang mit beeinträchtigenden Gefühlen, Wahrnehmungen und Verhaltensweisen, um eine Entlastung und Symptomlinderung im Alltag zu ermöglichen.

Der gemeinsamen Einschätzung, ob zunächst die Sicherheit des Patienten oder seines sozialen Umfelds wegen akuter Eigen- oder Fremdgefährdung im Vordergrund steht, kommt von Anfang an eine herausragende Bedeutung zu. So werden gemeinsam Notfallpläne für den Fall einer weiteren Verstärkung der Symptome entwickelt. Auf diese Weise bieten die Teams der aufsuchenden Behandlung eine Stütze sowohl für den Patienten als auch für die Angehörigen oder Pflegenden.

16.4 Ergebnisdarstellung mit Beispiel

Fallbeispiel

Frau B., 62 Jahre alt, leidet an einer Alzheimer-Demenz in weit fortgeschrittenem Stadium. Sie wurde durch die g-PIA aufgrund der Schwere der Erkrankung ambulant behandelt. Im Verlauf der ambulanten Behandlung trat ein Delir bei Demenz mit Verhaltensänderungen auf. Dies zeigte sich in nächtlicher Unruhe, Tag-Nacht-Umkehr, abwehrendem Verhalten und Fremdaggression. Trotz vorliegender Krankenhausbehandlungsbedürftigkeit lehnt der Ehemann der Patientin eine stationäre Aufnahme ab. Daraufhin erfolgte eine krisenintervenionelle Behandlung durch das StäB-Ger-Team über sechs Wochen. Eine medikamentöse sowie nicht medikamentöse Delirbehandlung standen zunächst im Vordergrund. Hierbei zeigte sich ein hoher Unterstützungs- und Beratungsbedarf des pflegenden Ehemannes. Ein Kontakt zu einer Gerontopsychiatrischen Beratungsstelle der Stadt Stuttgart (GerBera; ▶ Kap. 14) wurde hergestellt, die daraufhin regelmäßig Hausbesuche vornahm. Zur Entlastung des Ehemanns wurde ein ambulanter Pflegedienst installiert. Es dauerte lange, bis die Patientin ein paar Stunden am Stück in der Nacht schlafen konnte. Nach Abklingen des Delirs lag keine akute Krankenhausbehandlungsbedürftigkeit mehr vor, die stationsäquivalente Behandlung wurde erfolgreich beendet und die Patientin ambulant durch die g-PIA weiterbehandelt. Hausbesuche durch eine Fachpflegekraft der g-PIA sowie durch Mitarbeiterinnen der GerBera erfolgten auch weiterhin regelmäßig mit dem Ziel der Delirprävention. So wurden die Behandlungsfrequenz und -intensität jeweils an die Erfordernisse des Krankheitsverlaufs flexibel angepasst, ebenso wurde eine kontinuierliche Verlaufsbeobachtung, Angehörigenberatung und Unterstützung umgesetzt. Die Möglichkeit der zugehenden multiprofessionellen fachpsychiatrischen Arbeit war in diesem wie in vielen vergleichbaren Fällen unabdingbar, zumal eine stationäre Klinikbehandlung abgelehnt wurde und eine rein ambulante Behandlung nicht ausreichend gewesen wäre.

16.5 Fazit und Ausblick

Nach Ansicht der Verfasserinnen ist die pflegerische Tätigkeit im multiprofessionellen Team der aufsuchenden gerontopsychiatrischen Behandlung für psychiatrisch Pflegende besonders vielseitig, was die Arbeit im mobilen Behandlungsteam zu einem äußerst attraktiven Arbeitsplatz macht. Pflegekräfte haben die Möglichkeit, die Beziehung zu Patienten und Angehörigen professionell zu gestalten, situative Bedarfslagen festzustellen und darauf abgestimmte Interventionen zu planen, umzusetzen und zu evaluieren. Sie verhandeln auf Augenhöhe mit dem Patienten und seinen Angehörigen und bieten passgenaue Unterstützung durch Psychoedukation und Beratung an. Um zum Erreichen des Behandlungsziels beizutragen, brauchen professionell Pflegende ein hohes Maß an fachlichen und sozialen Kompetenzen, wie beispielsweise Reflexionsfähigkeit, Wertschätzung und Respekt, gerade auch vor zum Teil sehr individuellen Lebensentwürfen und abweichenden oder wechselnden Behandlungszielen der Patienten. Sie müssen das Lebensmodell und die Kultur eines Patienten und dessen Angehörigen akzeptieren und das darauf abgestimmte Behandlungsziel mittragen können (BAPP 2008).

Pflege leistet in der aufsuchenden gerontopsychiatrischen Behandlung einen wertvollen Beitrag zum Erreichen eines Behandlungsziels und trägt dazu bei, dass Behandlung im gewohnten häuslichen Umfeld stattfinden kann und der Behandlungserfolg nachhaltig gesichert wird.

Da Pflege Teil des multiprofessionellen aufsuchenden Behandlungsteams ist, muss Pflege auch im Kontext der gesamten aufsuchenden Behandlung gesehen werden. Es sollte ermöglicht werden, dass Patienten auch bei schweren psychiatrischen Erkrankungen (mit Ausnahme akuter Eigen- oder Fremdgefährdung) zur Behandlung in ihrem sozialen Umfeld bleiben können. Im deutschen Gesundheitssystem erschwert die Sektoreneinteilung in ambulant, teilstationär und stationär die gemeinsamen Behandlungsmöglichkeiten (Grupp 2019, S. 49). Daher ist es wünschenswert, dass die aufsuchende Behandlung, gerade auch für gerontopsychiatrische Patienten, flexibel und sowohl an den sich ändernden Behandlungsbedarf als auch an die erforderliche Behandlungsintensität angepasst angeboten wird. Der sektorenübergreifende Ansatz der KPPÄ im KS ist gut umsetzbar und zielführend, sodass es wünschenswert wäre, dass zum Wohle der Patienten und ihrer Angehörigen noch viele andere psychiatrische Krankenhäuser diesem Beispiel folgen.

16.6 Literatur

Anderl-Doliwa B (2017) Kompetenzprofile psychiatrisch Pflegender in ambulanten und aufsuchenden Settings. (kidoks.bsz-bw.de/frontdoor/deliver/index/docId/1078/file/Dissertion_Anderl-Doliwa.pdf, Zugriff am 12.09.2024).

Arbeitsgemeinschaft für Methodik und Dokumentation in der Psychiatrie (AMDP) (Hrsg.) (2018) Vorwort zur 9. Auflage. Das AMDP-System. 10., korr. Aufl. Göttingen: Hogrefe, S. 5.

Behrens J, Langer G (2016) Evidence based Nursing and Caring. 4. Aufl. Göttingen: Hogrefe.

Benkert O, Hippius H (Hrsg.) (2019) Kompendium der Psychiatrischen Pharmakotherapie. 12. Aufl. Berlin: Springer.

Bundesinitiative Ambulante Psychiatrische Pflege e.V. (bapp) (Hrsg.) (2003) Tätigkeitsinhalte der ambulanten psychiatrischen Pflege (https://www.bapp.info/texte/taetigkeiten.pdf, Zugriff am 15.09.2024).

Bundesinitiative Ambulante Psychiatrische Pflege e.V. (bapp) (Hrsg.) (2008) Was ist psychiatrische Pflege? (https://www.bapp.info/texte/psychpfl.pdf, Zugriff am 19.10.2024).

Bundesministerium für Gesundheit (Hrsg.) (2006) Rahmenempfehlungen zum Umgang mit herausforderndem Verhalten bei Demenz. (https://www.bundesgesundheitsministerium.de/fileadmin/Dateien/5_Publikationen/Pflege/Berichte/Bericht_Rahmenempfehlungen_zum_Umgang_mit_herausforderndem_Verhalten_bei_Menschen_mit_Demenz_in_der_stationaeren_Altenhilfe.pdf, Zugriff am 19.10.2024).

Deutsche Gesellschaft für Psychiatrie und Psychotherapie, Psychosomatik und Nervenheilkunde (DGPPN), Deutsche Gesellschaft für Neurologie (DGN) (Hrsg.) (2023) S3-Leitlinie Demenzen. Langfassung. (https://www.dgppn.de/_Resources/Persistent/1f641e4edaf5c5d5a5114ee69146ba459a7da6b3/S3-Leitlinie%20Demenzen_Langversion_2023_11_28_Final%20(003).pdf, Zugriff am 18.10.2024).

Deutsche Fachgesellschaft Psychiatrische Pflege (DFPP) (Hrsg.) (2019) Verbändedialog Psychiatrische Pflege. (https://bflk.de/index.php/home/verbaendedialog-psychiatrische-pflege, Zugriff am 19.08.2024).

Dreher J (2019) Psychopharmakotherapie griffbereit. 4. Aufl. Stuttgart: Thieme.

Grupp D (2019) Politische Einordnung. In: Längle G, Holzke M, Gottlob M (Hrsg.) Psychisch Kranke zu Hause versorgen – Handbuch zur stationsäquivalenten Behandlung. Stuttgart: Kohlhammer. S. 49–51.

Hewer W, Thomas C, Drach LM (2016) Delir beim alten Menschen. Grundlagen-Diagnostik-Therapie-Prävention. Stuttgart: Kohlhammer.

Hemkendreis B, Haßlinger V (2014) Ambulante Psychiatrische Pflege. Köln: Psychiatrie Verlag.

Längle G, Holzke M, Gottlob M (2019) Psychisch Kranke zu Hause versorgen – Handbuch zur stationsäquivalenten Behandlung. Stuttgart: Kohlhammer.

Laux G, Dietmaier O (2013) Psychopharmaka. 9. Aufl. Heidelberg: Springer.

Roper N, Logan WW, Tierney AJ (2002) Das Roper-Logan-Tierney-Modell – basierend auf Lebensaktivitäten (LA). Bern: Huber.

Sauter D, Abderhalden C, Needham I, Wolf S (2018) Lehrbuch Psychiatrische Pflege. 3. Aufl. Bern: Huber.

Simon H, Dantzig G, Hogarth R et al. (1987) Decision making and problem solving. Interfaces 17(5): 11–31.

III Ausblick

17 Aktuelle Entwicklung und zukünftige Perspektiven

Christine Thomas

Die Versorgung psychisch kranker Menschen im höheren Lebensalter erfordert vor allem bei chronifizierten oder schwer ausgeprägten psychiatrischen Krankheitsbildern eine komplexe Herangehensweise mit langfristiger Perspektive, die über eine rein medizinische Behandlung deutlich hinausgeht. Sie umfasst in der Regel ein Spektrum an gesundheitlichen, psychiatrischen, pflegerischen und psychosozialen Maßnahmen, die sich idealerweise an dem individuellen Lebensentwurf eines Betroffenen orientieren und sich dessen Vorstellungen von Lebensqualität anpassen. Vor allem auch aufgrund der im Alter häufig anzutreffenden Einschränkungen kognitiver, emotionaler und sozialer Funktionen sowie den oft begleitenden körperlichen Erkrankungen sind an das häusliche und soziale Umfeld adaptierte Hilfen essenziell, ermöglichen den Erhalt der persönlichen Autonomie und damit letztlich der individuellen Lebensqualität. Insofern ist es nicht verwunderlich, dass sich in der Gemeindepsychiatrie mittlerweile ein großes Angebot an aufsuchenden Angeboten vor allem mit pflegerischen sowie psychosozialen Zielsetzungen etablieren konnte (Kloos 2021).

Die Notwendigkeit multiprofessionell ausgerichteter zugehender Behandlungsmöglichkeiten kommt auch in zahlreichen Leitlinien und Positionspapieren einschlägiger wissenschaftlicher Fachgesellschaften zum Ausdruck. Zu nennen ist hier etwa die S3-Leitlinie »*Psychosoziale Therapien bei schweren psychischen Erkrankungen*«, die auf Basis umfangreicher Evidenz mit der höchsten Empfehlungsstärke empfiehlt, dass in allen Versorgungsregionen »eine gemeindepsychiatrische, teambasierte und multiprofessionelle Behandlung zur Versorgung von Menschen mit schwerer psychischer Erkrankung zur Verfügung stehen« soll (Empfehlung 10; Empfehlungsgrad: A, Evidenzebene: Ia–Ib; DGPPN 2019, S. 38). Weiter heißt es, dass »Menschen mit schweren psychischen Störungen in akuten Krankheitsphasen (…) die Möglichkeit haben [sollen], von mobilen multiprofessionellen Teams definierter Versorgungsregionen in ihrem gewohnten Lebensumfeld behandelt zu werden« (Empfehlung 11; Empfehlungsgrad: A, Evidenzebene: Ia; ebd.). Diese Behandlung soll jedoch auch »über akute Krankheitsphasen hinausgehend, nachgehend aufsuchend in ihrem gewohnten Lebensumfeld« angeboten werden (Empfehlung 12; Empfehlungsgrad: A, Evidenzebene: Ia; ebd.). Die Leitlinie benennt zudem besondere Indikationen für zugehende Interventionen und hebt hier vor allem »die Versorgung von wohnungslosen Menschen mit schwerer psychischer Erkrankung sowie bei drohenden Behandlungsabbrüchen« hervor (Empfehlung 13; Empfehlungsgrad: A, Evidenzebene: Ia; ebd.). Sie spricht sich ebenso dafür aus, nicht nur bei akutem Behandlungsbedarf zugehend zu agieren, sondern aufsuchende Dienste auch präventiv zur »Identifikation von Menschen mit erhöhtem

Risiko für erste Episoden von Erkrankungen« zu nutzen (DGPPN 2019, S. 93). Ferner soll etwa auch die »Frühintervention während der ersten 3 bis 5 Jahre nach Erstmanifestation (…) idealerweise teambasiert und aufsuchend« erfolgen (ebd., S. 94). Darüber hinaus postulieren auch verschiedene einschlägige Fachgesellschaften seit einigen Jahren die Bedeutsamkeit speziell von zugehenden Behandlungsangeboten. Stellvertretend sei die *Deutsche Gesellschaft für Gerontopsychiatrie und -psychotherapie e.V. (DGGPP)* benannt, die in ihrer »*Stellungnahme zur Verbesserung der Hilfen für psychisch kranke Ältere*« explizit die »Ermöglichung eines sektorübergreifenden flexiblen und an individuellen Bedarfen orientierten Home Treatments für psychisch kranke Ältere in allen Settings (inkl. der stationären Altenhilfe) durch hybride Vergütungsstrukturen« (DGGPP 2019a, o.S.) und eine »Sicherstellung des Zugangs und Vorhalten eines ggf. aufsuchenden psychotherapeutischen Angebots für psychisch kranke Ältere in allen Settings« (ebd.) insistiert.

Die von der Fachöffentlichkeit postulierten Forderungen schlagen sich auch in rechtlichen Anpassungen nieder und werden etwa in der Änderung der Finanzierungsgrundlage für Psychiatrische Institutsambulanzen (PIAs) sichtbar. Diese spielen seit vielen Jahren eine große Rolle hinsichtlich der Vermeidung von »Drehtüreffekten«, also der häufigen Wiederkehr soeben entlassener Patienten zurück in die stationäre Behandlung, für die Stabilisierung bei chronifizierten Krankheitsbildern, für Kriseninterventionen und damit zur Verringerung stationärer Krankenhausaufenthalte. Für die Finanzierung der rund 500 Psychiatrischen Institutsambulanzen (PIAs) in Deutschland wurde von der Regierungskommission jüngst das sogenannte »Bayerische Modell« empfohlen, das Anfang des Jahres etwa auch in Baden-Württemberg eingeführt wurde. Anstelle von Quartalspauschalen werden die einzelnen Behandlungsleistungen berufsgruppenspezifisch und zeitangemessen vergütet. Die Behandlung des gerontopsychiatrischen Klientels kann dadurch deutlich individueller ausgestaltet und bei Zustandsverschlechterung intensiviert werden. Besonders hinzuweisen ist darauf, dass bei diesem Modell anders als bei einer Quartalspauschalierung auch die Fahrzeiten aller Berufsgruppen vergütet werden, was von zahlreichen Fachakteuren als Voraussetzung für eine ambulante Intensivbehandlung sowie Home-Treatment-Ansätze betrachtet wird (Spießl et al. 2024). Mit der Ausweitung zugehender Behandlungsansätze sowie anderweitiger, pflegerischer sowie psychosozialer Angebote ist die Schärfung eines einheitlichen Verständnisses einschlägiger Termini jedoch dringend voranzutreiben, um eine klare Differenzierung und damit Vergleichbarkeit der einzelnen Angebote zu fördern. So wird der Begriff des Home Treatments nicht nur in Einengung auf das sog. *Britische Modell* auf eine aufsuchende Akutbehandlung zwischen zwei und sechs Wochen Dauer bezogen, sondern vielfach auch als Gesamtheit der aufsuchenden, lebensweltorientierten Hilfen für Menschen mit schweren psychischen Erkrankungen definiert oder aber synonym mit StäB, das die Indikation und Mittel eines akutstationären Klinikaufenthalts voraussetzt, verwandt. Auch im Feld der Sozialarbeit bestehen Diskrepanzen in der Begrifflichkeit, da aufsuchende Arbeit sowohl klassische Streetwork-Ansätze als auch die Einzelfallarbeit in der Häuslichkeit eines Menschen implizieren kann.

Ein weiterer Meilenstein zur Ausdifferenzierung der psychiatrischen Behandlungsmöglichkeiten außerhalb des stationären Klinik-Settings wurde mit dem *Ge-*

setz zur Weiterentwicklung der Versorgung und der Vergütung für psychiatrische und psychosomatische Leistungen (PsychVVG) geschaffen, das durch die Hinzufügung von § 115d SGB V seit dem 01.01.2018 eine Stationsäquivalente Behandlung (StäB) ermöglicht. Der Gesetzgeber schließt hiermit eine bislang bestehende Versorgungslücke und lässt für Menschen mit schweren Krankheitsbildern eine Versorgung zu, die in ihrer Lebenswelt verankert ist, jedoch vom Leistungsumfang einer vollstationären psychiatrischen Behandlung entspricht. In der Versorgungsforschung konnte bereits nachgewiesen werden, dass sowohl Nutzende als auch Angehörige eine aufsuchende gegenüber einer stationären Behandlung präferieren, da diese als niederschwelliger, weniger stigmatisierend, ressourcen- und Recovery-orientierter erlebt wird (Weinmann et al. 2020). Zugleich verweist die Studienlage darauf, dass Ältere mit psychiatrischen Krankheitsbildern, die nicht stationär, sondern im multiprofessionellen Team »At Home« behandelt werden, signifikant seltener ihre Haus- sowie diverse Fachärzte kontaktieren, weniger Medikamente erhalten und eine höhere Lebensqualität berichten (Peinhaupt et al. 2021; Längle et al. 2021). Auch die Einweisungsrate in Pflegeheime, die Anzahl an stationären Tagen in psychiatrischen Kliniken sowie die Pflegekosten sind geringer (Klug et al. 2010).

Obgleich die Umsetzung von StäB auf international erfolgreich etablierte und mit hoher Evidenz belegte, gemeindepsychiatrisch orientierte und multiprofessionelle Behandlungsformen zurückgreifen kann (DGPPN 2019), haben bislang verhältnismäßig wenige Kliniken mit zumeist höherer Bettenzahl eine Implementierung realisiert. Aktuell machen die StäB-Behandlungen circa 0,3 % aller vollstationären psychiatrischen Fälle aus. Gut drei Viertel der Krankenhausstandorte haben weniger als 100 Fälle pro Jahr behandelt. Dies impliziert, dass die Kapazitäten der einzelnen Krankenhäuser, mehrere Patienten gleichzeitig mit StäB zu behandeln, aktuell begrenzt sind (GKV Spitzenverband, Verband der Privaten Krankenversicherung e.V. & Verband der Deutschen Krankenhausgesellschaft e.V. 2021). Eine erst allmähliche Ausweitung ist allerdings erwartbar, da eine flächendeckende Einführung und Umsetzung neuer Versorgungsformen »hohe Implementierungsaufwände mit komplexen Umstrukturierungsmaßnahmen, einer regional zu adaptierenden Konzeptentwicklung, intensive personelle Vorbereitungen und einen detaillierten und mit allen Beteiligten abzustimmenden Umsetzungsplan« einfordert (Deutsche Krankenhaus Gesellschaft 2022, S. 3). Ebenso wird das Roll Out durch zielgruppenspezifische Besonderheiten, durch die Notwendigkeit einer klaren Indikationsstellung und differenzierten Therapiezielplanung sowie eine detaillierte Ressourcen- und Budgetplanung erschwert (Herzog et al. 2021). Hinzu kommt die Notwendigkeit für technische, logistische, verwaltungs- und organisationsassoziierte Anpassungsleistungen, zu denen unter anderem eine Erleichterung der Arbeitsdokumentation durch mobile technische Geräte sowie flexible Möglichkeiten für die Bewältigung der Wegstrecken zählen. Eine überkritische Kontrolle des Medizinischen Dienstes behindert zudem oft den nachhaltigen Aufbau sich refinanzierender Strukturen.

Ein besonderes Augenmerk in der Versorgung psychisch kranker Menschen im höheren Lebensalter ist auf eine multidisziplinäre Vorgehensweise zu richten. Eine solche trägt wesentlich dazu bei, krisenhafte Versorgungssituationen, komplikationsträchtige Krankenhauseinweisungen oder Institutionalisierungen zu vermeiden (Geschke et al. 2024). Anders als im stationären Behandlungsbereich, in dem die »Personalausstattung Psychiatrie und Psychosomatik-Richtlinie« nach § 136a, Absatz 2, Satz 1 SGB V – PPP-RL genaue Berufsgruppen- und Beschäftigungsquoten definiert, kann etwa in StäB eine nicht besetzte Pflegestelle ohne Qualitätsverlust auch von einer Ergotherapeutin ausgefüllt werden, da sich Tätigkeitsbereiche außerhalb der stationären Versorgung in hohem Maße überschneiden können (Brieger & Menzel 2024). Die in der Praxis regelhaft auftretenden spontanen Personalveränderungen können so durch die Möglichkeit eines flexibleren Einsatzes verschiedener Professionen deutlich besser kompensiert werden. Bislang noch ausstehend ist allerdings eine genaue Definition der Zusammensetzung eines multiprofessionellen Behandlungsteams. Multiprofessionalität findet sich jedoch nicht nur in den einzelnen teambasierten Angeboten, sondern spiegelt sich auch grundsätzlich in den vielfältigen Angeboten der gemeindepsychiatrischen Versorgung wider. Bereits seit längerer Zeit zeichnen sich zahlreiche Bestrebungen dahingehend ab, die strukturellen Voraussetzungen für die Zusammenarbeit der einzelnen Akteure zu fördern. In diesem Zusammenhang unterstützt etwa der Gesetzgeber die berufsgruppenübergreifende Koordination der ambulanten gesteuerten Versorgung nach SGB V für Menschen mit schweren psychischen Erkrankungen als Regelleistung mit der im Dezember des Jahres 2021 in Kraft getretenen »Richtlinie über die koordinierte Versorgung für schwer psychisch Erkrankte« (KSVPsych-RL). Nach dieser sollen sich mindestens zehn Nervenärzte oder Psychotherapeuten zu Netzwerkverbünden zusammenschließen und feste Kooperationen mit Leistungserbringern der häuslichen psychiatrischen Krankenpflege, Sozio- oder Ergotherapie und mit psychiatrischen Kliniken eingehen. Obgleich die Richtlinie die zum Teil starren Vorgaben im Leistungserbringerrecht nicht überwindet (Bramesfeld 2023), schafft sie zumindest eine wesentliche Grundlage zur Sicherung von Versorgungsstabilität und Reduktion von Schnittstellenverlusten. Es ist zu beobachten, dass aktuell zahlreiche Modellvorhaben umgesetzt werden, die integrative und vernetzende Ansätze mit verschiedenen Schwerpunktsetzungen erproben. Stellvertretend sei das bereits abgeschlossene und als positiv bewertete Modellvorhaben *DemStepCare* benannt, das darauf abzielt, die multiprofessionelle ambulante hausärztliche Versorgung von Menschen mit Demenz durch Case Management, Risikostratifizierung und einer auch aufsuchend arbeitenden Krisenambulanz zu vernetzen und damit eine Krisenprävention und -behandlung ohne Krankenhauseinweisungen zu ermöglichen (Geschke et al. 2024). Hier gilt es, die Evaluation der einzelnen Projekte abzuwarten und Best-Practice-Ansätze in die regionalen Strukturen auch andernorts zu implementieren.

Abschließend sei noch angemerkt, dass trotz der hohen Bedeutsamkeit kurativzugehender Leistungen nicht übersehen werden darf, dass sich sowohl in der Gesetzgebung als auch in der Praxis ein erfreulicher Trend hin zu einer stärkeren Fokussierung präventiver sowie früherkennender Maßnahmen abzeichnet. Seit Einführung des Präventionsgesetzes nach § 5, Abs. 3, Satz 1 SGB XI im Jahr 2015 und der Veröffentlichung eines entsprechenden Präventionsleitfadens (GKV-Spitzenverband 2021) konnten hier beispielsweise in Pflegeheimen Interventionen zur Verbesserung der psychosozialen Gesundheit Älterer initiiert werden (FH Münster

& Prognos 2022), die es zukünftig in allen Settings der Altenhilfe verstärkt umzusetzen gilt.

Resümierend ist zu konstatieren, dass eine konsequente (Weiter)Entwicklung ambulanter Unterstützungs- und Behandlungsangebote für ältere Menschen mit psychiatrischen Krankheitsbildern dringend geboten ist, um bislang schwer oder nicht erreichbare ältere Menschen in psychiatrische Versorgung zu bringen. Gesetzliche Neuerungen ebneten jüngst Behandlungsangeboten wie StäB den Weg, die eine aufsuchende und zeitlich begrenzte psychiatrische Behandlung im häuslichen Umfeld ermöglichen. Obgleich diese durch die täglich vorgeschriebenen Behandlungskontakte nicht in wünschenswertem Maß flexibel an die jeweiligen Patientenbedarfe anpassbar ist, erfreut sie sich einer hohen Akzeptanz und Wirksamkeit, da sie u. a. auch einen nachhaltigeren Transfer von Therapieinhalten und -ergebnissen in den eigenen Sozial- und Lebensraum unterstützt. Entsprechende Behandlungsangebote erfordern zwingend eine multiprofessionelle Ausrichtung, da nur so den oft vielfältigen medizinischen, therapeutischen, pflegerischen sowie psychosozialen Bedarfen älterer Menschen mit psychischer Erkrankung entsprochen werden kann. Eine zunehmende Anzahl an Krankenhäusern begibt sich auf den oft steinigen Weg, den komplexen und an die jeweiligen strukturellen Besonderheiten vor Ort anzupassenden Implementierungsprozess umzusetzen, dennoch bedarf eine flächendeckende Ausweitung noch eines langen Atems. Aufgrund von Gefahrensituationen wie akute Suizidalität oder Desorientierung, somatische Begleiterscheinungen oder bestimmte häusliche Gegebenheiten (z. B. das Fehlen von Angehörigen) sind trotz allem kurze stationäre Aufenthalte in manchen Fällen zumindest unausweichlich. Insofern ist eine einseitige Ambulantisierung psychiatrischer Leistungen nicht zielführend. Vielmehr besteht der Bedarf in einem differenzierten Angebot vollstationärer, teilstationärer, stationsäquivalenter und ambulanter Behandlungsformen, die aufgrund von schwankenden Behandlungsintensitäten flexibler als bisher nutzbar sein sollten. Hierzu bedarf es einer Modifikation bestehender Strukturen und ihrer Finanzierung, zu der unter anderem eine dramatische Reduktion des administrativen Aufwands mit einheitlicher Dokumentation und ohne stetige Aufnahme- und Entlassprozeduren sowie eine Vereinheitlichung der unterschiedlichen Vergütungsmodalitäten zählen (Pollmächer 2024). Ebenso bedarf es der nachhaltigen Etablierung von Prozessen und Strukturen, die eine abgestimmte und koordinierte Zusammenarbeit der einzelnen Professionen ermöglichen. Hierfür sind zum einen Weiterbildungs- und Qualifizierungsmaßnahmen einzelner Berufsgruppen z. B. hinsichtlich selbständiger Fallführung, Teambildung und Praxisanleitung professionell Pflegender und Angehöriger nötig, zum anderen aber auch die Entwicklung optimaler sektorenübergreifender Strukturen, wie sie z. B. im Track-Ansatz erkrankungs- oder funktionsbasiert umgesetzt werden (Leweke et al. 2020) Auch wird der Einsatz innovativer Technologien, Smart Home, Robotikunterstützung, App-geführte Aufzeichnungen und Übungseinheiten wie auch Videokontakte in Ergänzung zur persönlichen Therapie sowie Therapien mit dem Einsatz virtueller Realitäten zu überprüfen sein (Hirjak et al. 2022). Eine wichtige Entwicklungsaufgabe der nächsten Jahre wird daher darin bestehen, unter besonderer Fokussierung ambulanter und speziell zugehender Angebote ein leitlinienbasiertes, koordiniertes, sektorenübergreifendes und multiprofessionell ausgerichtetes Versorgungs- und Behandlungsangebot unter Einbezug des sozialen und räumlichen Umfelds eines älteren Menschen flächendeckend verfügbar zu machen.

17.1 Literatur

Bramesfeld A (2023) Die Versorgung von Menschen mit psychischen Erkrankungen in Deutschland aus Perspektive des Gesundheits- und Sozialsystems: Aktuelle Entwicklungsbedarfe. Bundesgesundheitsblatt, Gesundheitsforschung, Gesundheitsschutz 66(4): 363–370.

Brieger P, Menzel S (2024) Krankenhauspsychiatrie in der Krise – ist konsequente Ambulantisierung die Lösung? – Pro. Psychiatrische Praxis 51(6): 296–297.

Deutsche Gesellschaft für Psychiatrie und Psychotherapie, Psychosomatik und Nervenheilkunde (DGPPN) (Hrsg.) S3-Leitlinie Psychosoziale Therapien bei schweren psychischen Erkrankungen. S3-Praxisleitlinien in Psychiatrie und Psychotherapie. 2. Aufl. (https://register.awmf.org/assets/guidelines/038-020l_S3_Psychosoziale_Therapien_bei_schweren_psychischen_Erkrankungen_2019-07.pdf, Zugriff am 30.09.2024).

Deutsche Gesellschaft für Gerontopsychiatrie und -Psychotherapie e.V. (DGGPP) (2019a) Stellungnahme der DGGPP zur Verbesserung der Hilfen für psychisch kranke Ältere. (https://www.psychiatriedialog.de/fileadmin/downloads/Stellungnahmen_1_Dialog/20190520_DGGPP_Stellungnahme.pdf, Zugriff am 30.09.2024).

Deutsche Gesellschaft für Gerontopsychiatrie und -Psychotherapie e.V. (DGGPP) (2019b) Stellungnahme der DGGPP zum 4. Dialogforum des »Dialog zur Weiterentwicklung der Hilfen für psychisch erkrankte Menschen«. (https://www.psychiatriedialog.de/fileadmin/downloads/Stellungnahmen_4_Dialog/Stellungnahme_4._Dialogforum_DGGPP.pdf, Zugriff am 03.10.2024).

Deutsche Krankenhausgesellschaft (2022) Ergänzende Stellungnahme der Deutschen Krankenhausgesellschaft zum »Gemeinsamen Bericht über die Auswirkungen der stationsäquivalenten psychiatrischen Behandlung im häuslichen Umfeld auf die Versorgung der Patientinnen und Patienten einschließlich der finanziellen Auswirkungen gemäß § 115d Absatz 4 SGB V« vom 29. März 2022. (https://www.dkgev.de/fileadmin/default/2022-03-29_DKG_Stellungnahme_StaeB-Bericht.pdf, Zugriff am 30.09.2024).

FH Münster, Prognos (Hrsg.) (2022). Endbericht Wissenschaftliche Evaluation der präventiven Leistungen der Pflegekassen nach § 5 SGB XI. (https://www.gkv-spitzenverband.de/media/dokumente/pflegeversicherung/2022_Endbericht_Evaluation_praventive_Leistungen_Pflegekassen__5_SGB_XI_final.pdf, Zugriff am 05.10.2024).

Geschke K, Wangler J, Klein F et al. (2024) DemStepCare: Risikostratifizierte Unterstützung der ambulanten Demenzversorgung – Bewertung aus hausärztlicher Perspektive. Psychiatrische Praxis 51(6): 307–314.

GKV-Spitzenverband, Verband der Privaten Krankenversicherung e.V. & Verband der Deutschen Krankenhausgesellschaft e.V. (2021) Gemeinsamer Bericht über die Auswirkungen der stationsäquivalenten psychiatrischen Behandlung im häuslichen Umfeld auf die Versorgung der Patientinnen und Patienten einschließlich der finanziellen Auswirkungen gemäß § 115d Absatz 4 SGB V. (https://www.gkv-spitzenverband.de/media/dokumente/krankenversicherung_1/krankenhaeuser/psychiatrie/KH_Psych_StaeB_Bericht_23.12.2021.pdf, Zugriff am 30.09.2024).

Herzog T, Kähler B, Fehrensen J et al. (2021) StäB – besonders geeignet für die Gerontopsychiatrie? Der Neurologe & Psychiater 22(6): 44–52.

Hirjak D, Reininghaus U, Braun U et al. (2022) Sektorenübergreifende Therapiekonzepte und innovative Technologien: neue Möglichkeiten für die Versorgung von Patienten mit psychischen Erkrankungen. Nervenarzt 93: 288–296.
Kloos VF (2021) Ambulante und aufsuchende Behandlungsformen in der Gemeindepsychiatrie. Systematischer Überblick. Pflegewissenschaft 6(23): SI-01–11.
Klug G, Hermann F, Fuchs-Nieder B et al. (2010) Effectiveness of home treatment for elderly people with depression: randomised controlled trial. BMC Psychiatry 197(6): 463–467.
Klug G, Gallunder M, Hermann G et al. (2019) Effectiveness of multidisciplinary psychiatric home treatment for elderly patients with mental illness: a systematic review of empirical studies. BMC Psychiatry 19: 382.
Längle, G, Raschmann S, Heinsch A et al. (2023). Stößt die Behandlung zu Hause auf größere Zufriedenheit? Ergebnisse zur Zufriedenheit der an der Behandlung beteiligten Personengruppen im Rahmen der multizentrischen AKtiV-Studie. Psychiatrische Praxis 51.
Leweke FM, Hirjak D, Staudter C et al. (2020) Das ZI-Track-Konzept in der modernen Psychiatrie: Eine syndromspezifische sektorenübergreifende Behandlung. Fortschr Neurol Psychiatr 88(1): 12–23.
Peinhaupt C, Fassolder M, Habacher W et al. (2021) Effectiveness of geropsychiatric home treatment concerning parameters of physical health: matched-pair study. BJPsych Open 7(5): e163.
Pollmächer T (2024) Krankenhauspsychiatrie in der Krise – ist konsequente Ambulantisierung die Lösung? – Kontra. Psychiatrische Praxis 51(6): 298–299.
Spannhorst S, Weller S, Thomas C (2020) Stationsäquivalente Behandlung – Eine neue Versorgungsform auch in der Gerontopsychiatrie. Z Gerontol Geriatr 53: 713–720.
Spießl H, Zink M, Zwanger P (2024) Die (nahe) Zukunft der psychiatrischen Kliniken in Deutschland. Psychiatr Prax: 51(02): 63–65.
Weinmann S, Bechdolf A, Greve (2020) Psychiatrische Krisenintervention zu Hause: Das Praxisbuch zu StäB & Co. Köln: Psychiatrie-Verlag.

IV Verzeichnisse

Verzeichnis der Autorinnen und Autoren

Bail, Nina, Dr. med.
Fachärztin für Neurologie, Psychiatrie und Psychotherapie
MVZ Dr. Roth und Kollegen
Hindenburgstr. 35, 73760 Ostfildern

Beier, Tanja, Dr. med.
Fachärztin für Neurologie, Fachärztin für Psychiatrie und Psychotherapie
MVZ Bad Cannstatt
Priesnitzweg 24, 70374 Stuttgart
t.beier@klinikum-stuttgart.de

Blumenrode, Stefan, B.A.
Pflegepädagoge B.A., Leiter der Weiterbildung Psychiatrie
Klinikum Stuttgart, Akademie für Gesundheitsberufe
Weiterbildung Psychiatrie
Prießnitzweg 24, 70374 Stuttgart
s.blumenrode@klinikum-stuttgart.de

Bruns, Carola, Dr. med.
Fachärztin für Neurologie und Geriatrie
Multiprofessionelle Versorgung von Menschen mit Demenz (M.A.)

Cuvelier, Ingeborg F., Dr. med.
Leitende Ärztin Mobile Geriatrische Rehabilitation Karlsruhe
Fachärztin für Innere Medizin, Geriatrie, Ernährungsmedizin
ViDia Christliche Kliniken Karlsruhe
Diakonissenstr. 28, 76199 Karlsruhe
ingeborg.cuvelier@vidia-kliniken.de

Faul, Claudius
Dipl. Dokumentar (FH), Dipl. Sozialpädagoge (B.A.)
Leitung Zentrale Dienste der Abteilung Soziales Stadt Ulm
Schaffnerstr. 3, 89073 Ulm
c.faul@ulm.de

Frisch, Stefan, Dr. phil., Dipl.-Psych.
Leitender Psychologe, Psychologischer Psychotherapeut, Klinischer Neuropsychologe
Klinik für Gerontopsychiatrie, Psychosomatik und Psychotherapie
Pfalzklinikum für Psychiatrie und Neurologie AdöR
Weinstr. 100, 76889 Klingenmünster
stefan.frisch@pfalzklinikum.de

Funaro, Ewa
Gerontopsychiatrische Fachkraft
Klinik für Psychiatrie und Psychotherapie für Ältere
Klinikum Stuttgart
Prießnitzweg 24, 70374 Stuttgart
e.funaro@klinikum-stuttgart.de

Fußer, Fabian, Dr. med.
Chefarzt, Facharzt für Psychiatrie und Psychotherapie
Klinik für Gerontopsychiatrie, Psychosomatik und Psychotherapie
Pfalzklinikum für Psychiatrie und Neurologie AdöR
Weinstr. 100, 76889 Klingenmünster
fabian.fusser@pfalzklinikum.de

Mahler, Margit
Altenpflegerin, Fachkraft für Gerontopsychiatrie
mahlerma@t-online.de

Mennig, Eva Franziska, M.Sc.
Gerontologie Klinische Projekt-Steuerung
Klinikum der Landeshauptstadt Stuttgart
Stuttgart Cancer Center (SCC) Tumorzentrum
Kriegsbergstr. 60, 70174 Stuttgart
e.mennig@klinikum-stuttgart.de

Metz, Brigitte R., Dr. med.
Fachärztin für Innere Medizin, Geriatrie, Physikalische Therapie
Klinikdirektorin Klinik für Geriatrie
ViDia Christliche Kliniken Karlsruhe
Steinhäuserstr. 18, 76135 Karlsruhe
brigitte.metz@vidia-kliniken.de

Rapp, Michael, Dr. med. Dr. phil.
Professur Sozial- und Präventivmedizin
Universität Potsdam
Am Mühlenberg 9, 14476 Potsdam
michael.rapp@uni-potsdam.de

Richert, Annette
Medizincontrolling Psychiatrie
Alexianer St. Hedwig-Kliniken Berlin
Große Hamburger Str. 5–10, 10115 Berlin
anna.richert@t-online.de

Spannhorst, Stefan, Dr. med.
Leitender Oberarzt, FA f. Neurologie, Psychiatrie und Psychotherapie
Geriatrie
Multiprofessionelle Versorgung von Menschen mit Demenz (M.A.)
Klinik für Psychiatrie und Psychotherapie für Ältere
Klinikum Stuttgart
Prießnitzweg 24, 70374 Stuttgart
s.spannhorst@klinikum-stuttgart.de

Stiens, Gerthild, Dr. med.
Fachärztin für Psychiatrie und Psychotherapie, Geriatrie, Oberärztin
Gerontopsychiatrisches Zentrum
LVR-Klinik Bonn
Kölnstr. 54, 53111 Bonn
gerthild.stiens@lvr.de

Szabo, Tanja
Pflegerische Leitung StäB Gerontopsychiatrie
Klinik für Psychiatrie und Psychotherapie für Ältere
Klinikum Stuttgart
Prießnitzweg 24, 70374 Stuttgart
t.szabo@klinikum-stuttgart.de

Thomas, Christine, PD Dr. med.
Ärztliche Direktorin, Fachärztin für Psychiatrie, Psychotherapie und Geriatrie
Klinik für Psychiatrie und Psychotherapie für Ältere
Klinikum Stuttgart
Prießnitzweg 24, 70374 Stuttgart
c.thomas@klinikum-stuttgart.de

Tietze, Rosel, Dipl. Päd.
ehem. Psychiatrieplanung und Geschäftsführung des Gemeindepsychiatrischen Verbundes
Abteilung Sozialplanung, Sozialberichterstattung und Förderung
Landeshauptstadt Stuttgart a.D.
Eberhardstr. 33, 70173 Stuttgart
rosel.tietze@gmail.com

Tüschen, Rolf, Dr. med.
Facharzt für Psychiatrie und Psychotherapie, Facharzt für Neurologie, Geriatrie
ehem. Oberarzt der Abteilung für Gerontopsychiatrie und Psychotherapie, LVR-Klinik Bonn
Im Ruhestand
Herderstr. 56, 53332 Bornheim
rolf.tueschen@gmx.de

Weller, Sarah, Dr. phil.
Gerontologin, M.Sc.
Klinik für Psychiatrie und Psychotherapie für Ältere
Klinikum Stuttgart
Prießnitzweg 24, 70374 Stuttgart
s.weller@klinikum-stuttgart.de

Wolter, Dirk, Dr. med.
ehem. Chefarzt der Abteilung für Gerontopsychiatrie und Psychotherapie
LVR-Klinik Bonn
Im Ruhestand
Flensburg
dirk.k.wolter@gmail.com

Stichwortverzeichnis

0

§ 64b SGB V   101, 109
– Modellvorhaben   101
– Modellvorhaben nach § 64b SGB V
  105
§ 115d SGB V   193

A

Abhängigkeitserkrankungen   103
Abrechnung   47, 49, 50
Abteilung für Gerontopsychiatrie und Psychotherapie   110
ACT   102
Adressaten(gruppen)   32
Affektive Störung   84
Akkulturation   170
Aktivitäten des täglichen Lebens (ADL)
– Funktionelle Fähigkeiten   126
Aktuelle Entwicklung   191
Akutkrankenhaus   85
Alexianer-Krankenhaus Krefeld   39
Alkohol-Demenz   83
Allgemeinmedizinische Zielsetzungen   34
Alltags-, Lebens- und Wohnumfeld   66
Alltagsbewältigung   145
Alltagsfertigkeit   180
Alltagskompetenz   133, 158
Alltagsrelevante Aktivitäten   140
Altersveränderung   16
Alterungsprozess   60
Alzheimer-Krankheit   19, 82
Ambulante geriatrische Rehabilitation
– Mobile geriatrische Rehabilitation   132
Ambulante Pflegedienste   57
Ambulante psychiatrische Pflegedienste   57
AMDP   184
An- und Zugehörige   137, 140, 142
Anamnese-Tool   64
Angebotsstruktur   53

Angehörige   32, 70, 124, 126, 132, 144, 147, 149, 150, 158, 165, 180, 182–184, 195
– Angehörigen- und Pflegendenschulungen   58
Arbeitsbelastung   111
Arbeitsdokumentation   193
Ärztliche Leitung   178
Ärztliche Visite im häuslichen Umfeld   53
Assertive Community Treatment (ACT)   38, 101
Assessment   140
Assessment-Instrumente   182
Aufklärung   92
Aufnahme- und Entlassprozeduren   195
Aufsuchende Behandlung   178
Ausschlusskriterien   139

B

Barrieren zugehender Arbeit   69
Barthel-Index   138
Bayerisches Modell   192
Bedarfslagen   72
Bedeutung und Möglichkeiten   53
Beeinträchtigungen von Aktivitäten   137
Begleitung   33
Begriffs- und Bedeutungsvielfalt   31
Behandlerkonstanz   101
Behandlerkontinuität   102
– Setting-übergreifend   104
Behandlung   69
– Behandlungsbeziehung   69
– Behandlungsdiagnose   103
– Behandlungsindikation   103
– Behandlungskontakte   103
– Behandlungskontinuität   86
– Behandlungskoordinatorin   91
– Behandlungsplanung   103
– Behandlungsplatz   107
– Behandlungssektoren   113
– Behandlungstage   103, 140
– Behandlungsteam   60, 80, 178
– Behandlungszeitraum   140

- Behandlungszentrum 112, 118
- Behandlungsziel 180
Beratungsgespräch 148
Berufsgruppen 117, 126
Besuchsfrequenz 88
Bettenabbau 109
Beziehung 63, 72, 180, 186
- Beziehungsaufbau 69, 184
- Beziehungsgestaltung 58, 179
Bezugsperson 87, 138

C

Case Management 38, 72, 139, 165
Clearing-Station 103
Community Mental Health Teams (CMHT) 38
Corona-Pandemie 101

D

Datenerfassung 180
Deinstitutionalisierung 37, 38
Delir 25, 85, 184
- Delirbehandlung 60
Demenz 15, 19, 82, 123, 124, 148, 149, 152, 158, 163
- Demenzielle und depressive Erkrankungen, 103
- Demenzstrategien 123
- Parkinson-Demenz 21
Demografische Entwicklung 157, 164
Depression 15, 18, 84
- Depressionsstation 111
Diagnosestellung 126, 128
Diagnostik 124, 128
Diversität 170
Dokumentation 47, 50
- Dokumentationssicherung 73

E

Eigen- oder Fremdgefährdung 103
Eigenverantwortlichkeit 179
Eingriff gegen den Willen 65
Einsamkeit 145, 160, 174
Einschränkungen im Alltag 126
Einzelfallhilfe 35
Einzelleistungsabrechnungen 46
Entfernung 108
Entgeltsystem 109
Entlassbericht 140
Entlassbesuch 140
Entlastungsmöglichkeit 142

Entscheidungspraxis 181
Erinnerungsvermögen 24
Erleichterter Zugangsweg 61
Erreichungsquote 147, 155
Evaluation 162
Evidence-Based-Nursing 181
Exekutivfunktion 24
Externe Leistungserbringer 80

F

Fachärztliche Leitung 139
Fachgesellschaft 134
Fachkräftemangel 165
Fachpflegepersonen 110
FACT 101
Fahrtkosten 48
Fahrzeit 88, 117
Fallbesprechung 80, 92
Fallzahlen 162
Finanzielle Risiken 109
Finanzierung 45–47, 49
- Finanzierungsmodelle 45
Flexibilität 86
Flexible Assertive Community Treatment (FACT) 38, 102
Flexiblere Behandlungsmöglichkeiten 110
Flüssigkeitszufuhr 71
Formen des Kontakts 102
Fortbildungen 179
Fragmentierung 42
Frailty 17
Fremdunterbringung 65
Frontotemporale Lobärdegeneration (FTLD) 20, 83
Früherkennung 126
Frühzeitige Inanspruchnahme 145

G

Gatekeeper-Funktion 123
Gebrechlichkeit (Frailty) 55, 83
Gefährdung 70
- Gefährdungssituation 61
Geh-Struktur 144
Gemeindenahe Versorgungsstruktur 37, 128
Gemeindepsychiatrie 38, 193
- Gemeindepsychiatrische Zentren (GPZ) 156, 167
Gemeinwesenarbeit 35
Geriatrische Merkmalskomplexe 16
Geriatrische Rehabilitation 132
Geriatrischer Patient 134
Gerontopsychiatrie 15

Stichwortverzeichnis

- Gerontopsychiatrische Dienste (GerBera) 156
- Gerontopsychiatrische Erkrankung 156
- Gerontopsychiatrische Institutsambulanz 178
- Gerontopsychiatrischer Beratungsdienst (GerBera) 156

Gesetz zur Weiterentwicklung der Versorgung und Vergütung für psychiatrische und psychosomatische Leistungen (PsychVVG) 39
Gesetzesvorhaben 42
Gesundheit 145, 148
- Gesundheitliche Gefährdung 178
- Gesundheitsproblem 178

GKV-Spitzenverband 134
Grundhaltung 154
Grundverständnis von Pflege 178
Gruppenarbeit 35

H

Hausärzte 112, 126, 128, 129
Hausbesuch 117, 145, 152, 153
Häusliche Delirbehandlung 55
Häusliche Lebensbedingungen 118
Häusliche Pflege 86
Häusliche Versorgung 54
Häusliches Umfeld 86, 87, 109, 128, 138
Heimversorgung 71
Herausforderungen 118
Hilfebedarfsfeststellung 180
Hilfsmittel 132
Historische Entwicklung 37
Home Treatment 46, 77, 113, 192

I

ICD-10 19, 82
- ICD-Diagnose 136
ICF 136
ICN-Ethikkodex 179
Implementierungsaufwände 193
Indikationen 115
Individualisierung 113
Individuelle Lebenswelt 102
InEK 47, 48
Informationssammlung 180
Informationsweitergabe 72
Institutionelle Rahmenbedingungen 73
Integrative psychiatrische Behandlung (IPB) 39
Interdisziplinär 128

- Interdisziplinäres Team 132, 139
Interprofessionalität 123

K

Klinik für Psychiatrie und Psychotherapie für Ältere 91
Klinikum Stuttgart 91
Klinikverbund 107
Kognitive Beeinträchtigung 135
Kognitive Defizite 117
Kognitive Einschränkung 132
Kognitive Rehabilitation 43
Kognitive Verfahren 182
Komm-Struktur 53, 144
Kommune 128, 167
- Kommunale Daseinsvorsorge 158
- Kommunale Strukturen 167
Kommunikation 129, 175
- Kommunikationsstrategien 182
Komorbidität 88
Komplexer Hilfebedarf 133
Kontaktbeschränkungen 163
Kontextfaktoren 136, 139
Kontraindikation 78
Kontrolle 65
Konzeptionen 73
Kooperationskontakt 163
Koordination 124
Korsakow-Syndrom 83
Kosten 48, 49, 94
Krankenhausbehandlungsbedürftigkeit 86
Krankenversicherung 109
Krankheitsfolge 178
KSV-Psych 43
KSVPsych-RL 194
Kulturelle Hintergründe 70
Kultursensible aufsuchende Arbeit 169

L

Ländergesetzgebung 158
Landespsychiatrieplan 164
Landespsychiatrieplan Baden-Württemberg 2017 164
Laufdrang 70
Lebensalltag 139
Lebensende 83
Lebensqualität 61, 128, 165, 193
Lebensumfeld 45, 110, 180
Lebensumstände 171
Lebensumwelt des Patienten 77
Lebenswelt 31, 193
Lebensweltnahe Versorgungskonzepte 77
Leilinien

- S3-Leitlinie 37
Leistungsbeschreibung 160
Leistungsdaten 120
Leistungsdokumentation 110
Leistungserbringerrecht 194
Leistungserfassung 47, 48
Leitlinien 77, 183
- Leitliniengestützte Behandlung 128
- S3-Leitlinie 191
Lewy-Body-Erkrankung 21, 82

M

Manien 84
Medizinische Rehabilitation 43
Medizinische Sicht 53
Medizinischer Dienst 49, 50
Memory-Klinik 126
Memory Teams 123, 126
Methodische Ansätze 35
Migration 32, 129, 164, 169
Mikroangiopathie 82
Mild Cognitive Impairment (MCI) 82, 127
Milieutherapie 57
Mitarbeitendenzufriedenheit 119
Mobile Behandlungsteams 124
Mobilität 24, 74, 135, 140, 141, 145
Mobilitätseinschränkung 85
Modellprojekt 78, 109
Modellvorhaben
- DynaLIVE 107, 109
Modellvorhaben DemStepCare 194
Multimorbidität 70, 92, 133, 135, 139, 140
- Multimorbide Krankheitsbilder 62
Multiprofessionalität 55, 80, 105, 178
- Multiprofessionelle aufsuchende Behandlungsteams 53
- Multiprofessionelle Ausrichtung 195
- Multiprofessionelle Zusammenarbeit 54
- Multiprofessionelles Team 103, 140, 186

N

Nachbarn 55
Nachhaltigkeit 132
Nähe und Distanz 180
Nationale Demenzstrategie 43
NDB-Modell 182
Neurodegenerative Erkrankungen 43
Niedergelassene Fachärzte 112
Norwegen

- Demenzplan 2015 123
- Demenzplan 2020 124
- Norwegisches Gesundheitssystem 123

O

Öffentlicher Raum 32
OPS-Code 47, 50
OPS-Katalog 47

P

Parallelstruktur 88
Parkinson-Demenz 83
Patientenaufnahme 92
Patientenkontakt 80
Pauschale 49
PEPP 47, 48, 50
Personalausstattung 194
Personalisiert 110
Personalressourcen 116
Personalvorhaltekosten 49
Persönliche Beziehungen 118
Personzentrierter Behandlungsansatz 84, 87
Perspektivwechsel 63
Pflege 140, 178
- Pflegebedürftigkeit 147, 150, 157
- Pflegedienst 80
- Pflegegrad 135, 163
- Pflegeheim 57, 79, 89, 104, 193, 194
- Pflegeinterventionen 60
- Pflegekräfte 179
- Pflegeleistungen 149
- Pflegemodell 181
- Pflegende 180
- Pflegende Angehörige 144
- Pflegepfad 124
- Pflegeplan 129
- Pflegeprozess 58, 179, 180
- Pflegerische Interventionen 179
- Pflegerische Personalressourcen 112
- Pflegerische Sicht 57
- Pflegerische Zielsetzungen 34
- Pflegesatzverhandlungen 49
- Pflegeversicherung 149
Pflichtversorgungsgebiet 103
PIA-Dokumentationsvereinbarung 48
Planung 73
Politische Rahmenbedingungen 42
Postdiagnostische Betreuung 124, 126
Postdiagnostische Nachsorge 125
PPP-RL 49
PräSenZ 153
Prävention 33, 124, 125, 145

- Präventive Angebote
  - Präventive Hausbesuche 125, 144, 153, 154
- Präventive Maßnahmen 64
PRISCUS 183
Proaktive Zugangswege 154
Professionelle Rolle 118
Psychiatrie-Enquête 37, 42
Psychiatrieplanung 156
Psychiatriereform 37
Psychiatrische Institutsambulanz (PIA) 46, 192
Psychiatrische Krankenpflege 194
Psychiatrische Pflege 179
Psychisch-Kranken-Hilfe-Gesetze 158
Psychische Belastung 152
Psychische und somatische Bedarfslagen 17
PsychKHG 160, 164
Psychoedukation 183
Psychosoziale Intervention 183
Psychosoziale Zielsetzungen 34
PsychVVG 78, 193

Q

Quartalspauschale 46, 192
Quartier 154

R

Rahmenempfehlung 134, 139
Recovery 193
Reduktion der vollstationären Bettenzahl 112
Reflexivität 73
Regionalisierung 158
- Regionalisierung der Dienste 165
Rehabilitation 133
Ressourcen
- Personal 84
- Zeit 84
Robotikunterstützung 195
Rolle 71
- Gast und Gastgeber 71
- Gastgeber- bzw. Besucherrolle 31
- Veränderte Rolle 180
- Veränderte Rollenfunktion 72

S

Schamgefühl 72
Schicht-System 112
Schizophrenie 26, 85

Schnittstelle 94
- Schnittstellenproblematik 118
Sektorenübergreifend 43, 56, 105, 158, 160, 167
Selbstbestimmung 124
Selbstfürsorge 179
Selbsthilfestatus 141
Selbstpflegekompetenz 179
Selbstständigkeit 140
- Selbstständige Lebensführung 45, 134
Selbstversorgungsfähigkeit 141
Seniorenheim 117
Severe Mental Illness (SMI), 102
SGB I 158
SGB V 46, 47, 49, 57, 158
SGB XI 57, 158, 194
Sicherung von Grundpflege 70
Somatische Erkrankungen 116
Somatische Komorbiditäten 88
Sozialarbeit 117
- Sozialarbeiterische Sicht 60
Soziale Netzwerke 87, 173
Soziale Zielsetzungen 34
Soziales Umfeld 86, 186
Soziales und bauliches Umfeld 54
Sozialgesetzbuch V 78
Sozialplanung 144
Sozialpsychiatrische Dienste 38
Sozialraum 164, 165
Spezialisierte Behandlungsformen 107
Sprachbarriere 129, 174
StäB 49, 50, 71, 192
- StäB-Ger 165
- StäB-Modell 47
- StäB-Vereinbarung 49
- Vor- und Nachteile von StäB 85
Stationäre Altenhilfe 42
Stationäre Betten 104
Stationäre Krankenhausbehandlung 86
Stationsäquivalente Behandlung 39, 43, 45, 47, 57, 77, 113, 178
Stationsäquivalente psychiatrische Behandlung 79
Stationsunabhängige Leistungen (SUL) 110
Stellungnahme 105, 192
Stigmatisierung 69
Störungsfreiheit 72
Sturzgefahr 83, 85
Sturzrate 125
Sucht 152
Supervisionen 126

209

T

Tagesklinik 111
Tagespauschale 48, 49
- Tagespauschalen-Modelle 49
Tagesstrukturierung 133
Teambasiert 129, 191
Teilhabe 138
Track-Ansatz 195
Transfermöglichkeiten 64

U

Umfeld
- Sozial 28
- Umfeldgestaltung 54
Umgang mit Altersveränderungen 27
Umweltfaktor 142
Unterstützung 179
- Unterstützungsbedarf 137, 138
- Unterstützungsmöglichkeit 144
Untersuchungsmaterialien 93
Unzureichende Deutschkenntnisse 138

V

Vaskuläre Demenz 21, 82
Verbesserung des Gesundheitszustandes 156
Vereinsamung 144
Vergütung 94
- Vergütungsmodalitäten 195
Verhaltensmanagement 58
Verhaltensstörungen 24, 83
Vernetzung 38, 133

Versorgung 158
- Versorgungsforschung 42
- Versorgungsinfrastruktur 157
- Versorgungslücken 133, 144, 156, 193
- Versorgungsmodelle 109
- Versorgungssituation 157
- Versorgungsstruktur 165
- Versorgungsverträge 134
Verstehende Diagnostik 182
Vertragsarzt 141
Verwahrlosung 70
Verweildauer 104
Videokonferenzen 102
Videokontakte 195
Vulnerabilität 42, 135, 157, 178

W

Wegstrecken 193
Wirkaspekt 154
Wohn- und Lebensumfeld 86, 137
Wohnraumanpassung 140
Wohnumgebung 132

Z

Zielsetzungen 33
Zugangsmöglichkeiten 31, 174
Zunehmende Lebenserwartung 157
Zusammenarbeit 125, 194
Zuweisung 114
- Zuweisungskriterien 137
- Zuweisungswege 163
Zwangsstörung 26